습관 하나로
평생 가벼워졌다

식단, 수면, 운동, 마음관리까지 다룬 지속 가능한 다이어트

습관 하나로
평생 가벼워졌다

닥터스윗비(이단비) 지음

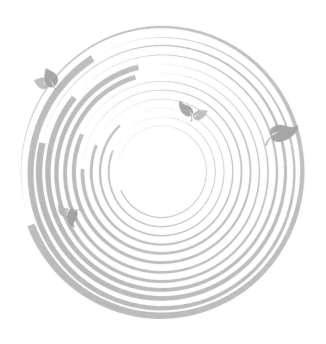

비타북스

다이어트를 포기했더니,
다이어트에 성공했다

- 한순간에 비만이 된, 어느 의사의 다이어트 이야기

체지방률 38%. 출산 후 체성분 검사 결과, 처음 보는 숫자에 마음이 쿵 하고 내려앉았습니다. 더 이상 말이 필요 없는, 비만에 해당하는 수치였습니다. 몇 개월 전만 해도 건강했고 평생 적정 체중을 유지해왔었는데 말이죠.

저는 임신 후 비만이 되었습니다. 많은 사람이 그렇듯 '출산만 하면 다이어트에 성공할 거야!'라고 생각했는데 출산 후에도 오히려 살이 더 찌기만 하더라고요. 무언가 이상해 정밀 검사를 받아보니 몸속에 작은 혹이 있었습니다. 그 혹은 살을 찌우는 호르몬을 내뿜고 있었죠. 그렇게 저는 '쿠싱증후군'이라는 희귀병을 진단받았습니다.

쿠싱증후군은 살이 찌고, 근육과 뼈는 사라지는 병입니다. 문제는 비만과 함께 다양한 합병증이 찾아와서 혈당도 높아지고, 고지혈증도 생긴다는 거였어요. 약을 네 알이나 먹어도 혈압이 떨어지지 않기도 했죠. 다행히 수술로 혹은 무사히 제거되었지만, 이미 쌓인 살들은 저절로 사라지지 않았습니다. 사라진 근육들도 돌아오지 않았고, 약해진 뼈는 제 몸무게를 버티지 못해 결국 척추뼈 다섯 개가 으스러졌습니다.

비만, 고혈압, 고지혈증, 당뇨병, 골다공증 환자를 진료하면서도 내가 그런 환자가 될 거라는 상상은 해본 적이 없었기에 매우 당혹스러웠습니다. 특히 외모 변화는 스스로도 낯설고 괴로웠죠. 동료들이 저를 알아보지 못하고 스쳐 지나갈 땐 마음이 많이 무너져 내리기도 했어요. 인생이 망했다는 생각마저 들 정도였습니다. 그제야 환자분들이 다이어트에 얼마나 절실한 마음을 가지고 병원에 왔었는지, 그 마음을 알게 됐어요. 처음에는 저도 당연히 다이어트를 해서 꼭 원래 모습으로 돌아가야겠다고 생각했습니다. 어떤 약을 먹어볼까, 식단이나 운동은 어떻게 해야 할까 고민하기도 했죠. 너무나도 자연스러운 생각이었습니다.

하지만 객관적으로 저는 흔히들 생각하는 다이어트가 가능한 상황이 아니었습니다. 척추뼈 골절로 하루 종일 통증에 시달렸고, 근육이 사라져 혼자 계단을 오르는 것조차 버거웠거든요. 수술 후에 갑자기 류마티스 관절염까지 진단받은 상황이었죠. 조금만 무리하면 관절이 아프고 물이 찼습니다. 이런 뼈와 근육 때문에 살을 빼겠다고 무작정 덜먹을 수도 없었고, 힘든 운동도 절대 할 수 없었죠. 영양가 있게 먹어야했고, 운동은 걷기 정도밖에 할 수 없었습니다. 결국 저는 힘든 결심을 했습니다.

'다이어트는 일단 잊자. 대신 건강해지도록 최대한 노력하자. 그러고 나서 다이어트를 해도 늦지 않다.'

어찌 보면 제가 할 수 있는 유일한 선택이었습니다.

일단 건강을 회복하기 위해 수면, 식사, 운동, 스트레스 등 건강과 관련된 모든 것을 점검했습니다. 가장 먼저 아이처럼 일찍 자기로 했습니다. 평소 해오던 일상생활 중 정말 급한 것이 아니라면 모두 수면보다 우선순위를 미루었습니다. 대신 깨어 있는 시간에 최선을 다해 일하며 공부했고, 통증이 없는 한 되도록 많이 걷고 움직이려고 노력했습니다. 유일하게 가능한 운동이었던 걷기를 위해 최대한 계단으로 오르고, 아이 유모차를 끌고 자주 산책을 나갔습니다. 물론 항상 뜻대로 되지는 않았습니다. 걷다가 생긴 고관절 통증으로 열 걸음도 걷지 못하고 주저앉았을 때는 무력감과 절망감에 엉엉 울기도 했습니다. 이것마저 못하게 되다니! 희망과 절망을 오가던 환자분들의 심정을 그때 조금이나마 알게 되었달까요.

다행히 친구의 추천으로 좋은 선생님을 만나 재활 훈련을 시작했습니다. 훈련은 고작 일주일에 한 번이었고 누군가에게는 너무 쉬운 동작들일 수도 있었지만 저에게는 무척 힘든 도전이었습니다. 그렇게 꾸준히 몸을 바르게 쓰는 법을 배우자 통증이 조금씩 나아졌고, 어둠 속에 갇혀 있던 마음도 서서히 밝아지기 시작했습니다. 더 이상 운동은 저에게 건강과 몸매를 위해 억지로 해야 하는 일이 아니었습니다. 끊임없이 도전하고 실패하면서 보람과 성취로 내 마음을 채우는, 진짜로 나를 위한 일이었죠.

아무것도 할 수 없는 비루한 몸이라며 한없이 낮아져 있던 자존감도 조금씩 회복되기 시작했습니다. 꼭 근육량을 늘리고, 무거운 아령을 들어야만 좋은 운동은 아니었습니다. 작은 움직임이라도 내 신체 능력에 맞게 운동하고, 스스로를 격려하면서 꾸준히 해나가는 것이면 충분했습니다.

식탁도 조금씩 바뀌기 시작했습니다. 명색이 가정의학과 의사이자 영양사였지만, 전에는 음식을 탐닉할 줄만 알았지 특별히 건강을 생각하며 먹어본 적은 없었거든요. 아침을 먹으면서 점심, 저녁을 고민하고, 항상 맛있는 음식을 찾아 헤매던 사람이었습니다. 그렇게 쾌락만을 추구하던 식사에서 벗어나 처음으로 나와 가족의 건강을 위해 어떤 음식을 어떻게 먹어야 할까 고민하게 되었습니다. 덜 먹는 것보다 영양가 있게 잘 먹는 데 집중했습니다. 최대한 규칙적으로, 천천히 먹으며 건강한 식습관을 가지려고 노력했습니다.

하지만 식사라는 것은 지식만으로 해결되는 영역이 아니었습니다. 어느 순간 건강하게 먹어야 한다는 압박감이 생기더니 '이런 음식들이 내 몸을 망치면 어떻게 하지? 더 살찌게 되면 어쩌지?'라는 생각들이 슬금슬금 떠오르기 시작했습니다. 자꾸 음식을 저울질하고, 편 가르기를 하고 있는 제 모습을 발견하기도 했습니다.

그때 떠오른 것이 바로 학부 때 배웠던 '균형, 적정, 다양'이라는 영양학의 기본 원칙이었습니다. '음식은 약도, 독도 아니며 기본 원칙을 바탕으로 무엇이든 골고루, 적당히, 다양하게 먹으면 큰 문제가 없다.' 또 음식을 대하는 마음가짐도 되돌아보게 되었습니다. 제아무리 훌륭하다는 식단도 불편한 마음으로 억지로 먹으면 득이 될 수 없습니다. 누군가는 정크푸드라고 말하는 음식도 감사한 마음으로 먹으면 그 또한 훌륭한 영양분이 될 수도 있습니다. 결국 최고의 식단은, 감사한 마음을 갖고 꾸준히 유지할 수 있는 식사였습니다.

그래서 저는 지금 어떻게 지내냐고요? 갓난아기도 안아주지 못했지만 이제는 여섯 살짜리 아이를 번쩍 들며 놀아줍니다. 잃어버린 근육을 다 회복하진 못했지만 플랭크나 스쾃 같은 맨몸 운동도 제법 할 수 있게 되었습니다. 사람들과 즐겁게 외식도 하고, 간식도 먹지만, 대체로 균형 잡힌 식사를 하려고 노력합니다. 억지로 건강식을 챙겨 먹지 않아도 균형, 적정, 다양을 지키며 먹을 때 가장 만족스럽고 행복한 사람이 되었습니다. 무엇보다, 어떤 음식이든 감사하고 소중하게 생각하는 태도가 생겼습니다.

그리고 건강해지면 하기로 했던 다이어트는, 결국 하지 않았습니다. 내심 포기했던 체중이 저도 모르게 아주 천천히 조금씩 줄어들었거든요. 생활을 바꾸고 1년 반 정도가 지나자 적정 체중, 적정 체지방률에 도달했습니다. 참 오래 걸렸지만 중요한 것은 저는 한 번도 다시 되돌아가지 않았다는 겁니다. 다이어트를 포기하고, 진짜 다이어트에 성공하게 되었습니다.

평소 의사로서 다양한 약이나 보조제, 시술이 있음에도 비만만큼 치료하기 어려운 질환은 없다고 생각했습니다. 세상 그 누구도 해답을 알려줄 수 없는 난치병이라고 생각했죠. 하지만 일련의 일을 겪으며 저는 비만을 바라보는 시각이 완전히 바뀌었습니다. 우리는 다이어트를 잊을 때 비로소 다이어트에 성공할 수 있습니다. 몸무게에 대한 조급함과 집착을 버리고 건강한 몸을 만들어가는 데 초점을 맞출 때, 우리 몸은 알아서 적정 체중으로 돌아갑니다. 건강한 몸일 때 비로소 살도 빠질 수 있죠.

음식을 억지로 절제하거나 과하게 탐닉하는 일이 없다면, 복잡한 계산 없이도 저절로 적당히 먹을 수 있습니다. 균형과 다양성만 기억하면 평범한 음식들로도 평생 건강을 유지할 수 있습니다. 살찔까 봐 두려워서가 아니라, 운동 후의 성취감과 스스로를 격려하는 마음이 동력이 된다면 누가 시키지 않아도 꾸준한 운동이 가능합니다.

이렇게 우리 몸과 마음이 진정으로 변해야 요요 없는 진짜 다이어트 성공과 건강을 얻을 수 있습니다. 당연한 이 진리를 그동안 우리는 잊고 지냈습니다. 그저 빠르게 무언가 바꿔보겠다는 조급함에 빠져 효과 좋다는 식단이나 운동, 보조제가 있는지 기웃거리면서 시간과 돈을 버리죠. 매일매일 체중계에 올라가 500g 단위로 몸무게를 재며 내가 뺀 것이 수분인지 지방인지 근육인지 구분도 못하는 의미 없는 저울질을 합니다. 혹시라도 내가 모르는 마법의 비결이 있을까 기대하면서 인터넷을 헤매기도 하죠. 검증되지 않은 정보들로 세상에서 가장 소중한 내 몸에 이런저런 실험을 합니다. 그 결과는 돌이킬 수 없다는 것을 모른 채요. 이 모든 일이 당연하게 여겨지는 세상에 사는 것이 얼마나 무서운 일인지 모릅니다.

게다가 미디어는 어찌나 요란한가요. 온갖 자극적인 정보들을 듣고 있으면 배웠다는 저조차도 겁이 나기도 합니다. 심지어 그 정보들은 서로 다른 이야기를 늘어놓아 우리를 더 혼란스럽게 합니다. 한쪽에서는 과일은 독이니 절대 먹지 말라 하고, 한쪽에서는 과일을 먹어야 살이 빠지고 건강해진다고 합니다. 누구는 붉은 육류는 절대 먹지 말라

하고, 누구는 마음껏 먹어도 된다고 합니다. 같은 영양제도 누구는 소용없다고 말하고, 누구는 꼭 먹어야 한다고 말합니다. 너 나 할 것 없이 건강에 대해 이야기하고, 전문가처럼 보이는 사람들조차 서로 이야기가 다르니 대체 뭐가 맞는지 모르겠습니다. 이런 환경에서 나만의 균형을 잡고 내 몸을 지켜내기는 쉽지 않은 일입니다.

모두가 다른 말을 한다는 것은, 사실 정답이 없다는 이야기입니다. 우리 몸과 영양은 0과 1의 학문이 아닌, 무지개 스펙트럼 같은 영역이기 때문입니다. 상황과 사람에 따라 영양은 다르게 적용됩니다. 누군가에게는 이런 이야기가, 누군가에게는 저런 이야기가 맞을 수도 있습니다. 또 끊임없이 연구가 이루어지기 때문에 그 결과에 따라 어제까지는 맞던 이야기가 내일은 틀린 이야기가 될 수도 있습니다.

그렇기에 우리는 항상 자신의 말이 절대 진리라고 주장하는 이야기를 경계해야 합니다. 동시에 무엇이든 맹신도 배척도 하지 말고 항상 열린 마음, 중용의 마음 또한 가져야 합니다. 나의 상황에 맞게 적용할 줄 아는 능력이 그 무엇보다 필요하죠. 그것이 제가 의학과 영양학을 배우면서 알게 된 유일하게 변치 않는 진리입니다.

이 책은 단순한 다이어트 비법에 대한 내용이 아닙니다. 유행하는 다이어트들을 떠나서 어떻게 내 몸을 지키며 건강한 삶을 만들어나갈 수 있는지에 대한 책입니다. 이 책은 절대적인 진리가 아닙니다. 모든 지식은 개개인에 따라 각기 다르게 적용되어야 하며 언제든 바뀔 수 있는 여지 또한 있습니다. 하지만 그 와중에서도 변하지 않는 본질과 방향성은 존재합니다. 여러분이 그것들을 잊지 않고, 쏟아지는 정보 속에서 휘청거리지 않기를 바라는 마음으로 이 책을 쓰게 되었습니다. 이 책을 끝까지 읽고 난 뒤 여러분이 보다 자유롭게 먹고, 더 즐겁게 살아가기를 바랍니다. 이 이야기가 또 하나의 강박이나 소음이 되지 않고, 행복한 삶을 만드는 데 도움이 되기를 바라고 또 기도합니다.

2025년 1월

닥터스윗비 이단비

Contents

Part 1 다이어트에 대한 생각 바꾸기

Part 2 평생 다이어트 필요 없는 식사 이야기

Part 3 아무도 모르는
다이어트 식품과 약의 진실

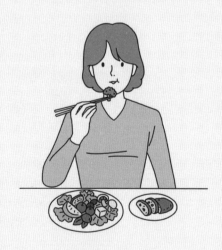

Part 4   식사만큼 중요한 세 가지

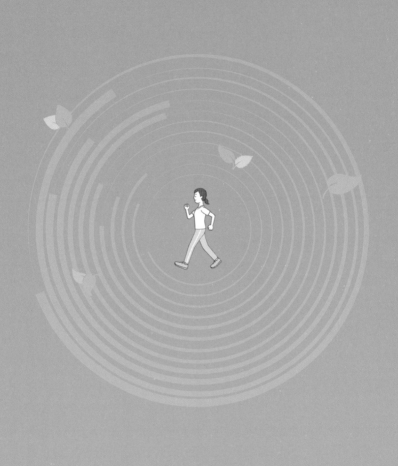

PART

1

다이어트에 대한
생각 바꾸기

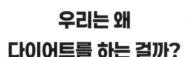

우리는 왜
다이어트를 하는 걸까?

"약을 끊으니까 자꾸 또 먹고 다시 쪄요. 45kg까지 뺐는데 그새 또 늘었잖아요. 제가 식탐이 워낙 강해서요. 네? 비만이 아니라고요? 그냥 주시면 안 돼요? 이번까지만요."

160cm에 47kg. 누가 봐도 호리호리하고 마른 체격인 그녀가 비만약 처방을 요구합니다. 자신이 비만이 아니란 사실, 식욕 억제제는 비만 환자만 사용해야 한다는 원칙은 그녀에게 이미 중요하지 않습니다.

안타깝게도 많은 진료실에서 이런 일이 흔하게 일어나고 있습니다. 우리는 이렇게 지극히 보통의 체격인, 아니 심지어 마른 사람마저 다이어트에 열중하는 이상한 세상에 살고 있습니다. 문제는 이

것이 한 사람만의 일이 아니라는 점입니다. 이 글을 읽고 있는 여러분도 다이어트에서 자유롭지 못할 수 있습니다.

저도 마찬가지였습니다. 건강에 전혀 문제가 되지 않는 평범한 체격이었지만, 두 다리가 드러나는 교복 치마를 입기 시작했던 때부터 친구들에게서 일명 '하체 비만'이라는 말을 들었죠. 이후로 수십 년 동안 다이어트는 빠질 수 없는 숙제였습니다. 조금이라도 몸무게가 늘었다 싶으면 자기 관리에 소홀하다고 생각했죠. 그렇게 항상 먹는 음식과 체중을 관리해왔습니다. 친구들과의 대화에서도 몸매나 다이어트는 빠지지 않는 뜨거운 소재였습니다. 지금 다시 생각해보면 제 다리는 뚱뚱했던 게 아니라 그저 근육이 많고 튼튼했을 뿐이었는데 말이죠. 여러분은 어떤가요? 지금 이 책을 왜 펼쳐 들게 되었나요? 혹시 스스로를 뚱뚱하다고 생각하나요? 지금보다 더 마른 몸을 원하나요?

우리 주변에는 다이어트를 시도하는 사람이 정말 많습니다. 그들이 정말로 모두 다이어트가 필요한 사람일까요? 한 통계에 따르면 표준체중 여성의 절반 이상이 다이어트를 시도한 경험이 있습니다. 다른 연구에서는 저체중 여성의 38%가 자신이 표준체중이라고 답했고, 표준체중 여성의 4분의 1은 스스로를 뚱뚱하다고 생각했습니다. 과체중인 사람이 자신을 비만이라 생각하고, 비만인 사람이 자신을 초고도비만이라고 보는 비율도 해가 갈수록 증가하는 추세입니다.

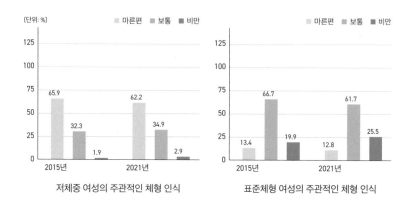

[1-1] 스스로 살이 쪘다고 생각하는 비율

(단위: %)   ■ 마른편 ■ 보통 ■ 비만   ■ 마른편 ■ 보통 ■ 비만

저체중 여성의 주관적인 체형 인식   표준체형 여성의 주관적인 체형 인식

저체중 여성이 자신을 보통 또는 비만이라고 생각하는 비중은 증가 추세로, 2021년 저체중 여성의 약 38%는 자신을 보통 또는 비만이라고 생각했다. 표준체중 여성이 자신을 비만이라고 생각하는 비중 역시 증가 추세로, 2021년 조사에서는 표준체중 여성의 25% 이상은 자신을 비만이라고 인식했다.*

　　이처럼 자신을 실제보다 더 살이 쪘다고 인식하는 경향은 점차 늘고 있습니다. 왜곡된 신체 인식뿐 아니라 그 결과로 반복적인 다이어트를 시도하는 '신체 불만족' 현상 또한 다른 나라와 비교했을 때 우리나라에서 더 높게 나타나기도 합니다. 그래서일까요? 지난 30여 년간 전 세계 200여 개국의 체중 변화를 조사했을 때, 대한민국은 드물게 비만과 저체중이 함께 늘어난 나라이기도 합니다.

---

* 「한국 여성의 체형 양극화: 비만 혹은 저체중」, 『성인지통계시스템 분석리포트 23-01』, 2023.05.02.

다이어트 권하는 사회

"매일 술 마시는 우리 남편이 이거 먹고 뱃살이 쏙 빠졌잖아요!"

"이거 먹으니까 식욕이 완전 사라져서 다이어트 성공. 대박이죠?"

진료실 밖에서 더 많은 사람을 만나보겠다는 작은 포부로 처음 인스타그램을 시작했을 때 저는 큰 충격을 받았습니다. 그야말로 온 세상 사람들이 다이어트만을 위해 살아가는 느낌이었죠. 건강한 식사는 외면받지만 같은 내용을 '일주일 만에 5kg 뺀 식사'라고 올리면 조회 수가 늘어납니다. 꾸준한 운동은 힘들고 귀찮지만 '살을 깎는' 운동법에는 '좋아요'가 넘칩니다. 너 나 할 것 없이 바디 프로필 사진을 올리고, 감량 비법을 나눕니다. 인기를 얻은 인플루언서들은 옆집 언니 같은 친근한 얼굴로 "너도 나처럼 다이어트에 성공하고 멋진 몸매를 가질 수 있어!"라고 속삭입니다. 수많은 다이어트용 식품과 보조제를 자신의 생활에 교묘하게 녹여 보여주기도 합니다. 친근함을 무기로 한 엄청난 광고죠.

그렇게 '살이 빠지는'이라는 문구를 붙이기만 하면 평범한 가루도 명약이 됩니다. 보다 보면 내 말랑한 팔뚝 살이 거슬리고 나도 저렇게 마른 몸을 가지면 행복할 것만 같습니다. 게다가 인기 많은 언니가 보증해주고 후기도 좋으니 제품도 당연히 효과가 있을 것 같다는 생각이 듭니다. 그들처럼 멋진 몸과 인생을 가질 수 있다는 환상과 희망을 품고 결국 지갑을 열게 되죠.

마른 몸과 극단적인 식단을 칭송하는 사회적 분위기도 이런 다이어트의 일상화에 한몫합니다. 미디어에서는 직업 특성상 감량이 필요한 연예인들의 다이어트 비결로 극단적인 식단을 소개하며 '자기 관리의 끝판왕'이라고 묘사하는 것을 심심치 않게 봅니다. 요즘은 일반인들도 다이어트에 성공한 본인의 열정과 인내력을 바디 프로필 촬영으로 증명하기도 합니다. 친구들이 올린 일명 '바프 사진'은 연예인의 누드보다 더 강한 충격과 비교 의식을 불러일으킵니다. '아니 똑같이 출산했는데, 저 친구는 어떻게 저렇게 살을 뺐지?' 나도 모르게 나와 사진 속 친구의 몸을 비교해보게 됩니다. 나만 의지박약이고 실패자인 것 같은 기분도 듭니다. 무리한 다이어트로 바디 프로필을 찍은 이후에 요요나 폭식에 시달린다거나 부종, 간 기능 이상, 식이 장애 같은 부작용으로 병원을 찾는다는 이야기는 SNS에 올라오지 않는다는 사실을 모르고 말이죠. 이런 다이어트가 정말 자신을 위하고 돌보는 '자기 관리'일까요?

다이어트가 건강관리라는 허상

"선생님, 저 살 뺐어요. 잘했죠?" 약 없이 식사와 운동 관리로 혈압과 콜레스테롤을 조절해보기로 했던 환자분. 하지만 체중 감량이 필요한 상태는 아니었기 때문에 살을 빼라고 말씀드린 적은 없어서 조금 당황했습니다. 환자분은 몸무게를 3개월 동안 5kg이나 뺐으니 당연히 결과도 좋을 것이라는 확신에 가득 차 있었죠.

이처럼 다이어트는 흔히 건강관리와 동의어로 쓰입니다. 진료실에서 고혈압, 당뇨병, 고지혈증을 처음 진단받는 분들도 "살 빼면 나아져요?"라는 질문을 자주 합니다. 과연 살만 빠지면 다른 건강 문제도 함께 해결될까요?

일단 체중과 건강은 동의어가 아닙니다. 체중이 많이 나간다고 해서 모두 건강에 문제가 있는 것은 아니고, 마르거나 정상 체중이라고 해서 모두 건강한 것도 아닙니다. 그래서 저는 항상 환자분들에게 이렇게 대답합니다.

"살을 빼면 좋아질 수도 있죠. 하지만 단순히 몸무게만 줄이는 게 다는 아니에요. 어떤 방식으로 뺐느냐도 중요하고, 어떤 살이 빠졌는지도 중요해요. 제가 얘기한 대로 식사, 운동, 생활을 관리하다 보면 살이 저절로 빠질 수도 있습니다. 혹여 그렇지 않더라도 검사 결과는 좋아질 거고요.

반대로 체중이 줄었지만 검사 결과는 그대로거나 오히려 나빠질 수도 있어요. 그러니 몸무게를 자꾸 확인하기보다는 식사를 어떻게 하는지, 운동을 어떻게 하는지, 잠은 잘 자는지 등 나의 행동 변화를 중심으로 생각해보세요."

다이어트와 건강관리가 동의어가 아닌 이유는 모든 지방과 살이 나쁜 것은 아니기 때문입니다. 내 살의 특징, 즉 체지방의 위치와 종류에 따라 건강에 미치는 영향은 다릅니다. 지방은 크게 두 가지가 있습니다.

먼저 팔다리에 주로 있으면서 우리가 흔히 보기 싫다고 생각하는 출렁이고 부드럽게 접히는 살은 피하지방입니다. 피하지방은 우리 몸의 잉여 에너지를 저장하는 창고 역할을 합니다. 체온을 유지해주고 장기를 보호해주기도 하지요. 뿐만 아니라 건강에 유익한 여러 호르몬도 분비합니다. 대표적으로 지방세포에서 분비되는 렙틴(leptin)이라는 호르몬은 우리의 식욕을 잠재워주고, 아디포넥틴(adiponectin)이라는 호르몬은 혈당 조절을 돕고 심혈관질환의 위험을 낮춰줍니다.

반면 건강에 악영향을 미치는 것은 흔히 말하는 내장지방입니다. 내장지방은 피부 아래가 아니라 간, 근육, 심장, 혈관과 같은 장기나 비어 있어야 할 복부 공간에 쌓이는 지방을 말합니다. 대체로 잘 접히지 않고 단단합니다. 지방간이 대표적인 예죠. 내장지방은 피하지방에 비해 혈액 속으로 지방산을 더 잘 방출하고 각종 염증물질도 분비하며 고혈압, 당뇨병, 고지혈증, 암과 같은 질환과 연관이 있습니다.

이러한 지방 종류의 차이는 건강에 다른 영향을 미칩니다. 여성의 엉덩이나 허벅지에 존재하는 피하지방은 심혈관질환의 발생을 막는 효과가 있다고 보고된 바도 있습니다. 실제로 비만을 진단받

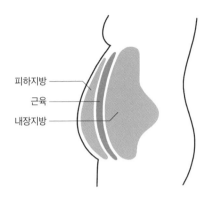
[1-2] 피하지방과 내장지방의 비교

피하지방
근육
내장지방

는 사람 중 10~20%는 대사적으로 건강한 상태입니다. 겉으로는 체중이 많이 나가 보일 수 있지만 내장지방은 적고, 풍부한 피하지방 덕분에 심폐 능력이 좋습니다. 염증 수치와 지방세포 기능, 혈당 조절 능력도 정상입니다.

따라서 단순히 겉모습이나 체중계의 숫자만으로 건강을 설명할 수는 없습니다. 다이어트를 생각하기에 앞서 내가 정말 체지방 감량이 필요한 상태인지, 어디에 어떤 지방이 많은지, 근육량은 충분한지, 혈압과 혈당, 콜레스테롤과 같은 대사 지표들은 어떤지 등을 제대로 알아야 합니다.

이 사실을 모른 채 체중계의 숫자에만 집중하는 순간 어떤 부작용이 생길까요? 단기 다이어트에 성공한 사람들은 목표 달성 이후 건강을 위한 좋은 습관들까지 덩달아 중단하기도 합니다. 반대로

[1-3] 대사적으로 건강한 비만 vs. 대사적으로 건강하지 않은 비만

항목	건강한 비만	건강하지 않은 비만
비율	10~20%	80~90%
내장지방 비율	낮음	높음
하체 지방 비율	높음	낮음
심폐 능력	높음	낮음
인슐린 호르몬 반응성	민감성	저항성
염증 지표	정상	높음
지방세포 기능	양호	손상

같은 키, 체중이어도 일부 비만은 대사적으로 건강해 내장지방 비율이 낮고 하체의 피하지방 비율이 높으며 높은 심폐 능력과 양호한 인슐린 호르몬 반응, 염증 지표, 지방세포 기능을 보인다. 물론 피하지방의 저장 용량을 넘어설 만큼 잉여 에너지가 체내에 유입되면 내장지방이 축적되며 대사질환의 위험이 높아진다. 하지만 적정량의 피하지방까지 깎아내야 할 만큼 체지방이 우리에게 불필요한 존재는 아니다.*

살이 생각만큼 잘 빠지지 않는다며 건강을 위한 노력까지 포기하는 경우도 봅니다. 체중에 당장 큰 변화가 없다고 해서 이러한 노력들이 무의미한 것은 아닌데 말입니다. 드물지만 무작정 굶거나 검증되지 않은 방식으로 체중을 감량해 건강에 도리어 해가 되는 경우도 종종 봅니다.

체중은 건강을 나타내는 지표로 참고할 수는 있습니다. 하지만 숫자 자체를 줄이는 것을 목표로 삼아서는 안 됩니다. 사람들이 건

---

* Matthias Blüher, *Metabolically Healthy Obesity,* Endocrine Reviews, Volume 41, Issue 3, June 2020, bnaa004.

강관리와 다이어트를 헷갈리는 이유는 아마도 질 낮은 식사, 부족한 활동량, 만성적인 스트레스와 수면 불량 등 건강을 해치는 습관들이 결국 살도 찌게 한다는 것을 정확히 인지하지 못하기 때문일 겁니다. 그렇다면 우리가 건강을 위해 공략해야 하는 것은 체중계의 숫자 그 자체가 아니라 건강을 해치고 살을 찌게 하는 생활 습관 아닐까요?

앞에서 소개한 환자분도 안타깝지만 검사 결과에 큰 변화가 없었습니다. 처음에는 너무 실망하셨지만 이런 이유를 설명드리자 곧 납득하고, 앞으로 꾸준히 건강관리를 하기로 약속하셨죠. 아마도 좋은 습관들이 결국 환자분을 건강하게 하리라 믿습니다.

진짜 다이어트는 숫자가 아닌 삶을 바꾸는 것

이렇게 다들 열심히 다이어트를 해서 비만 유병률이 줄거나 세상에 날씬한 사람이 더 많아졌을까요? 아쉽게도 아닙니다. 대한민국 성인 비만율은 지난 10년간 꾸준히 증가해 2022년 조사 결과 전 국민의 38.4%가 비만으로 나타났습니다. 특히 젊은 세대들의 비만이 아주 빠르게 증가하고 있습니다.

비만은 그 자체로 당뇨병, 고혈압, 고지혈증과 심혈관계질환의 위험을 높입니다. 관절염을 악화시키고 일부 암 발생의 위험도 증가시킬 수 있죠. 또 실제로 체중 감량을 했을 때 만성질환의 위험이 감소한다는 여러 연구 결과도 있습니다. 그래서 당뇨병이나 고혈압과 같이 꾸준한 치료와 관리가 필요하다는 의미로 '비만병'이라 부를 수 있습니다. 또 앞서 이야기한 것처럼 결국 살찌는 생활 습관들이 건강에 악영향을 미치므로 건강 상태를 반영하는 지표로 체중을 활용할 수도 있습니다.

무작정 다이어트를 하지 말라거나 모든 체중 감량이 의미 없다고 말하려는 건 아닙니다. 다만 우리가 생각해온 것처럼 체중이 전부는 아니라는 의미입니다. 모든 살이 질병 위험을 높이는 것은 아니며, 매일 힘들게 운동하거나 엄격하게 식단을 관리해야만 건강해지는 것도 아닙니다. 모두가 모델처럼 마른 몸을 가져야만 아름다운 것은 더더욱 아닙니다.

우리는 기존의 다이어트 방식에서 벗어나야 합니다. 밀려오는 다이어트 산업의 파도에 맞서 자신의 삶과 건강을 지켜내야 합니다. 극단적인 방식이나 몇 달 만에 몇 킬로그램을 빼야 한다는 마음으로는 근본적인 문제를 해결할 수 없습니다. 기존의 다이어트 방법과 자극적인 상품들은 오히려 내가 원하는 몸과 멀어지게 만듭니다. 반복하면 할수록 오히려 다이어트 굴레에서 빠져나오지 못해서 건강을 해치고 살이 더 잘 찌는 몸으로 변하게 되는 안타까운 경우를 너무 많이 봅니다.

우리가 해야 할 일은 당장 몇 달 안에 살을 빼는 것이 아닙니다.

삶을 조금씩 천천히 바꾸어 장기적으로 건강한 몸과 마음을 유지하는 방법을 찾는 것입니다.

닥터스윗비의 질문

당신이 다이어트로 얻고 싶은 것(건강, 자기만족, 인정, 과시욕, 통제 욕구 등)은 무엇인가요? 꼭 살을 빼야만 그것을 얻을 수 있을까요?

To. 닥터스윗비 선생님

예전에는 제가 가진 병들이 다 살 때문이라고만 생각해서 몸무게에 집착하게 됐어요. 하지만 선생님 이야기를 들으며 조금씩 제 생활을 돌아보게 되었어요. 다이어트와 체중에 대한 강박을 내려놓고 먹는 것과 움직이는 걸 좀 더 신경 쓰게 되었죠. 그러다 보니 혈압이 어느새 정상이 되었어요! 당뇨약도 많이 줄였고요.

예전에는 단순히 살을 빼야만 건강이 좋아질 거라는 생각에 무얼 먹든 항상 마음이 불편했어요. 이렇게 즐겁고 행복하게 먹으면서도 건강이 좋아지는 경험을 하니 너무 기뻐요. 앞으로도 계속 좋은 이야기 나눠주세요!

(ID: *st**ll**e님)

다이어트 늪에 빠지는
다섯 가지 이유

"진짜 이번이 마지막이야. 이번에는 꼭 다이어트 성공할 거야."
흔하게 듣는 다짐입니다. 다이어트를 평생 딱 한 번만 하는 사람, 본
적 있나요? 저는 거의 없습니다. 많은 사람이 다이어트에 실패하거
나 잠시 성공하더라도 다시 요요를 겪어 무한 다이어트 사이클을
돌게 됩니다. 이렇게 다이어트가 만연하다 보니 "나 다이어트 하는
중이야."라고 말해도 아무도 진지하게 받아들이지 않기도 하죠. 그
리고 실패를 반복하는 이유를 대부분 의지 부족이라고 생각합니다.

하지만 제 생각은 다릅니다. 이건 절대 의지의 문제가 아니에요.
실패했던 일을 또다시 시도할 수 있는 사람은 많지 않습니다. 여러
번 실패했다는 것은 그만큼 많이 시도했다는 뜻이고 누구보다 건강

하고 멋진 몸을 만들고 싶은 의지가 있는 사람이란 뜻입니다. 다만 문제는 방법입니다.

기존 다이어트 방식들이 실패할 수밖에 없는 이유는 무엇일까요? 여러 가지 원인이 있겠지만, 가장 큰 원인은 우리 몸을 '에너지를 쓰지 않고 저장하려는 몸'으로 만드는 것입니다. 저는 이걸 '비상 신호'라고 말합니다. 인류 역사에서 지금처럼 음식이 풍족해진 것은 비교적 최근의 일입니다. 쌀밥을 먹는 게 부의 상징이었던 시절이 불과 몇 십 년 만에 달라졌습니다. 인간은 식량이 충분하지 않았던 과거에, 몸에 비상 신호를 켜고 최대한 에너지 소비를 줄여 생존할 수 있었습니다. 반대로 음식을 먹을 수 있는 기간에는 최대한 에너지를 저장해 다음 기아 상태를 대비했죠. 그 형태가 바로 '체지방'입니다.

기존의 다이어트 방식들은 대부분 에너지 소비를 줄이고 체지방을 쌓는 '비상 신호'를 켜버립니다. 그래서 보통 처음에는 살이 잘 빠졌던 것 같은데, 이상하게 갈수록 효과가 없어져 더 살이 잘 찌고, 나중에는 물만 먹어도 살찌는 것 같다고 느끼게 되죠. 이렇게 다이어트를 하면 할수록 '살이 잘 찌는 체질'로 바뀌는 이유를 하나씩 살펴봅시다.

음식, 덜 먹어야 빠진다는 착각

"제 체중이 주식이었다면 얼마나 좋았을까요?"

다이어트를 열심히 시도해왔지만 체중은 자꾸 우상향하기만 합니다. 다이어트만 하고 나면 요요가 와서 전고점을 돌파해버리니 주변에서 차라리 다이어트를 하지 말라는 조언을 할 정도입니다. 반복적인 다이어트는 이렇게 더 나쁜 결과를 초래하기도 합니다.

그 원인의 핵심은 바로 과도한 칼로리 제한에 있습니다. 다이어트 한다고 굶어본 적, 있으신가요? 많은 사람이 다이어트를 시작하면 식사량을 줄이는 '절식'을 시도합니다. 저녁을 굶거나 매끼 밥을 덜 먹거나 간헐적 단식을 하는 등 형태는 다양하지만, 전체적인 식사량을 줄인다는 것은 동일합니다.

이론적으로 지방 1kg을 감량하려면 약 7,700kcal를 소모해야 합니다. 하루에 550kcal, 일주일 동안 약 3,850kcal를 덜 먹으면 지방 0.5kg을 감량할 수 있죠. 이 정도의 칼로리를 줄이는 가장 쉬운 방법은 매끼 밥을 반 공기씩 덜 먹는 겁니다. 이렇게만 들으면 다이어트에 아주 쉽게 성공할 수 있을 것 같습니다. 체중이 중요한 운동선수들은 이처럼 정교한 칼로리 계산으로 몸을 만들기도 합니다. 하지만 이 방법은 혼자 다이어트를 해야 하는 평범한 사람들, 대사가 원활하지 않은 비만인에게는 그다지 유용하지 못합니다. 처음에는 좀 빠질 수 있어도 장기적으로는 그다지 효과가 없습니다. 특히 체구가 작은 여성이나 다이어트를 반복하는 사람일수록 더 그렇죠.

그 이유는 앞에서 언급한 우리 몸의 비상 신호 때문입니다. 소식은 장수의 비결로 알려져 있지만, 갑작스러운 칼로리 섭취 변화는 몸의 입장에서 생존의 큰 위협입니다. 칼로리 섭취를 약 25% 줄인 식단을 2~4주만 지속해도 비상 신호가 작동해 기초대사량은 20~30%가량 줄어듭니다. 즉, 우리 몸이 에너지 소비를 아끼는 몸으로 바뀐다는 뜻입니다. 뿐만 아니라 새로 들어오는 에너지는 최대한 체지방으로 저장하려고 합니다. 그래야 언제 닥칠지 모르는 위험한 기아 상태를 대비할 수 있으니까요. 이러한 칼로리 제한 상태가 지속될 경우 같은 음식을 먹어도 이전보다 지방으로 더 많이 저장되고, 고지방·고당분 음식에 대한 갈망은 높아집니다. 정체기는 금방 찾아오고 어느 순간 전처럼 덜 먹어도 살이 빠지지 않는 상태가 됩니다.

대한민국 30~40대 여성 기준 하루 평균 섭취 칼로리는 약 1,500kcal로 추정됩니다. 여기서 550kcal를 덜 먹는다는 것은 하루 섭취 칼로리의 3분의 1에 해당하며, 자칫 기초대사량 이하로도 먹게 될 수 있습니다. 이렇게 비상 신호가 켜진 상태에서 다이어트를 중단하고 식사량을 원상 복귀시키면 당연히 살은 예전보다 더 잘 붙게 됩니다. 그래서 덜 먹는 방식의 다이어트는 반복하면 반복할수록 체중이 전고점을 뚫고 우상향할 수밖에 없죠. 하지만 덜 먹고 초반에 살이 빠진 경험을 한 사람들은 이 사실을 모르고 또다시 다음에도 덜 먹는 다이어트 방식을 선택하게 됩니다. 실패의 원인이 많이 먹는 자기 탓이라고만 생각하면서요.

운동, 무조건 힘들어야지?

다이어트는 해야겠는데 평소 시간이 없다며 매일 점심을 굶고 운동하던 환자분이 계셨습니다. 게다가 힘들지 않으면 운동한 느낌이 들지 않는다면서 한 시간 내내 고강도 웨이트만 고집하셨죠. 그런데 아무리 운동해도 살은 빠지지 않고 혈당도 자꾸만 올랐어요. 왜일까요?

운동은 잘 활용하면 체중 감량과 건강에 도움이 됩니다. 혈당과 혈압을 낮춰주고 근육을 보존하며 식욕을 조절하는 효과도 있죠. 하지만 종종 매일같이 한두 시간을 운동에 투자해도 체중이 빠지지 않는다는 분들을 봅니다.

문제는 운동을 하는 방식에 있습니다. 다이어트를 시작하면 평소 가벼운 신체 활동조차 없던 사람들이 갑자기 헬스장에 등록하거나 고강도의 개인 수업(일명 PT, Personal Training)을 받기 시작합니다. 근육이 회복될 틈을 주지 않고 매일 출석 도장을 찍기도 하죠. 그것도 저칼로리로 설계된 다이어트 식단을 먹으면서요. 들어오는 연료는 줄었는데, 소비는 급격하게 늘어납니다. 심지어 자는 시간을 줄여가면서까지 운동하는 분들도 있습니다. 원래 다이어트는 힘든 것이라고 생각하면서요.

이렇게 제대로 된 영양 공급이나 충분한 휴식 없이 신체 능력에 맞지 않는 운동을 지속하면 어떻게 될까요? 부상 위험이 커질 뿐만 아니라 몸에 만성적인 스트레스로 작용합니다. 다이어트를 한다면서 스스로를 스트레스 상황으로 몰아넣는 겁니다. 문제는 이 스트레스가 체중 감량에 가장 큰 방해 요인일뿐 아니라 오히려 살을 더 찌우기도 한다는 것입니다.

이런 일이 가능한 이유는 스트레스 상황에서 분비되는 '코르티솔(cortisol)'이라는 호르몬 때문입니다. 단기적인 코르티솔은 위험한 상황이 닥쳤을 때 분비됩니다. 적을 만났을 때 빠르게 도망가거나 싸울 수 있게 해주죠.

그런데 하루이틀이 아니라 장기적으로 코르티솔이 높은 상태가 지속되면 체지방을 저장하고, 식욕은 늘리며, 전반적인 에너지 소비는 줄입니다. 근육은 점점 줄어들고 혈당과 혈압도 오르며 살도 더 잘 찌게 되지요. 이 때문에 덜 먹고 힘들게 운동하면서 쉼 없이 다이어트를 하면 정체기가 금방 찾아오고 조금만 운동이나 식사를 소홀히 하는 순간 원상 복구되기 쉽습니다. 그로 인해 운동 강박에 빠지는 사람도 심심치 않게 볼 수 있고요.

앞 사례의 환자분은 저와 상의 후 운동 횟수와 강도를 신체 수준에 맞게 조절하고 점심도 잘 챙겨 먹게 되었습니다. 몇 개월이 지나자 폭식이 줄고 혈당도 떨어지며 내장지방 수치도 서서히 호전되었습니다. 이렇게 식사 제한과 고강도 운동을 병행하며 체중 감량에 실패했던 사람은 오히려 운동 강도를 조절하면 식욕과 체중이 안정을 찾기도 합니다. 혹시 지금 다이어트를 핑계로 자신의 몸을 혹사시키고 있지는 않나요?

목표, 3개월 동안 무조건 10kg은 뺀다

대략 80kg이었던 여성분이 3개월 동안 피 나는 노력 끝에 무려 15kg을 빼신 적이 있습니다. 너무나도 놀라운 결과죠. 우리는 다이어트를 시작하면 이렇게 몇 달 안에 큰 폭으로 감량해야 성공이라고 생각합니다. 그래서 매일같이 체중계 숫자에 일희일비하죠. 하지만 이렇게 '급하게 빼는 방법'은 살찌는 체질로 바뀌는 지름길입니다. 극소수를 제외하고 이런 변화를 유지할 사람은 많지 않습니다.

요요 없이 몸을 바꾸는 일에는 시간이 많이 필요합니다. 적정한 다이어트 속도는 일주일에 체중의 0.5~1%씩 2~3개월 동안 5%가량만 줄일 수 있어도 성공적이라고 봅니다. 그 이상을 위해서는 6개월 이상 장기전으로 가야 합니다. 이렇게 말씀드리면 대부분이 실망합니다. '고작 그 정도?'라고 생각하시는 거죠. 하지만 이렇게 속도 조절이 필요한 이유 역시 우리 몸의 비상 신호 때문입니다.

비만이든 정상 체중이든 평소 유지해오던 체중의 10%를 2~3개월 이내에 단기로 감량하면 기초대사량이 약 15% 감소하게 됩니다. 문제는 기초대사량뿐 아니라 활동 시 대사량 또한 약 25% 줄어든다는 것입니다. 결국 같은 활동을 해도 예전에 비해 24시간 동안 소모하는 칼로리가 적어집니다. 뿐만 아니라 식욕이 늘어나고 만족감과 포만감은 줄어듭니다. 이 때문에 살을 뺄수록 감량 속도가 더뎌지고, 오히려 전보다 더 먹게 되면서 줄어든 체중을 유지하는 것이 매우 어려워집니다. 정체기와 요요의 원인 중 하나죠.

인체는 이렇게 자신의 평소 체중을 유지하려는 경향성이 아주 강합니다. 여러 연구자들이 이러한 대사량의 변화를 막기 위해 여러 가지 방법을 고안해보았지만, 아직까지 단기간 감량으로 인해 켜지는 비상 신호를 막는 확실한 방법은 없습니다. 게다가 이렇게 요요가 오고 체중의 변화가 반복될수록 혈압, 혈당, 지질 수치 등이 더욱 잘 상승하면서 건강에 악영향을 미치기도 합니다.

그래서 첫 다이어트가 정말 중요합니다. 물론 인체의 유지 체중은 조금씩 변할 수 있습니다. 어느새 정신 차려보면 살이 찐 것을 발견하는 것처럼 말이죠. 빠지는 것도 그렇게 되어야 합니다. 빠른 변화가 없어 답답할 수는 있어도 다이어트를 평생 반복하고 싶지 않다면 애초에 단기간에 해결해야겠다는 생각을 버려야 합니다.

안타깝게도 사례의 그분이 저를 만났을 때는 이미 예전 몸무게로 돌아온 상태였습니다. 그렇게 열심히 뺀 체중이 다시 복구되는

[1-4] 체중 감량 후 발생하는 식욕과 에너지 소비의 변화*

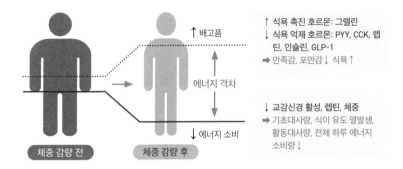

↑ 배고픔

에너지 격차

↓ 에너지 소비

체중 감량 전   체중 감량 후

↑ 식욕 촉진 호르몬: 그렐린
↓ 식욕 억제 호르몬: PYY, CCK, 렙틴, 인슐린, GLP-1
➡ 만족감, 포만감↓ 식욕↑

↓ 교감신경 활성, 렙틴, 체중
➡ 기초대사량, 식이 유도 열발생, 활동대사량, 전체 하루 에너지 소비량↓

체중 감량 후 발생한 에너지 격차를 줄이기 위해 인체는 식욕 관련 호르몬을 조절해 배고픔을 늘리고, 대사량을 줄여 에너지 소비를 줄인다. 이러한 신체 변화로 인해 다이어트 후 유지가 어려워진다.

데에는 3개월이 채 걸리지 않았습니다. 문제는 식사량도 예전에 비해 줄인 상태였고, 운동도 꾸준히 유지하고 있었다는 것입니다. 그분은 다시 살이 찐 이유와 앞으로의 다이어트에 대해 깊은 고민에 빠져 계셨습니다. 저와 함께 이야기하며 기존 다이어트의 문제점들을 이해하고, 다시 전과 같은 빠른 감량 시도는 하지 않기로 했습니다. 대신 더디더라도 천천히 해나가기로 결심했죠. 단기간 빠른 감량 후 요요를 감수할지, 느리더라도 천천히 평생 유지할 수 있는 방

---

* Energy intake and energy expenditure are balanced in weight stable obesity.
Melby CL, Paris HL, Foright RM, Peth J., *Attenuating the Biologic Drive for Weight Regain Following Weight Loss: Must What Goes Down Always Go Back Up?*, Nutrients, 2017 May, 6;9(5):468.

Part 1 다이어트에 대한 생각 바꾸기 **39**

법을 택할지 우리는 결심해야 합니다.

정보, 그 언니가 이걸로 반쪽이 됐대

"곤약밥 효과 있다던데요? 간헐적 단식은요? 저탄고지는요? 72시간 단식은요? 애사비는요? 공복 유산소는요?"

저에게 쏟아지는 무수히 많은 질문은 대부분 과학적 근거가 있다기보다 누군가의 추천이나 이른바 '~카더라'인 경우가 많습니다. 그럼 저는 이렇게 대답합니다.

"평생 할 수 있거나, 특별한 부작용이 없다면 해보셔도 됩니다."

특정 방법으로 체중 감량에 잠시 성공하는 사람들은 당연히 존재합니다. 하지만 추적 관찰을 해보면 대다수가 1년 이내에 다시 체중이 증가합니다. 왜 힘들게 뺀 체중을 유지할 수가 없을까요? 대개 평생 시도하기 어려운 방법을 택하기 때문입니다.

"세상에는 2만여 개의 다이어트 방법이 존재한다."는 말도 있죠. 수많은 다이어트 방법이 생겼다 사라지고, 또다시 생기는 이유는 요요 현상 때문일 겁니다. 단기간 감량이 되더라도 그만두는 순간 다시 살이 쪄서 또 다른 다이어트 방법을 기웃거립니다. 우리에게는 다이어트에 정답이 있을 거라는 환상이 있습니다. 그저 자신이 찾지 못했을 뿐이라는 생각으로 쏟아지는 정보의 숲을 헤맵니다. 애초에 다른 사람이 나에게 맞는 답을 알려줄 수 없다는 사실을 모른 채 말입니다.

일반적인 한식에서 밥 없이 고기만 먹거나 곤약밥만 먹거나 단식을 유지하기는 쉽지 않습니다. 게다가 식사란 약이 아니기 때문에 누군가 조언은 해줄 수 있을지언정 처방전처럼 딱 정해진 음식만 먹고 살 수는 없습니다. 각자 처한 환경이나 문화, 취향과 선호에 따라 본인이 꾸준히 실행할 수 있는 식사도 천차만별일 수밖에 없죠.

비용 문제도 있습니다. 최근 유행했던 연속혈당측정기를 활용한 다이어트 비용은 한 달에 20~30만 원, 비교적 안전하며 효과가 좋다는 식욕 억제 주사(삭센다)의 유지비도 월 40~50만 원인데 그마저도 중단하면 요요가 오기 쉽습니다. 엄청난 감량 효과가 있다는 비만 신약 위고비도 한 달에 60~80만 원의 비용이 듭니다. 이런 고비용 다이어트를 꾸준히 감당할 사람이 과연 몇이나 될까요?

결국 모든 실패는 내가 나 자신을 제대로 모르기 때문에 발생합니다. 식습관, 생활 패턴, 식욕, 수면 상태, 운동 능력, 건강 상태, 스트레스 요인, 시간 여유, 경제 상황 등을 파악하지 않은 채 남들 이야기에만 귀를 기울이고 다이어트를 시작합니다. 지속이 어려운 것은 당연합니다. 내가 왜 살이 쪘는지, 많이 먹는 원인은 무엇인지, 운동 능력은 어느 정도인지, 방해하는 환경 요소는 무엇인지, 어떤 마음이 동기부여를 갉아먹는지, 어떤 식사 패턴이 문제인지, 어떤 자극에 식욕이 폭발하는지 등을 알고 하나씩 개선하는 것이 중요하다는 사실을 모른 채 말입니다. 이렇게 고민 없이 그저 남을 따라 하면 그 순간 바로 실패를 함께 예약하는 셈입니다.

습관, 내일부터 진짜 다이어트 시작!

"나 내일부터 다이어트 할 거야!"

누구나 한 번쯤 이런 말을 해봤을 것입니다. 그렇게 내일이 없는 것처럼 최후의 만찬을 즐기고, 며칠 후에 또 치킨과 맥주를 먹으며 같은 말을 반복하죠. "아, 모르겠다…. 오늘만 먹고 내일부터는 진짜 다이어트 해야지!" 왜 이렇게 제자리를 빙빙 도는 걸까요?

다이어터들은 자신의 일상을 '다이어트 시기'와 '아닌 시기'로 나눕니다. 그것도 모자라 '치팅데이' 또는 '클린식'으로 매일 또는 매끼를 구분하기까지 합니다. 이게 얼마나 부자연스럽고 강박적인 일인지 깨닫지 못할 만큼 '다이어트 프레임'은 식생활에 깊게 파고들어 있습니다.

먹으면 안 되는데 먹었다는 죄책감으로 일명 '회개 운동'을 하러 가기도 하죠(음식을 회개해야 할 죄악으로 취급하다니, 너무한 말 아닐까요? 말은 사고를 지배하므로 이런 부적절한 용어는 절대 사용해선 안 됩니다). 그러고는 '어제 샐러드를 먹었으니 오늘 이 정도는 괜찮겠지'라며 건강을 위해 먹어야 할 음식을 합리화에 이용합니다. 다이어트의 필수처럼 보이는 이런 식습관들은 결국 우리 몸과 마음을 망가지게 합니다. 삶을 다이어트와 아닌 것으로 분리하는 순간 괴로움은 시작되고 우리가 원하는 진짜 다이어트 성공과는 점점 멀어지게 될 뿐입니다.

이 악순환을 끊으려면 우리 내면과 생활 속에서 진짜 변화가 일어나야 합니다. 다이어트 시기를 따로 정하는 것이 아니라 '평생 건강하게 살겠다'는 결심을 해야 하죠. 꾸준히 유지할 수 있는 건강한 습관으로 나를 바꾸어가면 체중도 천천히 변화합니다. 내 몸과 생활에 대한 믿음도 생깁니다. 그러면 가끔 도넛을 먹어도 죄책감이 없고 모임 자리도 부담스럽지 않아요. 아파서 며칠 운동을 쉬어도 불안하지 않습니다. 심지어 체중에 변화가 없더라도 혈압, 혈당과 같은 건강 지표들은 먼저 좋아지기도 합니다. 같은 체중이어도 체성분과 대사 상태가 달라지는 셈이죠. 결국 장기적으로 체지방은 줄어들게 됩니다.

저는 짧은 진료 시간에라도 만성질환 환자분들과 식사, 운동, 수면, 스트레스와 생활에 대해 더 많이 이야기하려고 노력합니다. 그 가운데 제 조언을 받아들이고 생활을 바꾼 분들은 하나같이 이렇게 이야기합니다. "아, 그런데 저 살도 좀 빠졌더라고요?" "참, 허리둘레가 줄어서 바지가 넉넉해졌어요." 심지어 처방받았던 식욕억제제보다 식습관의 작은 변화가 폭식을 줄이는 데 더 효과적이었다고 기쁜 얼굴로 말씀하시기도 합니다.

온라인에서 만난 분들에게는 마음속 깊은 이야기를 듣기도 합니다. "음식을 보며 느꼈던 불편감과 체중에 대한 압박에서 자유로워 졌어요. 전보다 식탐도 줄었고요. 오랜만에 체중계를 보니 살도 조금 빠졌더라구요."

솔직히 이런 일이 쉽지는 않습니다. 우리는 살찌기 쉬운 환경인 한편 다이어트를 강요하는 아이러니한 세상에서 살고 있기 때문입니다. 영양가 있는 음식은 일부러 찾아 먹어야 하지만 질 낮은 가공식품들은 쉽게 구할 수 있습니다. 외식하러 나가는 것마저 귀찮을 땐 집 앞에서 음식을 받을 수 있고요. 그렇게 배달 음식을 기다리며 소파에 누워 휴대폰을 보면 날씬해진다는 보조제나 식품 광고가 알고리즘을 타고 지나갑니다. 몸매 좋은 인플루언서는 자꾸만 운동 인증샷을 올리죠. 그러다 음식이 도착하면 허겁지겁 먹고 또 죄책감에 꾸역꾸역 일어납니다. 고작 10분 거리 헬스장에 차를 끌고 가고, 단 한 층도 당연히 엘리베이터를 타고 올라갑니다.

이렇게 모순적인 생활에서 벗어나기로 결심해야 합니다. 비만을 유발하는 사회 구조적인 환경도 물론 바꾸어야겠지만, 나의 작은 습관들과 삶을 대하는 태도 먼저 조금씩 바꾸는 게 중요합니다. 이런 완만한 변화는 우리 몸을 위협해서 비상 신호를 켜게 하지 않습니다. 자연스러운 흐름이기 때문이죠. 이것이 평생 다이어트 없이 내 몸을 지키고 건강한 체중도 유지할 수 있는 핵심입니다.

습관을 바꾸는 일이 쉽지는 않습니다. 게다가 삶은 각자 다양하고 신체적 특징도 다르기 때문에 누군가 다이어트의 정답을 내려줄 수도 없고요. 각자의 생활에서 자신만의 답을 찾아야 합니다. 그래서 지금껏 누구도 이런 방식의 해결책을 이야기하지 않았는지도 모릅니다. 하지만 평생 다이어트 없이 살아갈 수 있다면, 한 번쯤 시도해볼 만하지 않을까요? '다이어트를 한다'는 생각을 지우고 삶의 방향을 바꾸기로 결심했을 때, 오히려 우리는 평생 체중에서 자유로워질 수 있습니다. 이 책이 각자 삶의 정답을 정해줄 수는 없어도 가야 할 방향을 함께 알려드릴 수는 있습니다.

닥터스윗비의 질문

지금까지 해봤던 다이어트는 어떤 것들이 있었나요? 결국 다시 또 다이어트를 하게 된 이유는 무엇인가요? 앞으로 건강한 생활 습관으로 살아갈 마음의 준비가 되어 있나요?

To. 닥터스윗비 선생님

저는 항상 수많은 다이어트 정보 속에서 매일 허우적거렸어요. 대부분 이렇게 해야 살이 빠진다는 비법 같은 이야기들뿐이었죠. 이게 맞나? 저게 맞나? 자꾸 보다 보면 어느새 또 따라 하고 있는 저를 발견하기도 했구요. 그러다 철저하게 식단과 운동을 지키기 힘들다며 약에 의존하고, 간헐적으로 폭식하고…. 모든 것이 다이어트에 대한 스트레스에서 비롯되었던 것 같아요.

요즘도 자꾸 식탐 조절이 안 돼서 힘들었는데, 다이어트 하려면 다이어트를 잊어야 한다는 선생님의 말씀에 답답했던 마음이 시원해지는 느낌이 들었어요. 요즘은 평범하게 식사하고, 자주 움직이려고 노력해요. 전과 다르게 먹는 것 때문에 크게 괴로워하지 않고 평안한 느낌이에요. 선생님께 감사하다는 말씀을 드리고 싶어요.

(ID: ld**j*님)

마음속의 다이어트 신화 부수기

살을 빼고 싶어서 이 책을 골랐는데 특별한 다이어트 법은 다루지 않는다고 해서 실망하셨나요? 그냥 책을 덮어버리기 전에 일단 내가 다이어트가 필요한 상태인지, 고혈압이나 당뇨병처럼 꾸준히 관리해야 할 '비만병' 상태인지부터 객관적으로 알아봅시다. 세계보건기구(WHO)의 정의에 따르면 '비만이란 체지방이 과도해 건강을 해칠 수 있는 상태'입니다. 연예인 같은 몸매가 아니라고 해서, 뱃살이 조금 나왔다고 해서 반드시 다이어트가 필요한 사람은 아니라는 뜻입니다. 다음의 네 가지 방법으로 상태를 파악해봅시다.

내가 정말 비만일까? 네 가지 측정 방법

① 체질량지수(BMI, Body mass index)

비만 여부를 가장 간편하게 알아보는 방법은 키와 체중을 활용한 '체질량지수(BMI)'입니다. 자신의 체중을 키의 제곱으로 나눈 값으로, 누구나 한 번쯤 들어봤을 법하지요.

체질량지수 = 체중(kg)/키(m^2)

아시아인 기준으로 정상 체질량지수는 18.5~22.9이며 23부터 과체중, 25부터는 비만으로 봅니다. 이 방법은 간단하지만 체성분을 반영하지 못합니다. 근육량이 아주 많은 사람도 체중 때문에 비만으로 판정될 수 있고, 반대로 근육은 적고 체지방이 많은 사람이 정상으로 나올 수도 있습니다. 그래서 저는 다음에 나올 다른 비만 측정법을 더 유심히 봅니다.

[1-5] 체질량지수에 따른 비만 분류

분류	저체중	정상	비만 전단계	1단계 비만	2단계 비만	3단계 비만
체질량지수 (kg/m^2)	<18.5	18.5~22.9	23~24.9	25~29.9	30~34.9	≥35

예를 들어, 160cm에 50kg 여성이라면 50÷(1.6×1.6)=19.5로 표준체중이다.

② 허리둘레 측정

허리둘레는 비만 중에서도 가장 위험한 복부 비만, 즉 내장지방 상태를 간접적으로 측정하는 간단하지만 아주 중요한 방법입니다. 건강을 위해 꼭 관리해야 하는 신체 지표를 딱 하나만 고르라면 저는 체중이나 체질량지수보다 허리둘레를 꼽습니다.

허리둘레는 갈비뼈 가장 아래와 치골 사이 정중앙 둘레를 측정하며, 보통 배꼽이 중심입니다. 남성 90cm(약 35인치), 여성 85cm(약 33인치) 이상일 때 복부 비만으로 진단합니다. 몸무게만 측정할 때는 줄어든 체중이 근육인지, 수분인지, 지방인지 정확히 모르지만 허리둘레는 내장지방을 꽤 잘 반영합니다. 다행히도 식사 관리와 운동을 시작하면 내장지방은 비교적 먼저 줄어듭니다.

[1-6] 복부 비만 측정법과 복부 비만 진단 기준

갈비뼈 아래 - 치골 사이(보통 배꼽 중심 둘레) 측정.

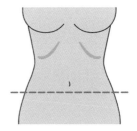

복부 비만 기준	남성	여성
	90cm 이상	85cm 이상
	35.4인치 이상	33.5인치 이상

③ 체지방률 검사(생체전기저항분석법)

체지방은 의료기관에서 복부 CT나 DXA(이중 에너지 방사선 흡수법)

같은 영상 검사 방법으로 측정할 수 있습니다. 하지만 고가의 장비와 전문가가 필요해 보편적으로 이용되지는 않습니다. 이를 간편하게 확인하기 위한 기계가 '체성분 측정기'입니다(예: 인바디). 이 기계는 체내에 미세한 전기신호를 흘려보내 체지방, 근육량 등을 추정해 '체지방률'을 간접적으로 확인해줍니다. 누구나 보건소, 헬스장, 검진센터에서 한 번쯤은 해봤을 겁니다.

아쉽게도 기계의 종류나 측정 시간, 식사 여부 등에 따라 결과의 편차가 크고 정확하지 않아 이 방법을 비만 진단의 표준으로 사용하지는 않습니다. 체지방률에 따른 비만 기준도 뚜렷하게 정립되어 있지 않지만, 대략 남성 25%(24~26%) 이상, 여성 35%(32~38%) 이상이면 비만으로 볼 수 있습니다.

의료 현장에서는 체질량지수의 단점을 보완하는 참고용으로 활용됩니다. 체질량지수 계산에서 과체중이나 비만으로 나오더라도 근육량이 충분하고 체지방률이 적다면 감량이 필요하지 않을 수 있습니다. 반대로 정상 체중이더라도 근육량이 부족하고 체지방률이 높은 상태인 마른 비만은 근육량을 늘려 체지방의 상대적인 '비율'을 줄이는 방향으로 관리해야 합니다. 또 근육량이나 지방량의 절댓값을 측정하기 위해 사용하기보다는 체성분의 상대적인 변화를 비교하기 위해 사용하는 것이 좋습니다.

무엇보다 정확한 측정을 위해서는 아래의 조건을 지켜야 합니다. 특히 여성은 생리주기에 따라 체수분량의 차이가 심하므로 월경 주기를 피해 매달 비슷한 날짜에 측정할 것을 권고합니다.

체성분 측정 기기의 올바른 사용을 위한 Tip

- 같은 기계
- 같은 시간
- 공복 상태(최소 4시간 금식)
- 측정 30분 전 소변 보기
- 측정 전 12시간 이내 운동 금지
- 측정 전 2일 이내에 과도한 음주 금지
- 여성은 생리 중일 때를 피할 것

④ 표준체중 확인

마지막으로 계산이나 측정이 귀찮다면 아래의 계산식과 표에서
체중을 확인하는 방법도 있습니다. 표준체중에서 ±10% 내에 해당

[1-7] 키와 성별에 따라 계산된 표준체중의 범위

키/성별	남자	여자
150cm	45~54kg	43~52kg
155cm	48~57kg	46~55kg
160cm	51~61kg	49~58kg
165cm	55~64kg	53~62kg
170cm	59~68kg	56~65kg
175cm	63~72kg	60~69kg
180cm	67~76kg	64~73kg

표준체중 계산법: 남성-키(m)×키(m)×22 / 여성-키(m)×키(m)×21

한다면 양호하며 +20% 이상이면 비만으로 볼 수 있습니다.

이 표를 보면 대부분은 말도 안 된다는 반응을 보입니다. 많은 사람이 표준체중에 해당하지만 스스로 뚱뚱하다고 생각하기 때문이죠. 실제로 160cm에 55kg만 되어도 스스로 살이 쪘다며 병원에 내원하거나 다이어트를 시도하는 경우가 많습니다. 이런 일은 왜 생길까요? 이렇게 느끼는 경우는 크게 두 가지입니다.

첫째, 근육량이 부족하고 지방이 상대적으로 많은 경우입니다. 체중이 같아도 지방은 근육보다 부피가 1.3~1.5배 크기 때문에, 자신이 실제보다 더 뚱뚱하다고 느끼기 쉽습니다. 이러한 사람은 절대적인 지방량은 많지 않지만 적은 근육량 때문에 상대적인 체지방률이 높은 경우가 많습니다. 이때는 섣불리 다이어트를 하다가 무월경이나 탈모 등과 같은 부작용을 겪을 수 있으므로 근육량을 늘리는 데 초점을 맞춰야 합니다.

둘째, 왜곡된 신체 인식을 가진 경우입니다. 이는 특히 요즘 젊은 세대들 사이에서 점점 더 늘어나는 추세입니다. 조금만 살이 붙어도 이를 '제거해야 할 대상'으로 생각하며, '프로아나', '뼈말라'(거식증과 지나치게 마른 몸을 추구하는 사람)와 같은 용어를 만들 만큼 마른 몸에 집착하고 있습니다.

과연 살은 나쁜 존재일까요? 그리고 마른 몸이 항상 좋은 것일까요? 살을 빼고 싶다는 열망이 정말 바람직한 것인지, 어떤 위험이 있는지 같이 생각해봅시다.

마른 몸은 진짜 좋을까?

지난 30년간 비만 인구는 전 세계적으로 늘어났습니다. 하지만 우리나라만 유독 다른 점은 저체중 인구도 같이 늘어났다는 사실입니다. 특히 10대 여성에서는 2015년 21%에 불과했던 저체중 비율이 2021년 34%로 크게 증가했습니다. 여성들 사이에서 마른 몸에 대한 열망이 두드러져 표준체중조차 더 마른 몸이 되고 싶어합니다. 과연 마른 몸이 우리가 생각하는 것처럼 멋지기만 할까요? 몇 가지 문제점을 짚어보겠습니다.

껍데기만 남는 몸

아주 열심히 걸었는데도 신호등의 파란불이 바뀌기 전에 횡단보도를 다 못 건넌 사람을 본 적 있나요? 곧 출발할 버스를 코앞에 두고도 다리에 힘이 없어 뛰지 못하는 사람은요? 바닥에 쭈그리고 앉았다가 혼자서 일어나지 못하는 사람은 어떤가요? 이건 어느 노인의 이야기가 아니라 모두 30대 초반의 제가 겪었던 일들입니다.

쿠싱증후군이 생기고 수개월 후 저는 근육만 대략 2~3kg이 빠졌습니다. 제시간에 횡단보도를 다 건너기가 힘들 정도였죠. 쭈그리고 앉아 있다가 혼자 일어나지 못해 벽을 잡고 겨우 일어섰던 적도 있습니다. 근육의 보호를 받지 못한 척추 뼈 다섯 개는 고작 1L짜리 우유병을 들다 으스러졌습니다. 겉모습은 30대였지만 몸은 노인이

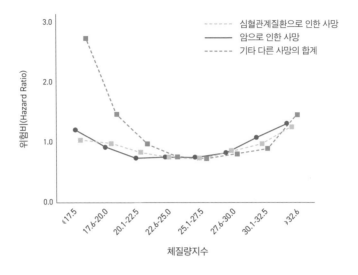

[1-8] 한국인을 포함한 동아시아 인구에서 체질량지수에 따른 사망 위험비*

심혈관계질환으로 인한 사망
암으로 인한 사망
기타 다른 사망의 합계

위험비(Hazard Ratio)

체질량지수

된 미래의 저를 만났던 그때, 정말 큰 충격을 받았습니다. 진지하게 건강과 몸에 대해 다시 한번 생각하는 계기가 되었죠.

우리는 흔히 건강을 위해 마른 몸을 가져야 한다고 생각합니다. 하지만 마른 몸이 비만한 몸보다 정말 건강할까요? 마를수록 건강하다면, 건강 연구의 가장 대표적 지표인 사망률은 체중이 올라갈수록 서서히 올라가는 직선 형태여야 합니다. 하지만 보통 체중과 사망률은 U자 모양의 곡선을 보입니다. 너무 비만이어도, 너무 저체중이어도 좋지 않다는 것이죠. 특히 한국인을 포함한 동아시아인

* Zheng W, McLerran DF, Rolland B, et al, *Association between body-mass index and risk of death in more than 1 million Asians,* N Engl J Med, 2011, 364(8):719-29.

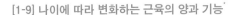

[1-9] 나이에 따라 변화하는 근육의 양과 기능*

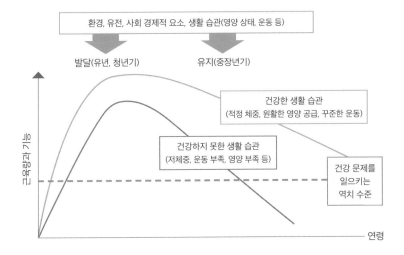

의 경우 그런 현상이 두드러져 체질량지수 기준으로 17.5 미만의 저체중은 오히려 비만보다 사망률이 높기도 했습니다.

마른 몸의 건강 문제 중 대표적인 것은 바로 근육입니다. 근육 1kg이 노후에 3,000만 원의 가치를 가진다는 어느 교수님의 인터뷰가 인터넷에서 화제가 된 적도 있지요. 그만큼 근육은 건강과 생존의 핵심입니다. 하지만 무리한 다이어트는 단순 체지방만 줄이는 것이 아니라 근육량 손실을 동반합니다. 근육량은 본래 노화에 따라 감소하며 대략 40대부터는 10년이 지날 때마다 8%씩 줄어듭니

* David Scott, Chapter 2-Reduced Skeletal Muscle Mass and Lifestyle, Nutrition and Skeletal Muscle, Academic Press, 2019, pp.17-33.

다. 양뿐 아니라 근력 또한 10년에 10~15%씩 약해지고, 70대 이후로는 이전보다 두세 배 빠른 속도로 줄어듭니다. 이렇게 근육량과 근력이 줄면 결국 혼자서는 거동이 어려운 노인이 됩니다.

먼 이야기처럼 들릴지 몰라도 혼자 움직이지 못하는 삶, 생각해 보셨나요? 누군가의 부축을 받아야만 화장실을 갈 수 있다면요? 눕거나 앉아서 침대에서 용변을 해결해야 한다면요? 그 기간이 며칠, 몇 주가 아니라 수년, 수십 년이 된다면요? 우리는 내 의지로, 두 발을 써서 움직일 수 있는 노후를 위해 젊을 때 되도록 많은 근육을 쌓아놓아야 합니다.

마른 몸의 두 번째 문제는 뼈입니다. 보통 뼈가 약해지는 골다공증은 노년 질환이라고 생각하지만 젊은 시절부터 이에 대한 관리가 필요합니다. 뼈는 성장기를 지나 30대 초반까지 단단하게 형성되면서 최대 골량에 이르고 이후에는 서서히 약해지기 때문이죠. 특히 여성은 갱년기를 지나며 그 속도가 더욱 빨라집니다. 이를 예방하기 위해서는 되도록 어릴 때부터 뼈를 단단히 만들고 손실을 최소화해야 합니다.

이때 중요한 요인이 바로 적정 체중과 충분한 영양 공급입니다. 적당한 체중 부하는 뼈에 자극을 주어 뼈 형성을 촉진합니다. 그러나 저체중은 이러한 체중 부하가 제대로 가해지지 못해 골다공증이 표준체중보다 네 배 많습니다. 골다공증이 있으면 부딪힌 적도 없는데 뼈에 금이 가거나 삐끗하기만 해도 골절이 생길 수 있습니다.

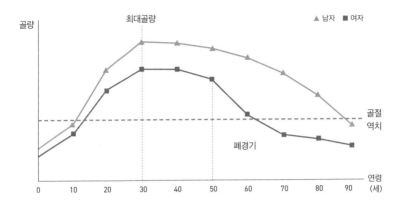

[1-10] 나이에 따라 변화하는 골량*

골량

최대골량

▲ 남자 ■ 여자

골절
역치

폐경기

연령
0   10   20   30   40   50   60   70   80   90 (세)

뼈와 근육 모두 세월의 흐름에 따른 변화 패턴이 유사하고 운동, 영양, 체중에 영향을 받는다.

이렇게 골절이 생기면 거동이 어려워지고 누워 지내는 시간이 늘면서 사망률은 무려 11~12배가 증가합니다. 결국 적정 근육량과 골밀도, 체중을 유지하기 위해 꾸준한 운동과 영양 공급은 필수입니다.

"저 진짜 열심히 살 빼서 다이어트에 성공했거든요. 근데 생리가 끊겼어요. 산부인과에서는 아무 문제가 없다는데…. 잘 먹고 잘 쉬면서 서서히 체지방량을 다시 늘렸는데도 아직 생리를 안 해요. 대체 언제 다시 돌아올까요?"

정말 생각보다 많이 받는 질문 중 하나입니다. 마른 몸의 세 번째 문제는 무월경입니다. 근육과 뼈의 소실은 보통 천천히 진행되

---

* 『골다공증 진료지침』, 대한골대사학회, 2022.

어 중년 이후에 문제가 느껴진다면, 젊을 때 생기는 대표적인 건강 문제는 무월경과 생리불순입니다. 기본적으로 정상적인 월경은 일정 수준의 체지방이 있어야 가능합니다. 여성 호르몬인 에스트로겐은 난소뿐 아니라 지방 세포에서도 분비되기 때문입니다.

일반적으로 월경은 18~22% 이상의 체지방이 있을 때 원활합니다. 적정량의 지방이 우리 몸에 꼭 필요한 이유죠. 개인차는 있지만 체지방률이 17% 미만으로 떨어지면 무월경이 생길 수 있고, 10% 이하라면 더욱 흔해집니다. 다이어트를 반복하다 보면 호르몬 시스템이 무너지며 더 높은 체지방률에서 무월경이 생기기도 합니다.

무리한 다이어트 이후 여성들이 흔히 겪는 부작용 중 하나인 '시상하부성 무월경'은 뇌에 위치한 시상하부와 뇌하수체에서 난소로 이어지는 호르몬 축이 제대로 작동하지 않으며 생깁니다. 영양 결핍, 갑작스러운 체중 감소, 과도한 운동, 스트레스 등이 원인이죠. 이렇게 생긴 무월경은 생리를 유도하는 호르몬제를 복용해서 해결할 수도 있지만 그 외에는 이렇다 할 만한 치료가 없습니다. 그저 충분한 영양 섭취와 휴식을 병행하며 기다려야 하고 회복도 더딘 편입니다. 이럴 때 단순히 생리를 안 해서 편하다고만 생각해서는 안 됩니다. 불임은 물론 피로감, 우울증, 골다공증 및 심장과 혈관 질환의 위험도 높아지기 때문입니다.

이 외에도 무리한 다이어트로 인한 저체중은 영양 부족, 빈혈, 면역력 저하, 피부 탄력 저하, 탈모, 소화 불량, 변비 등의 다양한 신체적인 문제가 동반될 수 있습니다. 살 빼겠다고 머리카락과 피부, 면역력과 건강까지 잃을 수는 없는 노릇이죠.

음식을 두려워하는 사람들

"자연스럽고 평범한 식사를 알려주셔서 너무 감사해요. 그렇지만 저는 여전히 기름진 음식이나 쌀밥이 두려워요. 한심하게도 먹으면 다시 살찔까 봐 너무 무서워요. 언젠가 저도 가족들과 즐겁게 외식하고 친구들과 디저트를 먹을 수 있는 날이 올까요?"

가슴 아프지만 드물지 않게 접하는 사연입니다. 음식에 대한 과도한 두려움과 강박에 사로잡힌 분들이죠. 이렇게 저체중과 관련해 최근 증가하고 있는 것이 바로 정신적인 문제와 식이 장애입니다.

식이 장애에는 여러 종류가 있지만 공통적인 특징은 음식을 대하는 태도나 감정이 부적절해 음식을 지나치게 금기시하거나 필요 이상 탐닉한다는 것입니다. 이로 인해 절식, 폭식과 같은 비정상적 식사 행동을 하게 되죠. 또 자신의 몸을 실제보다 더 뚱뚱하게 보는 신체 왜곡으로 인해 극단적으로 마른 몸과 체중 조절에 집착하게 됩니다. 과도한 운동, 먹고 토하거나 씹기만 하고 몰래 뱉기 같은 행동이나 변비약 및 이뇨제 등 약물의 오남용도 종종 동반합니다. 이러한 행동들은 일상생활에까지 영향을 미쳐 우울증, 강박증과 같은 다른 정신과적 문제가 함께 따라오는 경우도 많습니다.

이러한 식이 장애의 가장 큰 유발 원인은 다이어트입니다. 체중

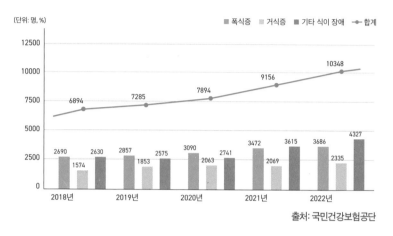

[1-11] 2018-2022년 여성 식이 장애 진료 현황

(단위: 명, %)   ■ 폭식증 ■ 거식증 ■ 기타 식이 장애 ●─ 합계

출처: 국민건강보험공단

최근 5년간 우리 나라 여성 식이 장애 환자는 꾸준히 증가해 약 50%가량 높아졌다.

이 삶에서 1순위가 되면 삶에 대한 통제권을 식사, 운동과 같은 '체중 조절 행동'에 빼앗기게 됩니다. 사람들은 다이어트 초반에 어느 정도 감량을 경험하면 몸을 스스로 통제할 수 있다고 믿습니다. 그래서 정체기나 요요가 오면 의지 부족이라고 여겨 더욱 극단적인 다이어트에 몰입하게 되죠. 그러다 보면 결국 극히 적게 먹는 상태, 또는 참다가 폭식을 반복하는 상태에 이르게 됩니다.

문제는 이런 상태가 오래 지속될수록 뇌의 구조적 변화, 신경전달물질의 변화 등으로 스스로 식사 행동을 조절하기 어렵게 됩니다. 그래서 의학적인 치료와 상담이 꼭 필요하나, 의지의 문제로 치부하고 병원을 찾지 않는 경우가 절반 이상으로 추정됩니다. 전 세계적으로 섭식 장애 인구는 3%가량으로 보고되지만, 전문가들은 우리나라의 비율이 더 높을 것으로 예측하고 있습니다.

최근 5년간 우리나라 식이 장애 환자는 약 50% 늘었고 이들 중 80%가 여성입니다. 아직 자아와 자존감이 형성되지 않은 10대들의 섭식 장애가 유독 늘어나는 추세기도 하죠. 인터넷에 쏟아지는 다이어트와 폭식, 거식 관련 콘텐츠들도 이에 영향을 미칩니다.

문제는 이러한 식이 장애가 단순히 정신적 문제로만 끝나지 않고 심각한 사회적·신체적 영향도 함께 미친다는 것입니다. 일단 일상적인 식사가 어려워져 사회생활이 힘들어지죠. 심지어 가족들과도 매번 따로 식사를 하게 됩니다. 섭식 장애 기간이 길어지면 신체 상태에도 장기적으로 영향을 미쳐 저혈압, 혈액순환 장애, 간수치 상승, 갑상선 기능 저하, 전해질 이상, 위장 장애 등이 흔하게 나타납니다. 특히 음식 섭취를 극도로 거부하는 신경성 식욕부진, 일명 거식증의 경우 약 5%가 급사, 부정맥, 저혈당과 극단적인 선택 등으로 사망하며 정신과 질환 중에서 가장 사망률이 높습니다.

다이어트를 처음 시작할 때, 이런 일을 예측하는 사람은 아무도 없습니다. 대부분 무분별하게 다이어트를 시도하고, 성공이나 실패를 반복하면서 이런 일을 겪습니다. 그러니 처음부터 내 상태에 대해 정확하게 알고, 불필요한 다이어트 자체를 시도하지 말아야 합니다. 꼭 다이어트가 필요한 상황이라면 빠르고 위험한 방법이 아니라, 조금 느리더라도 안전한 지침을 따라야 합니다. 그것이 다이어트로부터 우리 몸과 마음을 모두 지키는 유일한 방법입니다.

누구에게도 체중 낙인을 찍지 말자

지금까지 이야기를 듣고 어느 정도 수긍을 했어도 "아니, 그럼 다이어트 하지 말고 이 몸 그대로 살라는 거야? 나도 좀 예쁘게 한 번 살아보면 안 돼?"라고 반문할 수 있습니다. 물론 예뻐지고 싶은 열망이 나쁜 것은 아닙니다. 인간은 본능적으로 아름다움을 추구하지요. 하지만 '마른 몸'에 대한 과도한 열망은 이렇게 자신의 신체에 대한 불만족을 키우고 다양한 정신·신체 건강의 문제로 이어질 수 있습니다. 심하게 마른 몸이 마치 이상적인 몸처럼 여겨지는 지금의 문화와 기준은 바뀌어야만 합니다.

사실 우리 몸은 체중을 항상 일정하게 유지하기 위해 노력하고 있습니다. 앞서 체중이 줄면 대사량도 줄어든다고 했던 것처럼 반대로 체중이 늘면 대사량도 늘어납니다. 평소 유지해오던 체중으로 돌아가기 위해서죠. 이렇게 인체는 자신의 '유지 체중'을 지키려는 성격이 강합니다. 그게 안전하다고 느끼기 때문일 겁니다.

이것을 인위적으로 갑작스럽게 깨는 기존 다이어트 방식은 몸의 비상 신호를 켭니다. 실제로 단기 감량 목표로 다이어트를 시도한 사람들을 장기간 추적 관찰한 결과, 다이어트를 하지 않은 사람보다 체중이 더 증가할 가능성이 오히려 높아진 것으로 나타났습니다. 특히 정상 체중이었던 사람과 청소년에게서 그런 위험은 더 뚜렷했습니다. 다이어트가 우리를 날씬하게 만들기는커녕 유지 체중을 더 올려버리는 방아쇠 역할을 하는 셈입니다.

비만은 신체의 체중 조절 기전이 급격한 환경 변화에 적응하지 못해 일어난 질병의 하나입니다. 고혈압, 당뇨병과 같은 질환들과 마찬가지로 생활 습관에 영향을 많이 받지만 어쩔 수 없는 부분도 일부 존재합니다. 그렇기에 비만 치료에도 약물을 비롯해 다양한 의학적 개입이 존재하며 전문가들도 사회적으로 비만을 '비만병'이라고 인식할 수 있도록 많은 노력을 기울이고 있습니다.

비만에는 개인적인 요인 이외에 유전, 경제적 상황, 문화적 배경, 사회 인프라, 근무 환경, 교육, 산업 구조 등 많은 요소가 작용합니다. 우리는 어떤 질병에 걸린 사람에게 네 탓이라는 말을 함부로 하지 않습니다. 하지만 비만인 사람에게는 의지가 부족하다거나 자기 관리를 못한다는 등 개인을 탓하는 경우가 많습니다. 그런 말이 오히려 체중에 대한 낙인 효과를 불러일으키고 체중 감량에 장기적으로 악영향을 미치는데도 말입니다. 노력만 하면 날씬해질 수 있다, 노력하지 않기 때문에 뚱뚱하다라는 편견을 버려야 합니다.

이와 같은 체중 낙인은 비만을 촉진하는 인자로 알려져 있습니다. 체중과 관련된 낙인 효과는 단순히 심리적 스트레스에서 그치지 않고 감정적 과식이나 폭식을 불러일으키고, 특히 여성의 경우

[1-12] 건강에 영향을 미치는 다양한 요소들

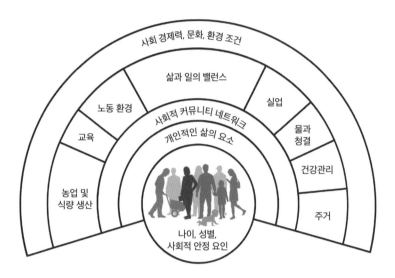

사회 경제력, 문화, 환경 조건

삶과 일의 밸런스

노동 환경

실업

사회적 커뮤니티 네트워크

교육

개인적인 삶의 요소

물과
청결

건강관리

농업 및
식량 생산

주거

나이, 성별,
사회적 안정 요인

비만 또한 이런 요소들의 상호작용에 따른 결과물이다.*

섭취 열량이 크게 늘어납니다. 체중과 관련된 차별이나 놀림을 경험한 사람일수록 염증 수치와 스트레스 호르몬 수치인 코르티솔이 상승하며 사망률 또한 높아집니다. 이 때문에 2020년 세계 비만 연맹에서는 비만을 단순히 개인의 잘못으로 돌리는 대신, 환경적·유전적·사회적 요인들을 포함하는 복잡한 건강 문제로 접근해야 한다는 내용을 담은 선언문을 발표하기도 했습니다.

---

*   Dahlgren G, Whitehead M, *European strategies for tackling social inequities in health,* levelling up part 2. Copenhagen, WHO Regional Office Europe, 2007.

다이어트가 만능도 아니고, 노력만으로 다이어트에 성공할 수도 없다면, 이 책은 대체 무엇에 대해 이야기하는 걸까요? 여기서 우리는 '진짜 건강한 삶'을 사는 법에 대한 이야기를 나눌 겁니다. 실패하는 방법에 매달리며 매일 아침 체중계에 올라가는 일을 멈출 겁니다. 대신 식습관을 재정비하고 충분히 몸을 움직이면서 편안한 마음을 유지하는 '삶'과 '습관'에 초점을 맞출 거예요. 인위적인 체중 조절이 아니라 완만한 생활의 변화를 위해 노력할 겁니다.

앞서 이야기한 유지 체중은 사실 고정된 것이 아닙니다. 상황과 때에 따라 자연적으로 변할 수 있습니다. 식습관, 운동과 활동량, 호르몬 변화, 스트레스나 대사 상태 등에 따라 말이죠. 그러니 우리는 몸이 급격한 변화를 눈치채지 못하게, 서서히 삶을 바꾸면서 몸이 자연스럽게 따라오도록 만들어야 합니다.

이 책의 안내를 따르면 저와 저의 환자분들이 경험한 것처럼 건강은 물론이고 체중의 변화도 저절로 뒤따를 것입니다. 그리고 어느 순간 체중과 무관하게 건강하고 즐거운 삶을 살고 있는 자신을 만날 수 있을 겁니다. 여러분도 그럴 수 있기를 간절히 바랍니다.

닥터스윗비의 질문

다이어트를 포기할 준비가 되어 있나요? 다이어트 대신 건강한 삶을 만들어갈 결심을 할 수 있나요?

다른 이유 때문에 살이 찐다면?
다이어트 하기 전 병원에 꼭 가봐야 하는 이유

심각한 비만 상태라면 다이어트 시작 전에 병원에 한번 방문하는 것을 추천합니다. 비만은 진단코드가 존재하는 질병입니다. 고혈압, 당뇨병, 지방간, 각종 암 등 건강에 치명적인 질환으로 이어질 수 있기 때문입니다. 최근 젊은 나이에서도 비만을 동반한 고혈압, 고지혈증, 당뇨병 환자가 점점 늘어나고 있습니다. 따라서 비만과 그에 동반되는 합병증 역시 초기에 발견하고 관리하는 것이 가장 중요합니다.

> 다이어트 전 병원에 가서 확인해야 하는 것
> - 키, 체중, 허리둘레
> - 혈압
> - 혈액검사: 빈혈, 혈당, 콜레스테롤, 간 기능, 신장 기능, 갑상선 기능

병원에 가봐야 하는 이유 중 하나는 드물지만 '살이 찌는 다른 원인'이 존재하기 때문입니다. 비만은 단순히 몸에 필요한 에너지보다 더 많이 먹고, 덜 소비할 때만 생기는 게 아닙니다. 병원에서 치료해야 하는 질환을 모른 채 애꿎은 다이어트만 반복하다가 뒤늦게 진단되는 경우가 종종 있습니다. 이들은 전체 비만의 약 10% 미만을 차지합니다. 가장 대표적인 질환 두 가지를 소개합니다.

① 갑상선 기능 이상

갑상선 기능 이상은 전체 인구의 약 1.5%가 겪을 만큼 비교적 흔한 질병입니다. 그중 갑상선 기능 저하는 전신의 신진대사 속도가 떨어져 적게 먹는데도 살이 자꾸만 찝니다. 반대로 갑상선 기능 항진은 보통 대사 속도가 빨라져 살이 빠진다고 알고 있지만, 식욕이 크게 증가해 먹는 양이 너무 많아지면 오히려 살이 찌기도 합니다. 이렇게 갑상선 기능 이상으로 살이 찔 수도 있지만, 간혹 무리한 다이어트로 갑상선 기능 이상이 생기는 경우도 있습니다. 이는 생리불순이나 요요의 원인이 되기도 하죠. 가까운 내과, 가정의학과 등에서 간단한 혈액검사로 갑상선 기능을 확인할 수 있습니다.

② 다낭성난소증후군(PCOS, polycystic ovary syndrome)

다낭성난소증후군은 여성에게서 남성 호르몬 과다와 무월경을 일으키는 질환입니다. 최근에 유병률이 높아지고 있어 여성 중 10~15%가 이 질환을 겪습니다. 이전에는 비만이 다낭성난소증후군의 원인이라고 생각했지만 비만이 아닌 여성에게서도 나타납니다. 비만 문제를 겪는 다낭성난소증후군 환자는 전체의 40~60%로, 전체 여성의 비만율에 비해 월등히 높습니다. 이들은 혈당과 지방 대사를 조절하는 호르몬인 '인슐린'에 문제가 생긴 경우가 많습니다. 이로 인해 남성 호르몬 수치가 올라가 다모증, 여드름 등의 증상이 생기며, 체지방 중에서도 특히 내장지방이 잘 늘어납니다. 무월경 또는 불규칙한 월경, 체중 증가, 다모증, 여드름 등의 의심 증상이 있다면 산부인과 진료를 꼭 권합니다.

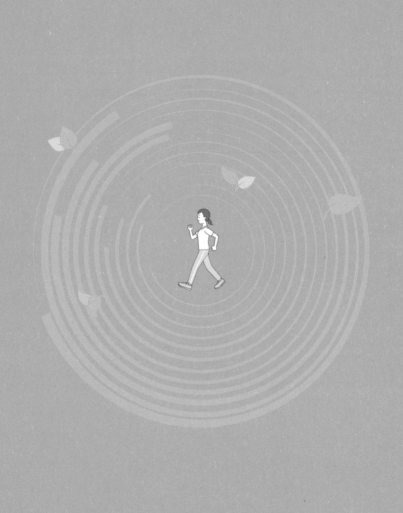

평생 다이어트 필요 없는
식사 이야기

다이어트에서 자유로워지는
다섯 가지 식사 습관

"선생님, 어떤 식단이 가장 효과적이에요? 운동은 하라면 하겠는데, 식단이 진짜 너무 어려워요."라는 질문을 참 많이 받습니다. 그만큼 식단에 대한 고민은 다이어트에서 1순위입니다. 하지만 너무나도 평범한 저의 식사 내용을 들으면 다들 놀랍니다. "이렇게 먹고 뺐다고요?"

저는 특별한 다이어트 식단을 권하지도 않고 저 또한 그런 식단을 일부러 계획해서 먹지 않습니다. 체중 감량을 위해서는 복잡하게 계산한 식단이나 별도의 다이어트 식품이 필요하지 않습니다. 우리 몸의 비상 신호를 끄고 몸을 안심시키기 위해서는 그보다 제대로 된 식사를 하는 것이 더 중요합니다. 식사와 식단, 그 차이는 어디에서 올까요? 먼저 표준국어대사전에 등재된 '다이어트'의 정의를 보면 다음과 같습니다.

> 다이어트: 음식 조절. 체중을 줄이거나 건강의 증진을 위하여 제한된 식사를 하는 것을 이른다.

다이어트 식단의 핵심은 제한된 식사를 하는 것입니다. 기존의 다이어트에서는 먹지 말아야 할 것투성이죠. 케이크, 초콜릿, 햄버거, 치킨, 과자…. 세상에 존재하는 맛있는 음식이 다 포함됩니다. 하지만 비만을 포함해 당뇨병, 고혈압과 같은 식사 요법 지침에 절대 먹지 말아야 할 음식은 존재하지 않습니다. "많이 드시진 마세요." 또는 "적게 드실수록 좋아요."와 같은 부드러운 권고 사항만 존재합니다. 무엇이든 한 번 먹는다고 당장 살을 찌우거나 바로 병을 만드는 음식은 없기 때문이지요. 그 사실을 모른 채 우리는 자극적인 미디어에 속아 '다이어트 중에 떡볶이는 절대 안 돼!' 같은 규율을 스스로에게 강요합니다. 그것이 욕망을 더 자극해 일명 '입터짐'이라고 부르는 폭식의 마중물인 것을 모르고 말입니다.

인간의 뇌는 부정적인 프레임에 약합니다. "코끼리를 생각하지 마."라는 말을 들으면 이상하게 자꾸 더 코끼리만 생각나죠. 마찬가지로 금지 음식이라는 프레임을 만들었을 때, 그 음식을 딱 끊어낼 수 있는 사람은 아주 소수일 겁니다. 대다수는 오히려 그 음식에 대한 집착과 강박이 더 강해집니다. 아무리 다이어트 떡볶이, 저칼로리 디저트와 같은 대체품을 찾아봐도 결국 내가 먹고 싶었던 그 음식을 제대로 먹어야 만족감이 들죠.

치킨 한 번, 케이크 한 조각 먹었다고 해서 바로 살이 찌지는 않습니다. 우리 몸은 아주 똑똑해서 체중이 약간만 늘어나면 대사량을 늘리고 식욕을 줄여서 다시 원래 체중으로 돌아가려고 합니다. 반대로 체중이 빠지면 대사량을 줄이고 식욕을 늘려서 체중을 유지하려고 합니다.

이렇듯 인체는 유지 체중으로 돌아가려는 자연스러운 시스템으로 움직입니다. 하지만 실제로 우리는 다른 일을 겪죠. 왜 우리는 신체의 조절 신호를 무시하고 계속 먹고, 필요 이상으로 많이 먹고, 먹어도 먹어도 허전하다며 자꾸 먹고, 그러다 결국 살이 찌는 걸까요? 이러한 질문들에 제가 찾은 답은 '식단이 아닌 식사'였습니다. 식사의 본질과 올바른 방향성을 알게 되면 우리의 시간도, 지갑도, 건강도 지키며 원하는 체중 감량을 할 수 있습니다. 그럼 평생 다이어트가 필요 없어지는 식사법에 대해 하나씩 알아봅시다.

영양에 대한 정보가 급속도로 증가하면서 요즘 사람들은 '무엇을 먹는지'를 굉장히 중요하게 생각합니다. 10분만 인터넷을 둘러봐도 절대 먹지 말아야 할 것들이 넘쳐납니다.

하지만 그보다 먼저 확인해야 할 것은 '어떻게 먹는지'입니다. 이것을 식사 행동이라고 합니다. 그리고 식사 행동과 식사를 통틀어 식습관이라고 합니다. 똑같은 과자를 먹더라도 언제 어떻게 먹는냐에 따라 다른 결과가 나타날 수 있기 때문입니다. 음식은 칼로리뿐 아니라 수십 가지 영양소로 이루어진 복합체이며 다양한 경로로 위장과 뇌를 조절합니다.

당신의 식습관은 안녕하신가요? 평소 우리는 '무엇'에 골몰하느라 '어떻게'는 간과하기 쉽습니다. 식습관이 바로 잡히지 않으면 아무리 칼로리를 계산해서 먹고 운동을 열심히 해도 평생 건강한 식사와는 멀어지고, 다이어트에서 벗어날 수 없게 됩니다. 식습관이 건강한지 확인하기 위해서는 아주 다양한 질문이 필요하지만, 요즘 우리에게 가장 부족한 것을 추려보았습니다. 간단하게 나의 식습관을 다음 내용에서 한번 확인해봅시다.

핵심 식습관 체크리스트 5
① 식사 시간이 불규칙하다.
② 음식을 대충 씹고 빨리 먹는다.
③ 외식, 배달 음식, 간편식으로 해결하는 경우가 많다.
④ 스트레스, 우울함, 심심함을 음식으로 푸는 편이다.
⑤ 특정 음식을 보면 죄책감, 불편함이 들 때가 있다.

몇 개나 해당되시나요? 안타깝게도 위의 식습관 중에 한 개만 해당되더라도 체중과 건강에 나쁜 영향을 끼칠 수 있습니다. 그 말은 반대로 하나만 바꿔도 식습관이 훨씬 좋아질 수 있다는 것이죠.

각각의 중요성을 함께 알아봅시다.

몸과 식욕을 안심시키는 습관

"저는 하루에 한 끼만 먹는데도 살이 안 빠져요."라는 푸념을 환자분들로부터 자주 듣습니다. 워낙 바쁘게 살다 보니 꼭 다이어트가 아니더라도 삼시세끼를 꼬박꼬박 챙기는 사람은 많지 않은 것 같습니다. 과연 세끼는 꼭 지켜야 할까요? 몇 끼를 먹어야 체중 조절에 도움이 될까요?

여러 연구 결과들을 종합해보면 식사 횟수와 체중은 일정한 연관성이 없었습니다. 결과가 들쑥날쑥했던 것이죠. 어떤 연구에서는 하루에 세끼 이상 먹을수록 감량에 유리하다는 결과가 나왔고, 다른 연구에서는 하루에 한두 끼만 먹는 것이 좋기도 했습니다. 실험마다 다른 연구 결과가 나오니 연구자들은 대체 무엇이 문제일까 머리를 싸매다가 중요한 공통점을 하나 발견합니다. 바로 '식사의 규칙성'입니다.

규칙적인 식사의 선순환

규칙성은 식사를 일정한 시간에 먹는 것을 의미합니다. 더 넓은 의미로는 일정한 시간에, 일정한 양을 먹는 것을 말합니다. 끼니 수는 크게 상관이 없습니다. 이러한 식사 규칙성은 여러 방면으로 신체 대사와 식욕에 큰 안정감을 줍니다.

위에서는 식사 시간이 되면 식욕을 증가시키는 호르몬 '그렐린(ghrelin)'이 분비되어 위장 운동을 촉진하고, 위산 분비를 자극해 음식을 맞을 준비를 합니다. 이때 제시간에 식사하면 그렐린 분비는 자연스럽게 점차 줄어듭니다. 음식을 먹기 시작하면 식욕을 줄여주는 렙틴과 포만감을 주는 각종 위장관 호르몬들이 나오고, 우리는 배부름을 느끼면서 식사를 마칠 수 있습니다.

그런데 식사할 때가 지났는데도 음식이 들어오지 않는다면 어떻게 될까요? 그렐린이 치솟아 식욕을 더욱 증가시켜 고칼로리 음식만을 찾게 됩니다. 결국 우리 몸에 필요한 양보다 음식을 더 많이 먹는 일이 자주 반복되면서 식욕과 포만감 신호의 균형이 무너지게 되죠. 칼로리 대비 영양소 부족으로 영양 결핍이 생기기도 합니다. 그러면 식욕은 더욱 증가해 체중 증가의 길로 들어서게 됩니다.

우리 몸은 배고픔과 에너지 결핍에 정말 민감합니다. 체중이 줄어도, 에너지 섭취가 줄어도, 음식이 제때 들어오지 않아도, 살기 위해 몸을 조절합니다. 생존 본능이죠. 그 속에서 규칙성은 그 자체만으로 우리 몸을 안심시키는 역할을 합니다.

규칙적인 식사는 에너지 대사 또한 활발하게 자극합니다. 우리 몸은 음식을 소화시키는 과정에서도 칼로리를 소모하는데, 이것을 식이성 발열 효과(TEF, Thermic Effect of Food) 또는 식이 유도 열발생(DIT, Dietary Induced Thermogenesis)이라고 합니다. 이 효과는 인체의 하루 대사량 중 평균 10%가량을 차지하는데 규칙적으로 먹을 때 증가하는 경향을 보입니다. 또 혈당을 낮추고 포만감을 자극하는 GLP-1(Glucagon Like Peptide-1, 글루카곤 유사 펩타이드-1)이나 배부름을 느끼게 하는 PYY(펩타이드 YY) 같은 호르몬의 분비도 함께 늘어나게 됩니다.

규칙적인 식사 습관은 이렇게 식욕과 대사에 영향을 미쳐서 선순환을 유발합니다. 규칙적인 식사를 하는 사람들은 불필요한 간식 섭취가 적고, 채소, 과일, 생선과 같은 신선한 식품을 더 많이 먹는 경향을 보입니다. 이런 식습관 덕분에 적절한 영양 섭취가 이루어지면 내장지방이 줄어들고, 식욕은 더 안정되며 고혈압이나 당뇨병 같은 성인병의 위험도 낮아집니다. 그래서 같은 칼로리를 먹어도 불규칙하게 한 번에 몰아서 먹는 것보다 규칙적으로 배분해서 먹을 때 감량 효과가 좋습니다. 한국인을 대상으로 한 연구에서는 세끼를 규칙적으로 먹었을 때 불규칙한 식사를 한 사람들보다 조금 더 많은 칼로리를 먹었음에도 체중 감량 효과가 더 크기도 했습니다.

아침 식사는 왜 중요할까?

규칙적인 식습관 중에서도 특히 저는 아침 식사를 강조합니다. 물론 아침을 먹는다고 해서 바로 체중 감량이 되는 것은 아닙니다. 하지만 많은 연구를 종합해보면 하루 전체 섭취량이 똑같을 때 세

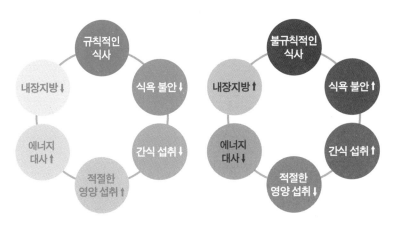

[2-1] 규칙적인 식사의 선순환 고리

끼 중 아침에 가장 많은 양을 먹는 경우가 체중 감량에 유리했습니다. 또 감량에 성공한 후 5년가량 체중을 유지한 사람의 대다수는 아침 식사를 먹는 습관을 가지고 있었습니다.

반대로 저녁에 너무 많이 먹어 고민이라는 분들은 아침을 거르는 경우가 많습니다. 활동 시간에 제대로 먹지 않고 움직이다가 저녁 식사를 하면 어떻게 될까요? 하루 종일 에너지와 영양 공급이 부족한 상태이기 때문에 저녁이 될수록 식욕이 매우 높아지게 됩니다. 이럴 때는 나도 모르게 과식하거나 기름지고 자극적인 음식으로 배를 채우기 쉽습니다.

이것은 의지의 문제가 아닌 생리적으로 당연한 결과입니다. 활동 시 에너지를 잘 공급해주는 것이 우리 몸에 편안함을 주고, 식욕과 대사를 안정화하는 유일한 방법입니다. 생활 패턴이 남들과 다르다면 꼭 아침 시간이 아니더라도 일과를 시작할 때 '첫 끼니'를 제대로 챙기는 것이 중요합니다.

또 아침 식사를 먹고 야간에 위장을 쉬게 하는 것은 우리 몸의 '일주기 리듬(circadian rhythm)'과도 연관됩니다. 모든 생명체는 약 24시간 주기로 반복되는 생체 시계를 갖고 있습니다. 이는 뇌뿐 아니라 모든 장기에 존재하며 체온, 기초대사량, 포만감, 수면, 혈당 등 다양한 신체 대사를 조절합니다. 특히 빛과 어둠에 영향을 받기 때문에 해가 떠 있는 낮 시간에 최대한 규칙적으로 식사를 하고, 어두운 밤에는 쉬는 것이 신체에 가장 자연스러운 식사 패턴입니다. 이 리듬이 제대로 작동하지 않으면 비만과 당뇨병을 비롯해 각종 대사 질환의 위험이 높아질 수 있습니다.

아침 식사를 강조하는 또 다른 이유 중 하나는 '내가 선택할 수 있는 끼니'이기 때문입니다. 특히 점심, 저녁 식사를 주로 밖에서 해결하는 직장인들은 더더욱 아침 식사가 중요합니다. 아침 식사야말로 내가 주도적으로 먹을 수 있는 유일한 끼니이기 때문입니다.

평소 두 끼만 먹는다면 점심, 저녁보다는 아침, 점심을 선택하는 편이 좋습니다. 아침부터 당분과 지방이 가득한 고칼로리 음식으로 배를 채우는 사람은 드물기 때문입니다. 채소와 단백질, 적당한 지방과 탄수화물로 균형 있게 아침 식사를 먹으면 활동 시 에너지 공급에 도움이 되고 안정된 식욕으로 하루를 보낼 수 있습니다.

실제로 평소 낮 시간에 제대로 된 식사를 하지 않다가 저녁 늦게

몰아 먹는 패턴을 가졌던 환자분이 계셨습니다. 이분은 아침과 점심 식사를 규칙적으로 먹기 시작하면서 저녁 폭식에서도 벗어나게 되었습니다. 심지어 식욕억제제 치료보다 규칙적인 식사가 더 효과적이었다는 이야기를 하시기도 했습니다. 식사의 규칙성은 이렇게 강력합니다.

똑똑하게 활용하는 간식

만약 바쁜 일정으로 식사 시간이 불규칙하다면 간식을 활용하는 것도 좋은 방법입니다. 낮 시간에 식사와 식사 간격이 6~8시간 이상일 때, 허기에 민감한 사람은 다음 끼니에 필요 이상으로 많이 먹기 쉽습니다. 그럴 땐 자신의 식사 패턴과 식욕을 잘 확인해보고 중간에 약간의 간식으로 허기를 달래주는 것도 좋습니다. 간식과 식사의 텀은 약 서너 시간이 좋고 너무 달거나 기름지지 않은 담백한 음식을 먹습니다.

예를 들어, 오후 12시에 점심을 먹고 저녁을 8시 이후에 먹게 될 경우, 오후 4~5시경에 간식을 먹어주면 늦은 시간의 과식을 방지할 수 있습니다. 간식으로는 과자보다는 두유나 우유, 견과류, 요거트, 과일, 채소와 같이 영양가 있는 식품을 추천하며, 다음 끼니에 방해가 되지 않을 정도의 한 주먹 분량이 좋습니다.

성장기가 끝났고 평소 한 끼 식사를 든든히 할 수 있는 위장을 가진 성인에게는 간식이 꼭 필요하지 않습니다. 특히 심심할 때 혹은 습관적으로 간식을 먹는 것은 불필요하죠. 하지만 식사 간격이 너무 벌어질 때, 끼니를 제대로 챙기지 못했을 때, 영양 보충과 식욕 조절을 위해 간식을 먹어주면 큰 도움이 될 수 있습니다.

적게 먹는 것보다 더 중요한 것

2022년 국민건강영양조사에 따르면 전 국민이 먹는 하루 평균 칼로리는 10년 전에 비해 약 200~300kcal가 감소했습니다. 밥 한 공기가량이 줄어든 셈이죠. 전 국민의 3분의 1이 아침 식사를 굶습니다. 게다가 최근에는 간헐적 단식 등의 열풍으로 16~18시간의 단식을 시행하거나 심지어 2~3일간 단식을 시도하는 식사법까지 등장하기도 했습니다.

이렇게 점점 덜 먹고 일부러 굶기까지 하는 사회지만 비만 정복은 도리어 멀어지고 있는 것을 보면 틀림없이 무작정 덜 먹는 것이 해결책은 아닌 것 같습니다. 식단에 대한 고민 이전에 본인의 생활 패턴에 맞춰 규칙적으로 식사하면서 몸과 식욕을 안심시키는 연습을 먼저 해보면 어떨까요?

[2-2] 에너지 섭취량 및 급원별 에너지 섭취분율 추이

남자(표준화율)

단백질 ▨ 지방 ▨ 탄수화물

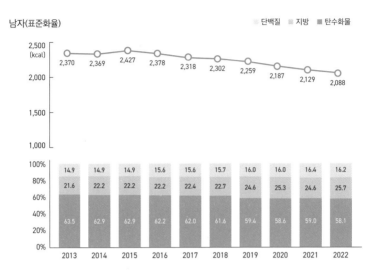

여자(표준화율)

단백질 ▨ 지방 ▨ 탄수화물

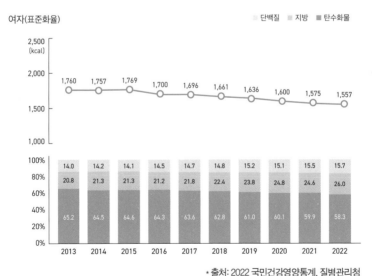

＊ 출처: 2022 국민건강영양통계, 질병관리청

간헐적 단식은
효과가 있을까?

간헐적 단식이란, 정해진 시간 동안만 음식을 먹고 그 외의 시간은 단식을 하는 방법입니다. 여러 가지 종류가 있는데 격일제 단식(하루는 평범하게 먹고 하루는 굶기), 변형된 격일제 단식(하루는 평범하게 먹고 하루는 500kcal 이하로 먹기), 시간 제한 식사(매일 8~12시간 이상 공복을 유지하고 그 외의 시간에만 먹기), 5:2 식사(일주일 중에 5일은 자유롭게 식사, 2일은 평소의 4분의 1칼로리만 먹기) 등이 있습니다.

지금까지 시행된 간헐적 단식 연구들은 일부 과체중과 비만 인구에서 체중 감량에 도움이 되기도 했습니다. 하지만 대부분은 근감소를 동반하며, 연구 결과도 일관되지 않았습니다. 또 1년간 중도 포기율이 27% 가량이며 대부분은 감량한 체중을 6~12개월 이상 유지하지 못했습니다.

또한 전체 섭취 칼로리 양을 줄이지 않고 먹는 시간만 조절한 경우 체중 감량 효과가 없었고, 칼로리를 줄인 간헐적 단식은 일반적인 칼로리 제한 다이어트와 효과가 비슷했습니다. 이런 결과를 바탕으로 2022년 대한비만학회, 대한당뇨병학회, 대한고혈압학회에서는 간헐적 단식에 대한 권고를 유보했습니다.

그럼에도 끊임없이 많이 먹기 쉬운 현대인들에게 간헐적 단식은 아주 매력적인 식사법처럼 보입니다. 간헐적 단식으로 체중 감량에 성공하고 싶다면, 다음과 같은 몇 가지 전제 조건을 반드시 지켜야 합니다.

첫째, 단순히 먹는 시간만 제한해서는 안 되고 하루에 먹는 총 칼로리가 줄어야 합니다. 둘째, 어떤 종류의 간헐적 단식이든 질 좋은 식사가 담보되어야 하고, 반동성으로 과식을 해서는 안 됩니다. 셋째, 대부분의 연구에서 체중 감량과 함께 근손실이 발생한 만큼 평소 근육량이 충분하며, 근력운동을 꾸준히 할 수 있는 사람에게만 안전하게 권장할 수 있습니다. 이런 조건에 해당하지 않는다면 무리한 단식은 시도하지 않는 것이 좋습니다.

저는 꼭 간헐적 단식이 아니더라도 일정 시간, 특히 수면 시간에는 위장에 휴식을 주는 것을 추천합니다. 잠들기 최소 2~4시간 전부터는 음식 섭취를 자제하는 것이죠. 사실 저녁 식사 이후 야식이나 간식 섭취만 하지 않는다면 아침까지는 저절로 10~12시간 공복이 유지됩니다. 간헐적 단식을 하겠다고 주린 배를 붙잡고 시계를 쳐다보느라 힘들었다면, 저녁 식사 이후 야식을 먹지 않고 제시간에 잠들기, 저녁 식사를 이른 시간에 든든하게 마치기 등으로 바꿔보면 어떨까요? 우리 몸의 리듬과 생활 패턴에 맞추어 위장에 휴식을 주는 것은 거창하게 간헐적 단식이라는 말을 붙이지 않아도 꼭 필요한 일입니다.

저절로 절반을 덜 먹게 된 비결

"10분? 15분? 그 시간에 네 공기는 먹는 것 같아요."

젊은 나이에 고혈압과 당뇨병을 진단받은 환자분의 이야기에 깜짝 놀랐던 적이 있습니다. 워낙 체격이 좋아 밥 두 공기 정도는 거뜬하겠다고 생각했지만 네 공기라니, 그것도 그 짧은 시간 안에 말이죠. 거의 씹지 않고 삼켜야 가능한 수준입니다.

여러분은 평소 식사하는 데 시간이 어느 정도 걸리시나요? 저도 과거에는 제대로 음식을 씹고 넘긴 기억이 별로 없습니다. 특히 수련 기간 동안에는 급한 연락이 올까 봐 틈나는 대로 음식을 입에 쓸어 넣다시피 했습니다. 식사에 5분이 채 안 걸릴 때도 있었죠. 그렇게 먹고 나면 처음에는 속이 마구 불편하다가 금방 또 허기가 몰려오고 하루 종일 끊임없이 간식을 찾게 되었습니다.

전공의 생활이 끝난 후에도 그런 습관이 이어져 서툰 육아와 바쁜 업무를 병행하면서 항상 누가 쫓아오는 것처럼 허겁지겁 먹게 되더군요. 비단 저뿐만이 아니라 워낙 바쁘고 피곤한 사회이다 보니 많은 분들이 사정은 비슷한 것 같습니다.

보통 직장인들의 점심시간은 빠듯합니다. 10~15분 내외로 식사를 마치면 남은 시간에 쪽잠을 자거나 개인 업무를 보거나 커피 한 잔을 합니다. 모두가 그렇게 빨리 먹으니 나만 느긋하게 먹고 있을 수도 없고요. 무엇이든 빨리빨리 하는 한국인의 습관이 식탁에서도 여실히 드러납니다. 그런데 바로 이런 식사 습관이 우리가 적당히 먹지 못하는 원인 중 하나입니다.

천천히 먹으면서 제대로 씹는 것은 소화뿐 아니라 식욕과 음식 섭취량 모두에 영향을 줍니다. 비만인들은 대체로 씹는 횟수가 적고, 식사 속도가 빠릅니다. 그래서 같은 시간 내에도 더 많은 양을 먹습니다. 또 덜 씹어도 되는 부드러운 음식을 선호하는 경향도 있습니다. 흔히 살찌기 쉽다고 여기는 햄버거, 케이크 같은 음식들은 높은 열량도 문제지만 부드러운 식감 때문에 후루룩 빠르게 먹는 경우가 많습니다.

비만이 심해질수록 포만감에 대한 감각 이상도 함께 동반됩니다. 그래서 한번 먹기 시작하면 포만감이 잘 느껴지지 않아 식사를 제때 중단하기 어렵고 식욕과 포만감의 균형이 깨지는 상태가 됩니다. 이때 꼭꼭 씹어 천천히 먹는 것은 포만감 신호를 정상화하는 데 도움이 될 수 있습니다. 천천히 씹어 먹으면 음식이 입안에 머무는 시간이 늘어나면서 미각과 포만감이 개선되기 때문이죠.

그래서 씹는 횟수를 두 배로 늘리면 식사 시간은 저절로 5분가량 늘어나고 숟가락질은 대여섯 번 줄어듭니다. 하지만 포만감은 급하게 빨리 먹었을 때와 같습니다. 즉, 꼭꼭 씹어 먹으면 저절로 천천히 먹게 되면서 더 적은 양을 먹어도 똑같이 배부름을 느낀다는 의미입니다.

또 씹는 행위는 잇몸 내에 존재하는 삼차신경을 통해 뇌에 포만감 신호를 자극합니다. 무엇보다 음식물이 위장관에 도달해서 소화가 될 때 나오는 여러 가지 호르몬들이 뇌에 도달하기까지는 최소 15~20분이 걸립니다. 천천히 먹어야 이 신호들이 뇌로 잘 전달될 시간이 확보되고, 포만감을 느끼기 쉬워집니다.

뿐만 아니라 씹기는 에너지를 소모하는 갈색지방에서의 열 생산을 자극하고, 위장의 혈액 공급을 늘려 소화 효율도 높입니다. "20대 이후로는 나이만큼 씹어라."라는 말이 있을 정도로, 씹기는 단순하고 사소해 보이지만 아주 중요한 기본 식습관입니다.

먼저 혼자 식사하거나 편한 자리에서부터 꼭꼭 씹는 연습을 해보세요. 얼마나 씹어야 하냐고요? 최소 20~30번을 권장하지만 횟수를 세는 것은 현실적으로 어렵습니다. 그럴 땐 음식을 삼키기 전에 질감을 느껴보세요. 적절하게 부드러운 죽 같은지, 크게 덩어리진 음식이 남아 있는지 한번 확인해보세요. 오늘부터 다시 어린아이로 돌아가 꼭꼭 씹는 연습을 하다 보면 평소보다 더 만족스러운 식사를 할 수 있을 겁니다.

15분 만에 네 공기를 드신다는 환자분과 이런 이야기를 나누고 몇 달 후 다시 만났습니다.

"와, 정말 천천히 꼭꼭 씹어서 먹기만 했는데, 이제 한두 공기 먹으면 배가 부르더라고요."

그분은 정말 놀랍게도 꼭꼭 씹는 것만으로 식사량이 정상화되고 있었습니다. 일부러 덜 먹으려고 노력하지 않는데도 말이죠. 우

[2-3] 꼭꼭 씹어 먹을 때의 효과

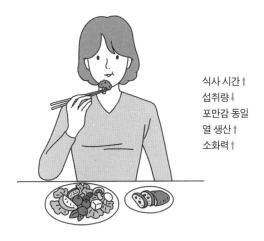

식사 시간↑
섭취량↓
포만감 동일
열 생산↑
소화력↑

리에게 필요한 것은 억지로 참고 견디는 다이어트가 아니라 이렇게 적당히 먹는 습관을 내 것으로 만드는 것뿐입니다.

무심코 눌러온 체중 적립 버튼

제가 전공의 시절 만났던 교수님 중에 특별한 자기소개를 시키는 분이 계셨습니다. 바로 자기가 할 수 있는 요리 한 가지의 레시피를 설명하는 것이었죠. 라면이라도 괜찮으니 본인이 처음부터 끝까지 요리 과정을 상세하게 설명해야 했습니다. 처음에는 '뭐야, 무슨 이런 괴짜 같은 분이 계셔?'라고 생각했지만 교수님이 덧붙이신 말씀은 이내 깊은 울림으로 다가왔습니다. "사람이 살면서 자기가 먹을 밥 정도는 스스로 차릴 줄 알아야 한다."

여러분은 직접 요리를 하시나요? 우리는 직접 요리를 하거나 다른 누군가가 해주는 요리를 먹어야만 살아갈 수 있습니다. 요리는 어찌 보면 생존을 위한 필수 능력이죠. 하지만 우리는 너무 바쁩니다. 다이어트를 할 때도 닭가슴살을 직접 삶기보다는 냉동실 가득 닭가슴살 완제품을 쟁여두는 게 익숙하죠. 퇴근 후에는 밥할 기력이 없다며 배달이나 외식으로 때우는 일도 많습니다. 특히 부모님 품을 떠나 자취라도 시작하면 인스턴트로 해결하는 경우도 허다합니다. 그렇게 현대인들은 직접 요리하는 일과는 점점 멀어집니다.

한국인들의 식사 현황을 보면 하루 1회 이상 외식하는 비중은 30%에 가깝고, 포장이나 배달 음식, 밀키트와 같은 편의 식사를 하루에 한 번 이상 이용하는 사람도 40%가량 됩니다. 자는 시간까지 줄이며 사는 바쁜 현대인에게 식사를 직접 준비하고 설거지까지 하는 일련의 과정은 사치스럽게 느껴지기도 합니다. 이러다 보니 식탁은 자연스럽게 수많은 '초가공식품'으로 채워지게 되죠.

편리함과 맞바꾼 체중

일반적인 '가공식품'은 식품의 보관이나 섭취를 쉽게 하기 위해 간단한 처리를 거칩니다. 씻은 채소, 손질된 고기와 생선, 살균된 우유, 우유를 발효시킨 요거트와 치즈 등이 대표적이죠. 가공식품에서

돼지고기 단순 가공 베이컨	초가공식품 베이컨
원재료 및 함량	
돼지삼겹살(93.82%), 천일염, 월계수잎, 흑후추, 머스터드씨앗, 바질잎, 펜넬씨앗… * 원재료에 기재된 것들은 모두 단독으로 요리에 사용할 수 있는 식재료들이다.	돼지고기 92.38%, 정제수, 정제소금, 설탕, 기타가공품, 복합조미식품, 향미증진제, 발색제, 혼합제제(폴리인산나트륨, 피로인산나트륨), 트랜스글루타미나아제, 홍국색소 * 돼지고기에 다양한 보존제, 향미증진제, 색소 등의 첨가물이 혼합되어 있다.

더 나아간 '초가공식품(Ultra-processed foods)'이란 더욱 산업화된 형태로 대부분 바로 섭취하거나 간단한 조리만으로 먹을 수 있는 음식들을 말합니다.

초가공식품에는 보통 다섯 가지 이상의 성분이 들어 있고 맛과 보존성을 높이기 위해 흔히 설탕과 지방을 첨가합니다. 다양한 추가 성분들은 단독으로는 음식 조리에 사용하거나 따로 먹을 수 없는 각종 색소나 향료, 감미료, 유화제와 같은 것들입니다. 그래서 식품 뒷면의 원재료명에 정체를 알 수 없는 어려운 단어가 많으면 초가공식품일 가능성이 큽니다.

예를 들어, 베이컨은 원래 돼지고기를 소금에 절이고 훈제해 보존성을 높인 '가공식품'입니다. 여기에 각종 발색제, 보존제, 향미증진제, 색소 등을 더해 맛과 상품성을 높인 것이 우리가 흔히 마트에서 살 수 있는 '초가공식품 베이컨'입니다.

이렇게 초가공식품이 만들어지는 이유는 저렴한 재료들로 매력적인 맛을 낼 수 있고, 대량 생산이 가능하며, 장기간 보관과 유통이 쉽기 때문입니다. 한마디로 싸고 편리합니다. 물론 이런 초가공식품들은 때로 우리에게 아주 소중한 식량이 됩니다.

몇 년 전 탄광이 무너지는 사고가 발생했을 때 믹스커피 덕분에 살아 돌아온 분들이 계셨죠. 믹스커피는 대표적인 초가공식품이지만 그게 없었다면 아마 조난자들의 생명은 위험했을 것입니다. 또 고형 음식물 섭취가 불가능한 분들은 액상형 환자식으로 영양 공급을 받습니다. 여기에도 보관과 유통을 위해 여러 가지 첨가물이 포함됩니다. 이런 환자 가공식을 초가공식품이라며 먹지 않는다면 환자들에게 금방 영양실조가 오겠죠.

이처럼 초가공식품은 일반 음식물 섭취가 어려운 몸 상태거나 식재료를 구할 수 없는 상황, 냉장고가 없어 식품의 장기 보관이 어렵거나 조리가 힘든 환경에서 거의 생명줄에 가깝습니다. 현대인들에게 다양한 편의와 유익을 제공해주기도 하는 것이죠.

하지만 불가피한 경우도 아닌데 편의성만 고려해 초가공식품들로만 식탁을 채우면 영양 섭취가 불균형해집니다. 초가공식품을 많이 먹을수록 같은 양을 먹어도 칼로리, 당류, 지방, 포화지방, 나트륨 섭취량이 증가합니다. 반면 단백질, 식이섬유, 비타민, 미네랄 섭취는 감소하는 경향이 있습니다.

초가공식품의 달고 기름진 맛도 문제입니다. 이런 맛은 식욕을 자극하고 과식을 유도합니다. 많은 식품 회사가 판매를 높이기 위해 점점 더 자극적인 음식을 만드는 이유이기도 합니다. 이런 음식들을 많이 먹을수록 입맛은 변하게 됩니다. 결국 초가공식품의 다량 섭취는 칼로리, 지방, 당류 섭취를 늘려 체중 증가로 이어질 수 있습니다.

연구에 따르면 초가공식품 섭취가 10% 늘어날 때마다 과체중, 비만, 복부비만의 위험은 5~7%씩 증가합니다. 또 다른 연구에 따르면 초가공식품의 섭취는 과체중이나 비만, 허리둘레 증가의 위험이 39%가량 높아지는 것과도 연관이 있습니다. 이 외에 여러 가지 만성 염증 물질들의 증가와 일부 암, 당뇨병, 심혈관질환 등의 발생 또한 초가공식품 섭취와 관련이 있다는 다양한 연구 결과가 존재합니다. 이 때문에 특별히 음식을 가려 먹지 않는 저도 되도록 지키려는 식사 원칙 중 하나가 초가공식품을 줄이는 것입니다.

집밥을 먹을 결심

초가공식품 시대에서 어렵더라도 나 자신과 가족을 위해 할 수 있는 일이 바로 집밥입니다. 간단하게라도 직접 장을 보고 식재료를 손질하고 요리를 할 줄 아는 능력은 결국 장기적으로 건강한 영양 섭취의 기반이 됩니다. 우리가 건강을 위해 따로 운동할 시간을 내는 것처럼, 식사에도 일정한 시간과 노력을 투자해야만 합니다.

실제로 요리를 직접 해보면 우리가 먹어왔던 음식들에 얼마나 많은 기름과 당류, 갖은 양념이 불필요하게 범벅돼 있는지 눈으로 확인할 수 있습니다. 반면 집밥을 먹다 보면 자연스럽게 식재료 본연의 맛과 친해지면서 초가공식품의 자극적인 맛에서 조금씩 멀어집니다. 그래서 집밥은 입맛이 담백하게 변하는 데 도움이 됩니다.

이렇게 입맛이 바뀌는 것은 체중계의 눈금이 당장 1~2kg 변하는 것보다 더 중요한 근본적인 변화입니다. 믿기지 않겠지만, 나중에는 자극적인 음식들을 일부러 참지 않아도 그 맛이 부담스럽고 만족스럽지 못해서 자연스럽게 멀어집니다. 동시에 영양제로는 충족시킬 수 없는 다양한 영양소와 항산화 물질, 우리 몸의 면역 체계를 이끄는 장내 미생물의 좋은 먹이가 되는 성분, 흔히 건강하다고 알려진 음식들은 자연스럽게 더 많이 먹게 됩니다.

집밥이라고 해서 처음부터 멋들어진 한 상을 차려야 한다는 부담에서는 벗어납시다. 매끼 집에서 먹는 것은 어렵더라도 아침이나 저녁 한 끼, 아니면 주말 한 끼라도 집에서 준비해봅시다. 혹시 요리에 관심이 전혀 없었다면 이 기회에 재료를 직접 사서 손질하고 먹어보는 간단한 것부터 시작해보면 좋겠습니다. 잘 익은 오이나 당근을 씻고 썰어서 오독오독 씹어보세요. 어디에서도 느낄 수 없는 채소 특유의 달큼함, 고소함, 시원함과 땅의 기운이 입안에 퍼지는 것을 느낄 수 있을 겁니다.

혹여 초가공식품을 먹더라도 집에서 조금씩 작은 변화를 시도할 수 있습니다. 라면에 콩나물이나 대파, 달걀을 추가하거나 치킨 배달을 기다리는 동안 양배추를 썰어 샐러드를 준비해보세요. 작은 수고로 영양가를 끌어 올리고 더욱 균형 잡힌 식사를 할 수 있습니다. 하다 보면 나만의 요령이 생겨서 속도도 점점 빨라지고 영양가 있는 식사가 주는 만족감에 점점 더 집밥과 친해질 수 있을 겁니다.

어떤가요? 집밥을 먹을 결심, 조금은 해볼 수 있을까요? 집밥이 더 이상 귀찮고 버거운 존재가 아니라, 나를 돌보는 소중한 일이라는 자부심을 가져봅시다. 혹시 평소 다른 가족이 해주는 집밥을 먹고 있다면 그건 정말 큰 축복입니다. 오늘도 손수 만든 요리로 우리의 몸을 지켜주는 모든 분들께 감사합시다.

To. 닥터스윗비 선생님

예전에는 음식의 맛을 느끼면서 먹어본 적이 별로 없었어요. TV를 보면서 생각 없이 먹고 빠르게 위장을 채우기만 하면 됐거든요. 그렇게 음식을 해치우고 나면 많이 먹었다는 죄책감과 불편감이 몰려오고요.

그런데 선생님과 식사 연습을 한 뒤로 오감을 이용해서 식사를 하다 보니 영상 없이 밥을 먹어도 어색하지 않고, 맛을 더 즐길 수 있게 되었어요. 적당히 배부를 때 수저를 내려놓는 것도 수월해졌고요. 또 허기와 상관없이 음식을 찾을 때도 내가 왜 먹는지 한 번씩 생각해보게 되었어요. 다들 덜 먹으라고만 해서 음식을 먹을 때 불편한 기분이었는데, 이렇게 배고프지 않은 채 체지방만 쏙 빠진 것도 처음이에요. 선생님과 함께 점점 더 건강하게 식사를 즐길 수 있게 된 것 같아 감사해요.

(ID: J***y님)

먹는 걸 좋아한다는 착각, 감정 식사

혹시 여러분은 자신만의 '소울푸드'가 있나요? 소울푸드란 영혼의 음식이라고 할 만큼 깊은 추억이 담겨 있거나 좋아해서 자주 먹는 음식이지요. 저의 소울푸드는 감자탕입니다. 어린 시절 엄마가 직접 만드신 감자탕을 버너에 올려 식탁 가운데 두고 온 가족이 둘러앉아 지글지글 끓여가며 먹었죠. 커다란 냄비가 주는 든든함, 그 속에 담긴 고소한 들깨와 깻잎, 부드러운 우거지의 맛도 훌륭했거니와 뼈 사이사이에 붙은 살코기를 발라 먹는 재미도 있었고요. 무엇보다 식탁에 퍼지던 그 온기가 행복한 기억으로 남아 있습니다. 그래서인지 지금도 가끔 기운이 없거나 지쳤을 때 감자탕이나 뼈해장국 한 그릇을 찾게 됩니다. 그럼 뭔가 모를 든든함이 생기고 힘이 나기도 해요.

우리는 기쁠 때는 케이크를, 아프거나 힘들 때는 따뜻한 죽을 먹습니다. 우울하고 힘든 일이 있을 때 위로가 될 만한 음식을 찾기도 하지요. 음식은 영양소와 칼로리의 공급원일 뿐 아니라 이처럼 삶을 다채롭게 해주는 하나의 문화이자 사회적 도구입니다. 그렇기에 감정이 음식 선택에 영향을 미치는 것은 자연스러운 일입니다. 이렇게 감정과 연관된 식사를 '감정 식사(emotional eating)'라고 합니다. 어느 누구에게나 있을 수 있고 어느 정도는 자연스러운 일이죠.

음식으로 해소하는 감정

하지만 요즘은 음식이 감정을 해소하는 수단으로 너무 자주 쓰입니다. 술, 담배 같은 말초적인 쾌락의 일종으로 전락한 것만 같습니다. 심심함을 달래려고 배가 고프지도 않은데 음식을 먹거나, 따분한 오후 시간을 버티려고 다디단 커피와 간식을 먹거나, 화가 나고 스트레스를 받는다는 이유로 맵고 짜고 기름진 것을 찾는 행동들 말이죠. 가끔은 그럴 수도 있겠죠. 하지만 빈번하게, 일상적으로 그런다면 어떻게 될까요?

이렇게 감정에 따라 음식을 찾는 행동들이 잦아지고 습관이 될수록 포만감과 만족감을 느끼는 신호가 무너져 어떤 감정이 들든 자꾸 먹는 행동으로 연결합니다. 칼로리는 넘치지만 영양가는 모자란 식사를 하기 쉬워집니다. 스트레스를 풀기 위해 야식을 먹는 습관이 계속되면, 심한 경우 야식을 먹지 않으면 잠이 오지 않을 정도로 생체 리듬이 망가지기도 합니다.

실제로 여러 관찰 연구 결과를 보면 감정 식사의 빈도가 잦을수록 장기적으로 체질량지수와 허리둘레가 증가합니다. 당뇨병과 심장병의 위험도 높아지는 경향을 보였습니다. 그 이유는 우리가 감정적으로 먹을 때 선택하는 음식의 종류와 빈도 때문입니다.

약 3만여 명의 사람들을 대상으로 추적 관찰한 결과 우울, 불안, 외로움과 같은 감정을 느낄 때는 달고 기름지고 짜면서 칼로리가 높은 음식을 찾는 경향을 보였습니다. 또 배고프지 않은데도 간식을 먹는 빈도도 늘어났고요. 결국 총 칼로리 섭취량과 함께 체중도 증가했습니다.

사람들이 음식으로 감정을 해소하는 이유는 간단합니다. 빠르고 쉽기 때문이죠. 수십 년 전만 해도 과자나 음료수는 매일 먹기 어려운 음식이었습니다. 하지만 요즘은 자극적인 음식을 구하는 데 큰 노력이나 비용이 들지 않습니다. 오히려 신선한 채소에 비해 훨씬 저렴하죠. 배달 음식과 편의점 간식도 접하기 쉬워졌습니다. 이런 음식들은 처음에는 뇌의 보상 회로를 빠르게 자극합니다. 하지만 이 자극이 반복될수록 점점 무뎌져 나중에는 더 자극적인 음식을 찾거나 더 많은 양을 먹게 됩니다.

정말 그 음식을 사랑하나요?

이런 상황에서 가장 큰 문제는 자신이 '먹는 것을 좋아한다'고 착각하는 것입니다. 적당히 먹는 습관을 만들면 삶의 낙이 사라진다고 슬퍼하죠. 하지만 진짜 음식을 좋아한다면 말이죠, 단 한입을 먹더라도 맛을 온전히 음미하기 위해 노력할 것입니다. 생각 없이 해치우거나 양으로 승부하는 것이 아니라요. 케이크를 한 판 다 먹어야만 케이크를 사랑하는 건 아니니까요. 자고 있어야 할 늦은 밤에 야식을 먹어야만 행복감을 느낄 수 있는 것도 아니고요. 혹시라도 음식 자체가 아닌 먹는 행위에서 쾌감을 느끼고 있는 건 아닌지 돌아볼 필요가 있습니다.

감정적인 식사의 또 다른 문제점은 반복될수록 어느 순간 자신의 모습을 부정적으로 생각하게 된다는 것입니다. 맛있는 음식을 즐겁게 먹고 '아, 맛있어서 기분이 좀 나아졌어!'와 같이 생각하기보다 '아, 짜증 난다고 또 단걸 먹어버렸네. 진짜 왜 이러지?'처럼 자기 비하적 사고나 자책을 하기도 합니다. 이러한 사고는 반복될수록 왜곡된 신체 인식에도 영향을 미쳐 자신의 몸을 실제보다 더 뚱뚱하다고 생각하게 만들기도 쉽습니다. 또는 과도한 죄책감에 휩싸여 다음 끼니를 굶거나 채소만 먹는 등 체벌적인 식사를 하기도 합니다. 그러다 보면 결국 식사와 불편한 관계가 됩니다.

감정 식사와 멀어지는 법

이런 감정 식사의 빈도가 잦다면, 어떻게 해결할 수 있을까요? 사실 감정이란 꽤나 복잡하고 다양하기 때문에 여기에는 아주 긴 설명이 필요합니다. 하지만 지금은 어떤 종류의 감정이든 기본 원칙은 같으므로 핵심만 다뤄보겠습니다.

첫 번째로 감정 식사에 대한 '인지'가 필요합니다. 이렇게 스스로 자기 상태에 대해 파악하는 것을 흔히 메타인지라고 하지요. 음식과 식욕 앞에서도 이러한 메타인지가 필요합니다. 내가 지금 배고프지 않은데도 먹고 싶은 것은 아닌지, 우울하거나 지친 기분을 음식으로 해결하려는 것은 아닌지, 따분한 오후를 음식으로 극복하려는 것은 아닌지 나의 감정과 상태를 먼저 인지해야 합니다.

두 번째로 자연스럽게 음식으로 향하는 손을 멈추고 생각해봅니다. '나는 지금 왜 먹고 싶은가?', '이 감정이 음식으로 해소될까?', '이 감정을 해소할 수 있는 다른 방법은 있을까?' 스스로에게 질문을 던져보고 대화해봅시다. 딱 1분이라도 좋습니다. 노트에 작게 메모를 해보는 것도 괜찮습니다.

마지막으로 감정을 다른 생각이나 행동으로 전환해봅니다. 예를 들어, 평소 음식에 대해 억눌린 감정이 있으면 절제가 어려운 순간이 반드시 찾아옵니다. 좋아하던 떡볶이를 살찌는 음식이라며 의식적으로 피해오던 경우죠. 음식에 대한 자기 결정권이 사라지고 바깥에서 들어온 규율에 좌지우지될 때, 스트레스 상황 같은 촉발 요소가 생기면 참아왔던 욕망이 폭발할 때가 있습니다. 이때 생각이나 행동의 전환을 해볼 수 있죠.

'지금 스트레스를 받다 보니 밥을 먹고 배부른데도 그동안 참아왔던 떡볶이가 먹고 싶은 것 같아(상태에 대한 인지). 배고프지도 않은데 홧김에 이걸 먹어버리면 왠지 또 후회할 것 같아(멈춘 후 생각).'

그리고 다음과 같이 생각을 전환해봅시다.

'이건 굳이 지금 먹지 않아도 원할 때 언제든 먹을 수 있는 음식이야. 나는 어떤 음식을 언제 먹을지 스스로 결정할 수 있어. 지금은 배고프지 않고 스트레스를 풀기 위해 이 음식을 먹어 치우지 않을 거야. 기분 좋게 다음 식사로 먹는 걸 택할래(음식에 대한 생각 전환).'

이렇게 스스로의 상태를 파악하고 생각을 바꿔보는 것만으로도 도움을 받을 수 있습니다.

또 나의 감정을 다른 행동으로 전환해볼 수도 있습니다. 피로를 산책이나 목욕으로 풀거나, 따분함을 좋아하는 음악 감상이나 취미에 몰입하는 것으로 해결할 수도 있습니다. 스트레스 해소를 위해 신나게 노래를 부르거나 좋아하는 사람들과 이야기를 나눌 수도 있습니다. 이렇게 평소에 나의 감정을 해소할 수 있는 다양한 수단을 만들어둔다면 감정적으로 휘둘리는 식사에서 나 자신을 지키는 데에 든든한 방어막이 될 것입니다.

나를 잘 돌보는 식사의 시작

이런 과정들이 처음에는 어색하고 쉽지 않을 수 있습니다. 보통은 별다른 고민이나 생각 없이 습관적으로 먹으니까요. 하지만 감정 식사가 잦다면 한 번쯤 내 상태를 점검하는 시간을 가져보길 적극 권장합니다.

나를 돌보는 일은 그 누구도 대신해줄 수 없습니다. 물론 이 세 단계를 거친 후에도 그 음식이 먹고 싶을 수 있습니다. 그리고 결국 음식을 먹는 것을 선택할 수도 있어요. 그렇다고 해서 이런 과정이 무의미하지는 않습니다. 내 상태를 점검하고 습관적으로 감정 식사를 이어가지 않았다는 것만으로도 의미가 있습니다.

'내가 여태까지 떡볶이를 억지로 참았더니 자꾸 더 먹고 싶구나. 내가 이런 스트레스에 취약하고, 이런 상황에서 달고 매운 음식에 끌리는구나.' 이렇게 나의 감정 상태, 음식에 대한 인식, 스트레스에 대한 반응을 관찰하며 나를 잘 돌봐주는 계기로 삼으면 됩니다.

이런 과정을 반복할수록 서서히 음식이 아닌 다른 방식으로 감정을 해소하는 시간이 늘어나게 될 것입니다. 음식이 단순히 감정 해소나 쾌락 추구 수단이 아니라, 우리 몸에 필요한 영양소를 공급하고 삶의 즐거움을 더해주는 고마운 존재로 자리 잡는 것이 나를 돌보는 식사, 지속 가능한 식습관의 시작입니다.

음식과 화해하기

혹시 샐러드, 닭가슴살, 초콜릿, 치킨과 같은 음식을 보면 어떤 생각이나 기분이 드나요? 다음 사연을 같이 읽어봅시다.

"저 사실 초콜릿 진짜 좋아하거든요. 근데 그건 먹으면 안 되잖아요. 혈당 오를까 봐 무섭기도 하고, 살찔까 봐 걱정도 돼서 웬만하면 참는 편이에요. 근데 가끔 못 참고 먹으면 제 자신이 한심해서 너무 괴로워요. 뭐라도 해야 할 것 같아서 공복에 운동도 하고요. 근데… 어제는 운동도 열심히 하고 샐러드만 먹었거든요. 그럼 한 번쯤은 먹어도 되지 않을까요? 아, 그래도 제가 잘 참고 절대 안 먹는 게 있어요. 밀가루 음식이요. 이건 완전 끊었어요. 밀가루는 진짜 최악이에요."

어떤가요? 혹시 나와 비슷한 부분은 없나요? 이 사연에는 현대인들이 갖는 음식과의 위험한 관계가 여러 가지 엿보입니다.

"저 사실 초콜릿 진짜 좋아하거든요. 근데 그건 먹으면 안 되잖아요.(이분법적 사고) 혈당 오를까 봐 무섭기도 하고, 살찔까 봐 걱정도 돼서 웬만하면 참는 편이에요.(두려움) 근데 가끔 못 참고 먹으면 제 자신이 한심해서 너무 괴로워요.(죄책감) 뭐라도 해야 할 것 같아서 공복에 운동도 하고요.(형벌 주기) 근데… 어제는 운동도 열심히 하고 샐러드만 먹었거든요. 그럼 한 번쯤은 먹어도 되지 않을까요?(조건부 보상) 아, 그래도 제가 잘 참고 절대 안 먹는 게 있어요. 밀가루 음식이요. 이건 완전 끊었어요. 밀가루는 진짜 최악이에요.(강박)"

이상한 다이어트 세계의 식습관
다이어트 세계에서는 이분법적 사고, 두려움, 죄책감, 형벌 주기, 조건부 보상, 강박과 같은 '이상한 식습관'들이 당연하게 여겨집니다. 몸매를 위해서 특정 음식을 절대 먹지 않고, 특별한 운동이나 식단 스케줄을 지켜야만 다른 음식을 허용하고, 그것을 지키지 못했을 때는 죄책감을 느끼면서 자신에게 벌을 줍니다. SNS에서는 '20kg 빼면서 절대 먹지 않은 것들', '주말에 치팅하고 먹는 식단', '죄책감 없는 속세 맛 레시피'처럼 이상 심리를 조장하는 다양한 콘텐츠들이 매일 쏟아져 나옵니다. 바디 프로필이나 다이어트, 피트니스 대회를 위해 극단적인 식이를 하는 모습들을 자랑스럽게 보여주기도 합니다.

이상한 다이어트 세계의 식습관

- 이분법적 사고: 음식을 살찌는 것, 살찌지 않는 것으로 나눈다.
- 형벌 주기: 음식을 먹으며 죄책감을 느끼고, 결과에 따라 스스로 벌을 준다.
- 조건부 보상: 특정 음식을 보상 형태로 허용한다.
- 강박: 특정 음식을 먹고 싶어도 절대 먹지 않는다.

이런 내용들은 정상적이고 건강한 식습관과는 거리가 있습니다. 이런 콘텐츠에 반복적으로 노출될수록 음식과의 불편한 감정이 무의식중에 자리하게 됩니다. 음식을 먹을 때 왜 죄책감을 느껴야 할까요? 먹으면 '회개 운동'을 해야 할 만큼 그게 나쁜 음식인가요? 샐러드는 벌을 받기 위해 억지로 먹어야 하는 음식일까요? 이 세상에 술, 담배, 마약처럼 뇌에 직접 작용해 기분과 행동의 변화를 일으

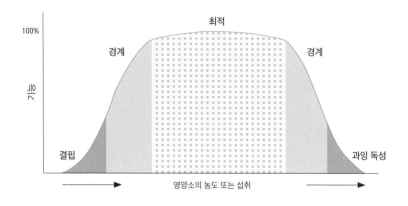

[2-5] 양양소 섭취 농도에 따른 조직의 생물학적 기능*

100%

최적

경계

경계

기능

결핍

과잉 독성

영양소의 농도 또는 섭취

키는 향정신성 물질을 제외하면 '끊어야 할' 음식은 없습니다. 다들 무서워하는 설탕조차 과하지 않다면 건강에 문제가 되지 않습니다.

극단적으로 과하거나 부족하지만 않으면 건강에 문제가 생기지 않는 것이 바로 영양이며 음식입니다. 우리는 음식을 통해 탄수화물, 단백질, 지방, 비타민, 미네랄과 같은 개별 영양소를 자연스럽게 종합적으로 섭취합니다. 다양한 식품을 골고루 먹는다면 영양소 섭취는 자연스럽게 균형을 이룹니다. 따라서 균형 잡힌 식사를 유지한다면 영양소의 결핍이나 과잉으로 건강에 문제가 일어날 가능성은 적습니다. 불균형한 식생활과 과도한 섭취가 건강에 해로울 뿐, 완전히 나쁜 음식이 존재하는 것은 아닙니다.

* Mertz W, *The essential trace elements*, Science, 1981 Sep 18, 213(4514):1332-8.

건강하고 자연스러운 식사

그렇다면 건강한 식습관이란 무엇일까요? 매일 샐러드만 먹어야 하는 걸까요? 이 질문에 대한 답을 하기 위해서는 식사의 존재 의의를 먼저 알아야 합니다. 식사는 크게 세 가지 기능을 합니다.

첫 번째는 영양학적 기능입니다. 우리 몸이 생존하기 위해 필요한 에너지와 다양한 영양분을 공급하죠.

두 번째는 사회적 기능입니다. 사람들과 연락할 때 흔히들 "밥 한번 먹자."고 말하죠. 또 함께 지내는 가족을 '같이 밥 먹는 입'이라는 뜻의 '식구(食口)'라고 부르기도 하며, 음식을 나눌 때 정(情)을 나눈다고도 합니다. 이렇게 식사는 사람들과 함께 시간을 보내고 마음을 나누는 소통의 매개체가 됩니다.

마지막으로 심리적 기능입니다. 앞서 음식을 지나치게 감정 해소나 쾌락의 수단으로만 사용하는 것을 경계하자고 했지만 감정과 식사를 완벽하게 분리하기는 어렵습니다. 제때에 만족스럽게 식사하고, 익숙하고 좋은 분위기에서 식사를 즐길 때 우리는 안정감과 행복감을 느낍니다. 안전하게 잘 살아간다는 느낌을 받기도 하지요. 음식 그 자체를 소중한 추억으로 남기기도 하고요.

다이어트를 하지 않고 건강과 체중을 지키는 사람들은 대개 이렇게 식사를 즐기고 있습니다. 하지만 식사에 다이어트가 끼어들면 이런 자연스러움이 사라지고 유지할 수 없는 이상한 다이어트 세계의 식습관을 가지게 되지요. 물론 음식을 선택할 때 건강에 대한 고려와 적당한 절제도 중요합니다. 하지만 강박적이면서 이분법적인 사고는 우리의 식탁과 건강을 해칩니다. 경계가 애매하다면 몇 가지 예시를 통해 건강한 식습관과 그렇지 못한 식습관의 차이를 알아봅시다.

건강하고 자연스러운 식습관 예시	건강하지 못한 다이어트 식습관 예시
가끔 퇴근 후에 친구들과 함께 치킨에 맥주를 먹는다. 지나친 과식이나 과음은 자주 하지 않는다.	퇴근 후에 친구들과 만나면 과식이나 과음을 한다. 다음 날 괴로워서 굶거나 샐러드만 먹는다.
좋아하는 채소를 즐겨 먹는다. 가끔 채소 없이 식사하면 아쉬울 순 있어도 마음이 불편해진다 않는다.	억지로 입맛에도 맞지 않는 샐러드만 먹는다. 식당 메뉴에 고칼로리 음식만 있으면 마음이 불편하다.
생일 파티에서 사람들과 어울리며 케이크를 먹는다. 케이크를 먹었다고 다음 날 단식을 하거나 죄책감을 느끼지 않는다.	살이 찔까 봐 모임에 준비된 디저트들은 입에도 대지 않는다. 그러면서 생각은 온통 디저트에 쏠려 있다.
가끔 음식이 너무 맛있으면 배가 불러도 조금 더 먹는다.	맛있어서 조금 더 먹고 나면 스스로 의지박약이라며 자책한다. 자책 후에는 포기하는 마음에 다음 끼니까지 과식해 버리기도 한다.
음식이 너무 맛있지만 다음을 기약하며 약간의 아쉬움과 함께 수저를 내려놓을 때도 있다.	정해진 양만 먹어야 해서 더 먹고 싶은 마음이 들어도 억지로 참으면서 식사를 끝낸다.
건강을 위해 균형 잡힌 식사를 하려고 노력한다.	계획된 운동 시간과 식단을 지키지 않으면 먹고 싶은 음식을 먹을 수 없다.

이 예시들은 제가 만난 분들의 사연을 각색한 것입니다. 혹시 너무 과장된 것 같다는 생각이 든다면, 다행히도 건강한 식습관을 가지고 계신 겁니다. 조금은 내 얘기 같다는 생각이 든다면, 앞으로라도 우리는 다른 식사를 해나가야 합니다.

우리는 음식을 선택할 때 단순 영양이나 칼로리 계산만 따르지 않습니다. 나의 기호와 음식에 대한 맥락, 누구와 어떤 식사 시간을 가지는지 등 다양한 사회적·문화적 요소가 함께 영향을 미칩니다. 이런 것을 고려하지 않고 외부의 기준에 따라 식사를 통제하기 시작하면 음식과의 관계가 뒤틀리게 됩니다. 게다가 평소 먹는 것을 즐기고 좋아했던 사람이라면 부작용은 더욱 커질 수밖에 없습니다.

잘못된 다이어트 정보들과 이상한 규칙들은 사회생활을 어렵게 만듭니다. 사람들과의 식사 자리가 항상 스트레스거든요. 또 반동성 폭식을 불러 다이어트는커녕 오히려 더 살찌는 습관을 만들기도 합니다. 반대로 건강에 위해를 끼치는 강박, 거식으로 이어져 병원에 입원할 만큼 영양실조에 빠지는 경우도 있습니다. 이런 사연들을 너무나도 많이 접하면서 저는 다른 그 어떤 정보보다 '건강한 식습관의 정립'이 건강과 체중을 위해 가장 먼저 선행되어야 한다는 것을 깊이 깨달았습니다.

혹시라도 반복되는 다이어트로 인해 음식과의 관계가 어딘가 불편해졌다면, 무엇보다 음식과의 편안한 관계를 회복하는 것이 먼저입니다. 한 끼를 먹어도 즐겁고 편안해야 합니다. 식사에서부터 만족감을 느껴야 합니다. 그래야 식욕이 안정되며 음식을 필요 이상으로 탐닉하는 시간이 줄어들게 됩니다. 만족과 감사함이 없는 식탁에서 접하는 다양한 정보는 체중 감량에 도움이 되지 않을뿐더러 괴로움만 늘릴 뿐입니다.

음식은 우리에게 소중한 에너지와 영양분을 제공합니다. 사람들과 즐거운 시간을 보내게 해주며 소중한 추억의 매개체가 되기도 합니다. 이러한 식탁 앞에서 우리는 칼로리 계산이나 다이어트가 아니라 감사와 만족의 마음을 먼저 떠올려야 합니다. 어떠한 음식이라도 소중히 여기는 자세가 생긴다면 유지 가능한 식사는 저절로 따라올 것입니다.

닥터스윗비의 질문

지금까지 이야기 나눈 것 중 어떤 식습관이 가장 지키기 어렵나요? 건강한 식습관을 지키는 데 방해가 되는 요인은 무엇인가요? 그걸 지키기 위해 내가 할 수 있는 일은 무엇일까요?

To. 닥터스윗비 선생님

선생님을 알게 되면서 더 이상 음식을 선악으로 나누지 않고 상황에 따라 자연스럽게 고를 수 있게 되었어요. 이제 음식은 내 몸에 에너지를 줄 수 있는 고마운 존재니까요. 그러다 보니 군것질을 하면 안 된다고 생각하면서 죄책감을 가지면서 먹을 때보다 오히려 적게 먹고 있어요. 스트레스를 받으면 폭식하던 습관도 있었는데 그전에 내 마음과 몸을 먼저 다스려보려고 꾸준히 연습하고 있습니다. 음식을 고르는 데 쏟았던 에너지를 다른 곳에 나눠 쓸 수 있게 되니 이전보다 더 가치 있는 삶을 살게 되었어요.

(ID: so**y**님)

식단은 그만두고,
식사를 시작할 것

"적당한 식사량을 잘 모르겠어요. 이 정도면 어떤가요?" 저에게 자주 들어오는 질문 중 하나입니다. 식사량이 다이어트 식단에서 가장 중요하다고 생각하는 분이 참 많습니다. 식사량은 과연 누가 정해줄 수 있을까요? 그리고 또 어떻게 결정하는 게 좋을까요? 칼로리 계산을 해서 정해진 대로 먹으면 될까요? 올바른 식습관을 장착하고 식단이 아닌 진짜 식사를 하기로 마음먹었다면, 이제 지속 가능한 식사의 기본에 대해 함께 알아봅시다.

칼로리 계산을 잊어도 되는 세 가지 이유

혹시 내가 먹는 음식들의 칼로리를 계산해본 적이 있나요? 칼로리는 에너지의 단위로, 몸에 필요한 양 이상으로 섭취하면 남은 칼로리는 체지방으로 저장됩니다. 덧셈과 뺄셈으로 이루어진 당연한 우주의 진리죠. 아무리 몸에 좋다는 음식도 과하게 먹으면 살로 남습니다.

따라서 기존의 다이어트 핵심에는 칼로리 계산이 있고, 이를 기준으로 먹는 양을 조절합니다. 필요 칼로리보다 적게 먹고 칼로리 결핍 상태를 유도해 지방을 소모하려는 의도죠. 칼로리 계산은 현재까지 나의 음식 섭취량을 숫자로 체크할 수 있는 거의 유일한 방법입니다.

그럼 칼로리 계산은 어떻게 할까요? 과연 이것이 다이어트에 도움이 될까요? 저는 음식을 먹을 때 칼로리를 잘 보지 않습니다. 나에게 필요한 칼로리 계산법을 먼저 살펴보고 왜 그런지 하나하나 원리를 알아보겠습니다.

나에게 필요한 칼로리 계산하기

필요 칼로리 = 기초대사량 + 활동대사량

- **1단계: 기초대사량(BMR, Basal Metabolic Rate) 구하기**

  기초대사량은 가만히 숨만 쉬어도 우리 몸이 소모하는 대사량으로, 체중, 체표면적, 나이, 체성분 등 다양한 요소에 영향을 받습니다. 보통 체중이 높고 나이가 어릴수록 기초대사량이 높습니다. 기초대사량을 구하기 위한 다양한 공식 가운데 체중과 키뿐 아니라 나이까지 반영하는 공식을 하나 소개하겠습니다.

  > *** 미플린 세인트 지어 공식***
  > 여성: (10 × 체중[kg]) + (6.25 × 키[cm]) - (5 × 나이) - 161
  > 남성: (10 × 체중[kg]) + (6.25 × 키[cm]) - (5 × 나이) + 5

- **2단계: 활동대사량 더하기**

  활동대사량이란 개인의 활동량에 따라 추가적으로 필요한 에너지입니다. 평소의 활동 강도에 따라 활동 수준을 분류하고, 활동계수를 기초대사량에 곱해줍니다.

분류	운동량	활동계수
좌식 생활	운동을 거의 안 함	1.2
가벼운 활동량	가벼운 운동 주 1~3회	1.375
보통의 활동량	중등도 운동 주 3~5회	1.55
활발한 활동량	고강도 운동 거의 매일	1.725
매우 활발한 활동량	매일 격렬한 운동, 운동 선수나 육체노동자	1.9~2.5

---

* 미플린 세인트 지어 공식(Mifflin-St Jeor Equation): 미국영양사협회(ADA, The American Dieteric Association) 연구에 따르면 안정 시 대사량을 ±10% 이내로 예측할 수 있는 가장 근접한 공식으로 인정되고 있다. 인종적인 차이가 있을 것으로 추정되고, 그 외에 WHO, FAO, UNU 공식과 해리스-베네딕트 공식이 널리 이용된다.

앞의 내용을 바탕으로 예를 들어 계산해보겠습니다.

● **칼로리 계산 실습**
예시: 40세 여성, 160cm, 50kg, 주 2~3회 가볍게 운동하는 사무직(가벼운 활동량)

① 기초대사량 구하기
= (10×50kg)+(6.25×160cm)-(5×40)-161
= 500+1,000-200-161 = **1,139kcal**

② 활동대사량 반영하기
1,139×1.375 = **1,566kcal**

하루 필요 칼로리 계산기

* QR코드로 접속하면 간단하게 계산할 수 있습니다.

위의 방법으로 계산한 칼로리는 '본인의 체중을 유지하기 위한' 칼로리가 됩니다. 이보다 더 적은 칼로리를 먹으면 모자란 에너지는 지방을 태워 얻어낸다는 것이 전통적인 칼로리 기반의 다이어트 이론입니다. 증량이나 감량이 필요한 운동선수들은 이렇게 칼로리를 기반으로 정밀하게 설계된 식단을 따르기도 합니다.

하지만 일반인들이 칼로리를 따지며 먹는 것은 현실적으로 어렵고, 꼭 그래야 한다고 권하기도 어렵습니다. 특히 전문 영양사가 아닌 사람이 자신의 대사와 활동량을 고려해 칼로리를 계산하는 것은 주의해야 합니다. 칼로리 계산에는 여러 가지 한계점이 존재하기 때문입니다.

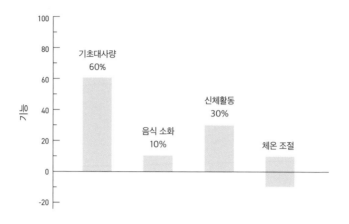

[2-6] 신체의 칼로리 소비의 구성 비율

칼로리 계산의 한계점 세 가지

첫째, 소모 칼로리 계산의 오류입니다. 복잡한 계산을 거쳐도 결괏값과 실제 우리가 소모하는 칼로리는 어쩔 수 없이 차이가 발생합니다. 기초대사량에는 유전, 거주 환경, 섭취 음식, 스트레스, 체성분, 계절과 같은 다양한 요소가 영향을 미칩니다. 예를 들면 추운 겨울에는 교감신경이 활성화되어 대사량이 증가합니다. 적도 부근에 사는 사람은 추운 지방에 사는 사람에 비해 기본적인 대사량이 낮습니다. 또 여성은 월경 주기에 따라서도 대사율이 달라집니다. 하지만 안타깝게도 칼로리 계산식은 이런 정보를 모두 반영하지 못합니다.

무엇보다 대사량에 가장 큰 영향을 미치는 것은 체성분입니다.

체성분은 체표면적, 체지방량, 제지방량(FFM, Fat-Free Mass), 지방의 분포 등을 말합니다. 그중 제지방에는 지방을 제외한 근육, 뼈, 장기, 수분 등이 포함됩니다. 일반적으로 체표면적이 넓고 제지방량이 많을수록 대사량이 많아집니다. 보통 비만인은 체중이 많이 나가고 체표면적이 넓어 대사량의 절댓값이 커 보이지만, 지방을 제외한 제지방량이 적은 편이라 체중당 대사량으로 환산하면 오히려 정상인보다 대사량이 낮고, 심하면 절반밖에 안 되기도 합니다.

반대로 근육이 발달한 운동선수나 육체노동자들은 기초대사량이 일반인보다 높습니다. 지방 조직에 비해 근육 조직의 활동 수준이 높기 때문이죠. 그래서 근육이 많은 사람은 가만히 앉아 있을 때조차 더 많은 칼로리를 소모합니다. 이런 대사적인 차이를 칼로리 계산은 반영하기 어렵습니다.

둘째, 섭취 칼로리 계산에도 오류가 있을 수 있습니다. 실제 내가 먹는 음식의 칼로리를 정확하게 알기 어렵다는 의미입니다. 칼로리 계산은 표준화된 식품 영양성분 자료를 바탕으로 계산합니다. 하지만 같은 된장찌개를 끓여도 레시피는 집집마다 다르죠. 매번 요리에 들어가는 모든 재료의 무게를 저울로 측정하지 않는 한 음식의 칼로리를 정확하게 알기란 현실적으로 어렵습니다.

이런 한계점을 극복하기 위해 대부분의 끼니를 영양성분표가 기재된 가공식품만 선택한다는 분도 있습니다. 하지만 우리가 보는 식품의 영양성분표 또한 5~20%까지 오차가 허용됩니다. 단백질 함량이 20g이어도 24g으로 표기될 수 있고, 칼로리가 100kcal이어도 80kcal으로 표시될 수도 있다는 뜻입니다. 특히 다이어트 식품들은 실제 영양성분이 표기된 것과 크게 다른 경우도 비일비재합니다. 허위 표기를 하더라도 처벌이 크지 않기 때문이죠.

마지막으로 가장 중요한 칼로리 다이어트의 함정은 '칼로리만 맞추면 뭘 먹어도 상관없지 않나?'라는 생각을 할 수 있다는 것입니다. 칼로리를 기준으로 음식을 선택하면 영양적으로 균형 잡힌 식사보다는 먹고 싶은 음식 위주로 목표 칼로리만을 채우게 됩니다.

하지만 우리 몸의 대사와 식욕은 식사의 질에 영향을 받습니다. 식사의 질이란 얼마나 ①다양한 음식을 ②어떤 가공과 준비 과정을 거쳐 ③영양가 있고 ④균형 있게 ⑤어떤 패턴으로 먹었는지를 포함합니다. 다양한 식품을 균형 있게 조합해 단백질, 탄수화물, 지방뿐 아니라 각종 비타민과 미네랄 등의 영양소를 두루 포함한 식품들을 규칙적으로 먹는 것이 식사의 질을 높이는 방법입니다.

최근 연구들에 따르면 식사의 질은 포만감, 혈당 반응, 간에서의 지방 합성, 내장지방 축적, 뇌에서의 식욕과 보상 작용에 영향을 미칩니다. 또한 장내 미생물의 조성과 다양성에도 작용해 대사 효율을 간접적으로 조절함으로써 우리의 식사량에도 영향을 미친다고 추정합니다. 따라서 식사의 질이 떨어질수록 식욕이 높아져 많이 먹기 쉬워지고 장기적으로 지방 축적에 기여하게 됩니다.

쉽게 생각해서 같은 1,000kcal의 식사라 하더라도 프라이드치

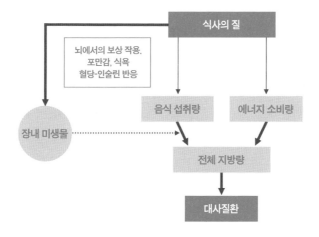

식사의 질이 에너지 섭취와 소비를 조절해 지방량과 대사질환에 영향을 미친다.*

킨 3분의 1마리와 잡곡밥, 국, 불고기, 생선구이, 장아찌, 김치로 구
성된 한식 백반을 먹었을 때를 비교해봅시다. 어렴풋이 생각해도
두 식사로 얻을 수 있는 영양소는 다릅니다. 각종 비타민, 미네랄,
항산화 성분, 식이섬유는 한식 백반이 훨씬 풍성할 것입니다. 또 식
후의 포만감과 식욕 변화, 혈당 반응과 내장지방 축적, 장내 미생물
반응 또한 다를 것이며 이런 식사가 누적되면 결국 우리 몸이 달라
집니다. 그래서 칼로리 계산의 함정에 빠져 식사의 질을 잊는 실수

---

* *Diet quality, obesity, and metabolic risk-Mozaffarian D. Dietary and Policy
Priorities for Cardiovascular Disease, Diabetes, and Obesity: A Comprehensive
Review,* Circulation, 2016 Jan 12, 133(2):187-225.

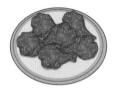

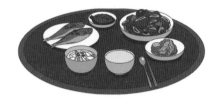

프라이드 치킨 3분의 1마리   vs.   잡곡밥, 뭇국, 불고기, 조기구이, 깻잎장아찌, 김치
1,000kcal   1,000kcal

를 피해야 합니다.

자연스럽게 식사량을 결정하는 식습관

물론 칼로리는 매우 중요한 개념입니다. 필요 이상의 고칼로리 식사를 지속한다면 체중은 당연히 늘어나기 마련입니다. 하지만 칼로리 개념을 생활에서 어떻게 적용하느냐 하는 문제는 이렇게나 복잡하고 어렵습니다. 칼로리 계산이 어렵다면, 우리는 어떻게 식사량을 결정해야 할까요? 저는 앞에서 나눈 이야기들을 바탕으로 몇 가지 대원칙을 기억할 것을 권장합니다.

식사량을 결정하는 식습관의 대원칙

- 자신의 생활 패턴에 맞게 규칙적인 식사를 한다.
- 20분가량 꼭꼭 씹어 식사에 집중한다.
- 기분 좋은 배부름을 느낄 때 숟가락을 내려놓는 연습을 한다.
- 포만감과 상관없이 먹던 음식들을 점검한다.

"그거 먹고 배부르세요?" "밥 양이 얼마나 되나요?" "올리신 식사가 몇 인분인가요?"

인스타그램에 저의 식사 사진을 올리면 식사량에 대한 질문이 자주 메시지로 옵니다. 답변은 해드리지만, 정말 무의미한 질문입니다. 남의 식사량을 힐끔 엿보면서 '저만큼 먹어야 살이 빠지나 보다' 또는 '저렇게 먹는데도 살이 안 찐단 말야?'라고 생각하는 분들도 있습니다. 하지만 타인과 나의 식사량을 비교하고 그걸 따라갈 필요는 전혀 없습니다.

식사량은 직전 식사, 현재 위장 상태, 음식 선호도, 신체 컨디션, 활동량 등 다양한 요소에 영향을 받아 자연스럽게 결정됩니다. 한 끼를 과식하면 다음 끼니는 건너뛰거나 적게 먹을 수도 있고, 공복이 길고 움직임이 많아 배가 고프면 식사량이 일시적으로 더 많아질 수도 있습니다. 여러 가지 상황에 좌우되는 식사량을 한순간만 보고 판단할 수 없습니다.

식사량은 타인이 정해주지 않습니다. 절대량도 없습니다. 내가 스스로 배부름을 느낄 때 멈추는 정도가 적당하며 그것은 오로지 나만이 느낄 수 있는 감각입니다. 그 포만감의 신호를 제대로 느낄 수 없을 만큼 몸이 망가졌다면, 식습관을 먼저 점검해야 합니다. 배고픔과 무관한 음식 섭취를 줄이고, 규칙적으로 천천히 꼭꼭 씹어 먹고, 기분 좋은 배부름이 느껴지는 순간을 포착해 수저를 내려놓아야 합니다.

비만인들은 특히나 이런 신호를 느끼는 감각이 많이 무뎌져 있습니다. 하지만 연습하면 돌아갈 수 있습니다. 건강한 식습관이 장착되면 계산 없이도 칼로리 섭취가 저절로 조절되며 몸도 서서히 변화합니다. 특별한 식단이나 보조제로 단기간 감량해 요요를 겪기보다는 이런 습관들을 평생 유지하는 것을 목표로 삼길 권장합니다. 평생 다이어트가 필요 없는, 뻔하지만 확실한 효과를 가져오는 것들입니다.

물론 제가 단기간 동안 칼로리 계산을 권하는 경우도 있습니다. 스스로 생각했을 때 많이 먹는 것 같지 않은데 살이 안 빠지거나 계속 찔 때, 진짜 식사량을 확인하기 위해서입니다. 이럴 때는 칼로리 계산이 아닌 단순한 식사 기록만 해봐도 도움이 됩니다. 사람들은 의외로 자신을 객관적으로 바라보지 못하기 때문입니다.

식사를 기록한다면 단 하루나 한 끼가 아니라 최소 3일에서 일주일가량 식사 기록과 칼로리 계산으로 전반적인 섭취 방향을 알아보도록 권장합니다. 기록을 하다 보면 생각보다 본인의 식사량이 많은 것을 발견하기도 하고, 의외로 조금씩 자주 먹어 총량이 많은 경우도 있으며, 양은 적어 보이지만 고칼로리 음식이 많은 경우도 있습니다. 또한 기록 후 나의 대사와 활동량을 고려해 해석해줄 수 있는 영양 전문가를 통해 상담받는 것을 권장합니다.

To. 닥터스윗비 선생님

선생님! 저 정말로 먹고 싶은 거 다 먹었는데 처음으로 다이

어트에 성공했어요! 예전에는 매일같이 운동하고 간식도 절

대 안 먹고 철저하게 식단을 챙겼거든요. 물론 그러다 포기하

는 일이 반복됐죠.

그런데 선생님 말씀처럼 질 좋은 식사를 하고, 식습관을 신경

쓰고, 일상생활에서 활동량을 늘리려고 노력했을 뿐인데 살

이 이렇게나 빠질 줄은 몰랐어요! 언제나 좋은 인사이트와 정

보를 나눠주셔서 감사할 따름입니다. 앞으로도 쭉 함께해주

세요!

(ID: **ji***님)

체중과 건강을 지키는 식사의 기본기 셋

이처럼 칼로리 계산이 다이어트의 핵심이 아니라면, 어떤 방식으로 식사를 구성하는 게 좋을까요? 가장 중요한 것은 영양소의 밸런스를 맞춘 균형 잡힌 식사입니다. 하지만 일상적으로 이것 역시 일일이 계산하기는 어렵죠. 다음의 몇 가지 사항만 기억해둔다면, 어렵지 않게 식탁을 구성할 수 있습니다.

몸이 가벼워지는 장바구니 만들기

여러분의 장바구니에는 어떤 식품들이 주로 채워져 있나요? 개별 식품에는 여러 가지 영양소가 있고 사람은 단 하나의 식품만 먹는 게 아니므로 개별 식품이 체중에 미치는 영향은 알기가 어렵습니다. 전체적인 식사의 구성을 보지 않고 단편적으로 '살 빠지는 음식', '살찌는 음식'을 구분하는 것은 극도로 과장된 것이죠. 다만 다양한 연구를 통합해 우리가 먹는 식품들이 장기적으로 체중에 미치는 영향을 알아볼 수는 있습니다.

미국 국립보건원과 하버드의 간호보건연구(Nurses Health Study), 건강전문가추적연구(Health Professionals Follow-Up Study) 등에서는 약 16~24년간 대규모로 사람들의 식품 섭취와 체중 변화를 추적 관찰했습니다. 참가자 중 채소, 과일, 통곡물, 견과류, 씨앗류, 콩류, 생선, 요거트를 즐겨 먹는 사람들은 시간이 지남에 따라 체중이 감소하는 경향을 보였습니다.

반대로 여러 가공 처리를 거쳐 빠르게 소화와 흡수가 되는 흰쌀, 흰 빵, 시리얼과 같은 정제 곡류, 탄산음료같이 첨가당이 들어간 음식, 햄이나 소시지처럼 가공된 육류 등은 먹으면 먹을수록 체중이 늘어나는 결과를 보였습니다.

그 외에 치즈, 우유, 달걀, 육류는 상황에 따라 결과가 달라졌습니다. 정제된 탄수화물류의 음식과 함께 먹을 때는 체중이 증가했고, 정제된 탄수화물 섭취를 줄이는 대신 치즈, 우유, 달걀, 육류를 먹었을 때는 체중에 변화가 없거나 오히려 줄어들기도 했습니다. 따라서 하나의 음식이 체중에 미치는 영향을 단순하게 평가할 것이 아니라 다른 음식과의 조합을 고려해 큰 그림으로 봐야 한다는 사실을 알 수 있습니다.

체중이 증가하는 음식들과 감소하는 음식들을 살펴보면, 결국 식사의 질과 밀접한 관련이 있습니다. 대체로 전자는 식사의 질을 높여줍니다. 채소, 과일, 통곡물, 견과류, 씨앗류는 비타민, 미네랄, 식이섬유가 풍부하며 장내 미생물 환경을 개선해 혈당이나 혈압 조절에 도움이 됩니다. 생선, 콩류, 견과류, 요거트는 양질의 단백질과 지방이 풍부하죠. 대부분 정제나 가공 과정을 거치지 않은 음식이라는 것도 특징입니다.

아쉽게도 현대인들이 좋아하면서도 흔하게 접할 수 있는 정제 탄수화물, 당이 첨가된 음식들, 가공된 육류 등은 체중 증가와 연관

[2-9] 장기적인 섭취 시 체중에 미치는 영향에 따른 식품 분류*

체중 증가 예방 효과가 있던 음식들	중립적인 음식들	체중 증가에 기여했던 음식들
채소, 과일, 견과류, 콩류, 씨앗류, 생선, 통곡물, 요거트	버터, 우유, 달걀, 육류	정제된 곡류, 첨가당류가 들어간 음식, 가공된 육류

* 여기에 기재되지 않은 음식들은 연구 결과가 불충분(예: 커피, 카카오 등).
* 표의 음식은 당뇨 및 심혈관계 건강을 위한 식사의 우선순위와도 일치한다.

이 강합니다. 물론 이런 식품을 한두 번 먹거나 안 먹었다고 해서 바로 살이 찌거나 빠지지는 않습니다. 하지만 전반적인 식품 선택의 경향, 일상적으로 접하는 음식의 빈도와 양은 대사에 영향을 미치고 매일 조금씩 누적되다가 결국 장기적인 체중 변화에 영향을 미칠 수 있습니다.

이렇게 체중에 영향을 미치는 식품의 분류는 심혈관과 대사질환을 위한 식품 선택의 우선순위와도 일치합니다. 결국 식품 선택을 바꾼다는 것은 체중뿐 아니라 우리 몸 전체를 바꾸는 일이죠. 어떤가요? 한 번쯤 내 장바구니의 방향을 바꿔볼 가치가 충분하지 않을까요?

---

* *Dietary and Policy Priorities for Cardiovascular Disease, Diabetes, and Obesity, Circulation,* January 12, 2016

탄단지 계산 없는 한 끼 식사

이제 개별 식품 선택의 방향성을 알았다면, 한 끼 식사를 어떤 식으로 구성하면 좋을지 이야기해봅시다. 흔히 다이어트 식단을 구성할 때 탄수화물, 단백질, 지방과 같은 다량영양소의 섭취 비율을 궁금해합니다.

하지만 저는 영양소 비율이 아닌 '식품'을 바탕으로 한 식사 구성을 권하고 싶습니다. 제가 이렇게 식품으로 분류한 이유는 하나의 식품이 단 하나의 영양소만 가지고 있지 않기 때문입니다. 예를 들어, 흔히들 탄수화물 덩어리라고 생각하는 쌀밥 한 공기에도 작은 달걀 한 개 분량의 단백질이 들어 있고 식이섬유, 비타민B와 비타민C, 철분, 칼륨 등의 미네랄 성분도 함께 들어 있습니다. 따라서 전문적으로 식사를 설계하는 영양사가 아니라면 매번 영양소를 계산하기보다는 식품으로 접근해 식사를 계획하는 것이 현실적입니다. 식사를 이렇게 구성하면 개별 식품의 영양성분을 매번 검색해보지 않아도 됩니다. 그러면 먼저 식사를 구성하는 주요 식품들을 네 개의 군으로 분류해보겠습니다.

채소군의 주요 영양소는 식이섬유입니다. 그 외에도 비타민, 무기질, 체내에서 각종 항산화 및 항염증 작용을 하는 파이토케미컬(phytochemical)을 풍부하게 가진 음식들입니다. 이들은 칼로리는 적지만 천천히 소화되면서 포만감을 높이며, 혈당 반응을 낮추고 장내 미생물들의 좋은 먹이가 됩니다. 또 담즙을 통한 콜레스테롤과

[2-10] 식사를 구성하는 기본 식품 분류

채소군*	채소	잎채소, 뿌리채소, 십자화과 채소, 박류 채소 등
	해조류	김, 다시마, 꼬시래기, 파래, 미역 등
	버섯류	느타리버섯, 송이버섯, 표고버섯, 팽이버섯 등
단백질군	육류	소고기, 돼지고기, 닭고기, 오리고기 등
	생선/어패류	생선, 갑각류(새우, 게), 패류(굴, 홍합, 꼬막), 두족류(오징어, 낙지) 등
	달걀류	달걀, 메추리알 등
	콩류	강낭콩, 대두, 완두, 팥 등
탄수화물군	곡류	밥, 빵, 면, 오트밀, 옥수수 등
	서류	감자, 고구마, 곤약, 마, 토란 등
지방군	유지류	버터, 올리브오일 등
	유제품	우유, 요거트, 치즈 등
	견과류	호두, 아몬드, 마카다미아, 캐슈너트 등

채소군: 해조류, 버섯류는 채소에 포함되지 않지만 채소와 비슷하게 식이섬유가 풍부해 채소를 대체할 수 있는 식품이므로 함께 분류.

노폐물 배출을 촉진하고, 체내 에너지 대사에서 중요한 보조 역할을 수행합니다. 해조류, 버섯류 또한 식이섬유가 풍부해 채소와 비슷한 기능을 합니다.

단백질군에는 육류, 생선, 해산물, 달걀, 콩류가 포함됩니다. 이들은 주로 뼈, 근육과 같은 인체 조직을 구성하는 단백질 성분을 다량 포함하고 있습니다. 이 외에도 세포와 호르몬을 구성하고 뇌를 포함한 신경계의 활성과 염증 조절의 역할을 하는 다양한 지방산도 가지고 있으며 철분, 아연, 마그네슘과 같은 미네랄 또한 함유하고 있습니다.

탄수화물군은 보통 주식으로 먹는 각종 밥, 빵, 면의 재료인 쌀, 밀가루, 감자, 고구마 등이 포함됩니다. 이 식품에는 복합 탄수화물의 일종인 녹말류가 가장 많습니다. 그 외에도 단백질, 비타민, 무기질, 식이섬유 등을 포함하고 있는데 정제되지 않은 식품일수록 영양소가 더 많습니다.

지방군은 요리에 사용하는 버터나 오일 같은 유지류, 그리고 요거트나 치즈 같은 유제품, 견과류를 통해 주로 섭취할 수 있습니다. 요리에 사용하는 유지류는 대부분 지방으로 구성되어 있는 반면, 유제품과 견과류는 지방이 주요 영양성분이지만 단백질과 비타민, 미네랄도 풍부해 일부 채식주의자들에게 중요한 단백질 급원이 되기도 합니다.

식사를 직관적으로 구성하는 첫 번째 방법은 이런 식품들의 비율을 조절해 한 접시에 담는 것입니다. 기본적으로 체지방량이 많고 고혈압, 당뇨병, 고지혈증 등의 대사질환이 있는 비만인은 채소군:단백질군:탄수화물군의 식품 비율을 2:1:1로 권장합니다.

한 접시 기준으로 먼저 채소, 해조류, 버섯류를 절반 정도 담습니다. 본인 주먹으로 두 주먹 분량입니다. 이 음식들은 에너지 밀도가 낮고 식이섬유가 풍부합니다. 같은 양을 먹어도 더 포만감이 느

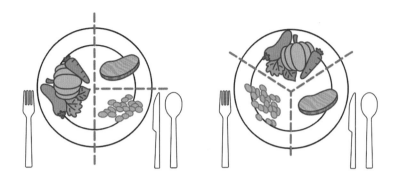

A: 체중 감량을 위한 기본 식사 비중(채소 : 단백질 : 탄수화물 = 1/2 : 1/4 : 1/4)
B: 감량 및 근육 강화를 위한 식사 비중(채소 : 단백질 : 탄수화물 = 1/3 : 1/3 : 1/3)

껴지고, 칼로리는 낮아 전체적으로 칼로리 섭취를 조절합니다. 장내 미생물에게 유익한 먹이가 되기도 합니다.

그리고 나머지에는 단백질군을 전체의 4분의 1, 탄수화물군을 4분의 1가량 담습니다. 주먹으로 한 주먹 또는 한 손바닥 분량이면 됩니다.

지방군 중 유지류는 조리 시 필요한 만큼 곁들이되 한 끼에 1~2 큰술 또는 엄지손가락 크기 이내에서 적정량 사용하는 것이 좋습니다. 견과류, 유제품은 하루에 한 주먹 정도 식사에 포함하거나 간식으로 섭취하는 것이 좋습니다.

단순 체지방 감량뿐 아니라 근육 보존이나 증량도 함께 필요하거나, 운동량이 많은 사람은 비율을 조절해 채소군, 단백질군, 탄수화물군 식품을 동일한 비율로 3분의 1씩 담을 수도 있습니다.

한 접시로 쉽게 설명했지만 식사 구성은 기본 식사 비중을 바탕으로 개개인의 질병 상태, 소화 능력, 운동이나 활동량 등에 따라 개별화해야 합니다. 또한 매끼 철저하게 이런 비율을 지킨다고 생각하기보다는 하루 또는 며칠, 한 주간의 식사를 모두 모았을 때 해당 비율과 유사한지 가늠해보면 식사 계획을 더욱 유연하게 세울 수 있습니다.

안전하고 건강한 식사의 방향성

식품 선택의 경향성과 한 끼 식사의 구성에 대해 알았다면, 이제는 조금 더 큰 그림을 그려보겠습니다. 과연 어떤 식품을 얼마나 자주 먹는 것이 적당할까요? 가공육류, 정제 탄수화물을 아예 안 먹을 수 있다면 좋겠지만 어디 현대사회에서 그게 가능한가요? 다만 상대적으로 어떤 비중으로 먹어야 하는지 안다면 평소 식사에서 기준점이 될 수는 있습니다.

세상에 존재하는 다양한 식단 중 제가 추천하는 것은 지중해식 식단입니다. 지중해식 식단은 스페인 남부, 이탈리아 남부 등 지중해 인근 주민들의 전통적인 식사 패턴을 바탕으로 만들어진 것으로 채소, 과일, 비정제 곡물, 견과류, 생선, 올리브오일 위주로 구성되어 있습니다. 고혈압, 당뇨병, 고지혈증, 뇌졸중, 심근경색, 지방간, 암 등의 위험을 줄이는 건강식일 뿐만 아니라 체중 감량에도 효과적입니다.

　12개월 이상 추적 관찰 연구에서 지중해식 식단은 약 4~10kg의 체중 감량과 허리둘레 감소를 보였습니다. 5년가량의 장기 추적 관찰에서도 많은 사람이 지중해식 식단으로 체중을 감량했고, 요요 현상도 다른 식단들에 비해 적은 것으로 나타났습니다. 또 평소 지중해식 식단을 잘 지키면 지킬수록 과체중과 비만의 위험이 줄어들었습니다.

　이렇게 지중해식 식단처럼 우리 몸을 건강하게 만드는 식사야말로 적정 체중을 만드는 기본 조건입니다. 몸이 건강해지면 식욕과 에너지 조절에 관여하는 각종 호르몬이 원활하게 작동하고, 세포의 대사 효율이 개선되어 체중 감량이 한결 쉬워집니다. 살이 빠져서 건강해지는 것이 아니라 건강해져서 살도 더 잘 빠지게 되는 것이지요. 흔히 말하는 것처럼 체질이 바뀌는 것입니다. 따라서 다이어트만을 위한 별도의 식단을 만들기보다 '대사와 건강에 도움이 되는 질 높은 식단'을 유지 가능한 식사의 기준으로 삼는 것을 권장합니다.

　이쯤에서 솔직히 말씀드리자면, 지중해식 식단이 다른 그 어떤 식단보다 체중 감량에 가장 효과적이라고는 말할 수는 없습니다. 그보다 더 빠르게 많이 감량 가능한 다른 식단도 존재하며, 여러 연구들을 종합했을 때 어떤 식단이든 12개월가량의 장기 연구에서는 체중 감량 효과 면에서 크게 차이가 없었기 때문입니다. 결국 장기

[2-12] 다른 유명 다이어트 식단들의 특징과 잠재 위험성

다이어트 식단 유형	특징	잠재 위험성
글루텐 프리	글루텐(gluten)이라는 단백 성분을 제외하고 먹는 식단. 밀, 보리, 호밀 같은 잡곡류의 섭취를 제한한다.	단백질, 칼슘, 철, 식이섬유, 엽산, 비타민B 부족 및 탄수화물과 지방 섭취 과다
저지방 식단	오일, 버터, 기름진 육류 등 지방이 많은 식재료를 배제하며 전체 식사에서 지방 비율을 20% 이하로 줄인 식단이다.	지용성 비타민, 필수 지방산 결핍, 탄수화물과 단백질 섭취 과다
채식	육류를 배제한 채소 위주의 식단. 유제품, 생선, 가금류 등은 허용하는 등 다양한 종류의 채식이 있다.	단백질, 철분, 비타민, 칼슘 섭취 부족
카니보어	육류, 생선, 유제품, 달걀, 버터와 같은 동물성 식품만 먹는 식단. 철저한 카니보어는 고기와 소금만 먹기도 한다.	식이섬유, 비타민과 미네랄 섭취 부족
키토제닉	흔히 말하는 저탄수화물 고지방 식단으로 탄수화물 섭취를 제한해 케톤 생성을 유발한다.	식이섬유와 비타민, 미네랄 부족
팔레오	구석기시대처럼 가공식품을 배제하고 자연 그대로의 식품만 먹는 식단. 목초를 먹고 자란 육류, 과일, 채소만 먹고, 유제품, 콩, 쌀 같은 곡물을 먹지 않는다.	탄수화물 섭취 부족, 단백질과 지방 섭취 과다

적으로 그 식단을 얼마나 유지할 수 있느냐가 체중 감량 효과를 결정합니다.

그럼에도 제가 지중해식 식단을 기준점으로 권장하는 이유는 두

가지입니다. 첫째, 다른 식단들은 장기적으로 지속할 경우 영양 불균형이나 잠재적 위험 논란이 존재하는 반면 지중해식 식단은 특별한 부작용이나 위험성이 없고, 건강에 이득이 되기 때문입니다. 실제로 14개 정도의 식단을 비교해 체중 감량 효과를 추적 관찰했을 때, 1년가량 지나면 체중 감량 효과는 모두 사라졌지만 혈압이나 LDL 콜레스테롤 수치의 변화 같은 심혈관계질환 위험을 낮추는 효과는 지중해식 식단에서만 남아 있었습니다. 둘째, 의외로 낯설어 보이는 지중해식 식단은 한식에도 적용하기 쉽습니다. 비슷한 영양소가 포함된 식재료들을 활용하면 되기 때문입니다.

그럼 지중해식 식단을 바탕으로 매일 먹어야 할 음식, 자주 먹으면 좋은 음식(주 2~4회 이상), 적당히 먹어야 할 음식(주 2~4회), 가끔 먹어야 하는 음식(주 2회 이하), 되도록 줄여야 하는 음식(주 1~2회 이하)으로 구분해 식사 패턴을 확인해보겠습니다.

먼저 지중해식 식단에서는 채소, 과일, 해조류, 버섯류, 통곡물처럼 식이섬유가 풍부한 음식들과 엑스트라버진 올리브오일을 매끼 먹습니다. 다음으로 올리브, 견과류, 씨앗류와 마늘 같은 향신료, 요거트 및 치즈와 같은 발효 유제품을 매일 먹습니다. 단백질 급원으로는 생선, 해산물, 콩류, 두부류와 같은 음식을 주로 추천하며 주 2회 이상 자주 먹습니다. 그 외에 닭, 오리와 같은 흰 살 육류, 달걀은 주 2~4회가량 적당히 먹으며 소, 돼지고기처럼 가공하지 않은 붉은 육류는 주 2회 이하로 먹습니다. 마지막으로 소시지, 베이컨과 같은

[2-13] 지중해식 식단을 바탕으로 한 권장 식사 패턴

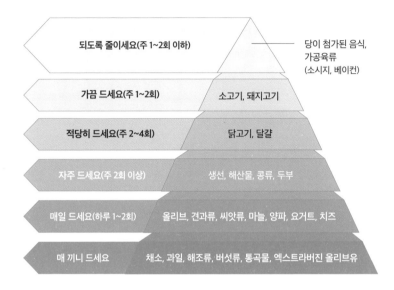

되도록 줄이세요(주 1~2회 이하) — 당이 첨가된 음식, 가공육류 (소시지, 베이컨)

가끔 드세요(주 1~2회) — 소고기, 돼지고기

적당히 드세요(주 2~4회) — 닭고기, 달걀

자주 드세요(주 2회 이상) — 생선, 해산물, 콩류, 두부

매일 드세요(하루 1~2회) — 올리브, 견과류, 씨앗류, 마늘, 양파, 요거트, 치즈

매 끼니 드세요 — 채소, 과일, 해조류, 버섯류, 통곡물, 엑스트라버진 올리브유

가공육이나 당이 첨가된 음식은 주 1~2회 이하로 먹는 것을 권장합니다.

전통적인 지중해식 식단은 다소 낯설게 느껴질 수도 있지만 한식과 비교해 채소와 통곡물을 기반으로 한다는 점에서 매우 유사합니다. 평소에 각종 나물과 잡곡밥을 자주 먹으면 비슷한 식단을 완성할 수 있습니다. 또 발효 유제품은 아니지만 청국장, 된장, 김치 같은 발효식품도 한식에서 자주 쓰이는 재료입니다.

지중해식 식단에서 우리 전통 식재료가 아닌 것은 엑스트라버진 올리브오일이나 요거트, 치즈 정도지만, 이런 재료들은 이제 우리에

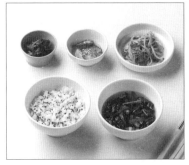

잡곡밥 + 시금치된장국 + 소고기숙주볶음 +
들기름시금치나물 + 오이김치

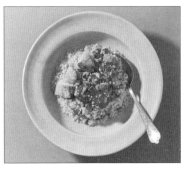

구운 연어와 토마토 샐러드

게도 친숙합니다. 엑스트라버진 올리브오일은 샐러드 드레싱으로 사용할 수 있고, 올리브오일 대신 영양학적 가치가 유사한 참기름이나 들기름 등 우리나라의 전통 기름을 사용해도 좋습니다.

유지 가능한 식사는 개인의 입맛과 식재료의 접근성, 그 나라의 식문화 등을 고려해 결정됩니다. 그런 점에서 우리가 가장 흔하게 접할 수 있는 한식과 유사한 지중해식 식단은 좋은 기준입니다.

자신의 현재 식사 패턴을 지중해식 식단과 한번 비교해보세요. 권장 횟수를 맞추면 가장 좋겠지만, 무리해서 철저히 지킬 필요는 없습니다. 다만 가이드 삼아 내 식생활과 비교해보세요. 혹시라도 내 식생활이 반대 방향을 향하고 있다면 비중을 조절해볼 것을 추천합니다. 예를 들어, 평소에 매일 붉은 육류 위주로만 식사를 했다면 가금류, 생선, 해산물, 달걀, 콩류 등 다양한 단백질 식품으로 바꿔보는 것이죠. 채소를 가끔만 먹었다면 되도록 매끼 챙기려고 노력하고요. 이렇게 부족하거나 과했던 음식들의 빈도를 조금씩만 바꿔도 저절로 몸이 변하고, 칼로리 섭취 또한 자연스럽게 조절될 것입니다.

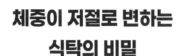

체중이 저절로 변하는
식탁의 비밀

'단백질은 얼마나 먹어야 할까? 저탄고지는 효과가 있을까? 혈당 다이어트는 진짜일까?'

무수히 많은 다이어트 정보의 홍수 속에서 혼란스러울 때가 많으시죠? 지금까지 식습관과 식사의 큰 그림을 그려보았다면, 이제는 식탁을 채우는 주요 식품과 영양소에 대해 조금 더 깊게 알아보며 이런 궁금증에 대한 답을 하나씩 찾아가 봅시다. 이 내용을 잘 기억한다면 누가 어떤 주장을 하더라도 흔들림 없는 나만의 식사를 해나갈 수 있을 것입니다.

다이어트를 안 해도 저절로 살 빠지는 마법의 식품

"다이어트를 하려고 한 것도 아닌데, 선생님 따라 하니 체중이 저절로 빠졌네요? 정말 신기해요. 원래 탄단지밖에 몰랐는데 이제는 채탄단지가 먼저 생각나요. 앞으로도 꾸준히 해볼게요!"

다이어트 식단을 떠올리면 흔히 '탄단지(탄수화물, 단백질, 지방)'를 어떻게 먹어야 할지를 먼저 생각하죠. 하지만 저는 그보다 이 식품을 가장 먼저 강조합니다. 그건 바로 채소입니다. 진료실에서 아무리 바빠도 꼭 물어보는 질문 역시 '매일 채소는 충분히 드시나요?'일 정도입니다. 인스타에서 가장 처음 열었던 구독자 이벤트도 매끼 채소를 포함해 균형 잡힌 식사를 챙기고 인증 사진을 올리는 것이었습니다. 당시 이벤트에 참여한 분들이 들려주신 다양한 후기가 기억에 남습니다. 몸이 가볍다, 전보다 기분 좋은 포만감이 든다, 화장실을 잘 가게 되었다, 평소 채소를 이렇게나 안 먹는지 처음 알게 되었다 등…. 제가 의도했던 대로 많은 분이 채소의 힘을 알게 되어 참 뿌듯했죠.

가볍지만 든든한 몸을 만드는 채소의 힘

현대인들에게 부족하기 쉬운 채소를 의식적으로 충분히 챙겨 먹는 것은 몸의 대사를 바꾸고 체중을 줄이는 데 도움을 줍니다. 채소는 무게에 비해 칼로리는 낮으면서 영양소는 풍부합니다. 이런 음식을 에너지 밀도는 낮고 영양 밀도는 높다고 말합니다. 채소와 반대로 에너지 밀도는 높고 영양 밀도는 낮은 대표적인 음식으로는 콜라와 같은 탄산음료가 있습니다. 칼로리에 비해 영양가는 거의 없죠.

채소의 에너지 밀도는 어느 음식과 비교해도 가장 낮습니다. 일반적으로 지방은 1g당 9kcal, 탄수화물과 단백질은 1g당 4kcal를 가지는 데 반해 채소가 가진 영양소의 대부분을 차지하는 식이섬유들은 1g당 1~2kcal 정도로 낮습니다.* 또 채소는 평균적인 수분 함량이 80~90% 이상으로 풍부한데 물은 0kcal입니다. 따라서 같은 양을 먹어도 채소는 더 적은 칼로리를 섭취할 수 있게 도와줍니다.

비만인 사람들은 과식을 하기 쉽기 때문에 식사에서 에너지 밀도를 낮추는 전략이 필수입니다. '인위적으로 적게 먹어야지!' 하고 의식하지 않더라도 에너지 밀도를 조절하면 섭취 칼로리를 자연스럽게 줄일 수 있습니다. 연구에 따르면 체중을 10% 이상 감량하고 5년 동안 유지한 사람들은 요요가 온 사람들에 비해 평균적으로 더 낮은 에너지 밀도의 식사를 유지했습니다.

이렇게 채소가 충분한 식사를 하게 되면 낮은 칼로리로 높은 포

---

* 식품영양학적으로 채소의 주성분인 식이섬유도 탄수화물에 포함된다. 모두 동일하게 탄소, 수소, 산소가 기본 구조인 화합물이기 때문이다. 따라서 영양성분표의 탄수화물 함량에도 식이섬유가 포함되어 있다. 하지만 대중적으로 통용되는 탄수화물은 좁은 의미로 밥, 빵, 면 같은 전분이나 당류처럼 소화를 거쳐 포도당으로 전환되는 식품들을 일컫는다. 독자의 이해를 위해 이 책에서는 좁은 범위의 탄수화물과 식이섬유로 구분해 설명했다.

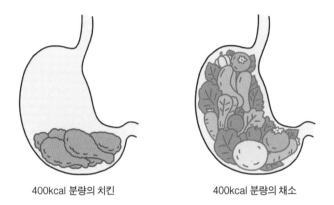

[2-15] 식품에 따라 다른 에너지 밀도

400kcal 분량의 치킨

400kcal 분량의 채소

만감을 느낄 수 있습니다. 현대인이 흔히 먹는 정제 탄수화물이나 고지방 음식은 양에 비해 칼로리가 높아 물리적인 포만감을 느끼기 위해서는 아주 많은 양을 먹어야 합니다. 또 채소는 섬유질이 풍부해 씹고 삼키는 데 시간이 오래 걸립니다. 부드러운 가공식품들보다 더 천천히 식사하면서 포만감을 느낄 여유도 제공합니다.

장을 건강하게 바꾸는 채소

채소 섭취를 강조하는 또 다른 큰 이유는 최근 주목받는 장내 미생물 환경 때문입니다. 장에 존재하는 수십조 개의 미생물들은 여러 가지 방식으로 몸의 대사를 조절합니다. 비만에서도 중요한 역할을 담당하는 이들의 주된 먹이 중 하나가 채소에 포함된 식이섬유입니다.

식이섬유는 대체로 소장에서 흡수되지 않고 대장까지 도달해 장내 미생물들에 의해 대사됩니다. 그 과정에서 다양한 종류의 짧은 사슬 지방산(SCFAs, Short Chain Fatty Acid)들을 만들어냅니다. 짧은 사슬 지방산들은 비만 해결에 아주 중요한 역할을 하는데요, 먼저 간에서 지방 합성을 억제하고 지방 분해는 촉진합니다. 또 뇌에서 식욕을 억제하는 장호르몬(PYY, GLP-1)들의 분비도 자극해 포만감을 잘 느낄 수 있게 하죠. 뿐만 아니라 각종 염증 조절 물질들을 통해 면역 체계를 유지하기도 합니다. 따라서 장내 미생물 환경을 풍요롭게 하는 식사는 비만 치료에서 매우 중요합니다.

식이섬유 외에도 채소에는 파이토케미컬이 풍부합니다. 파이토케미컬은 영양제로는 절대 다 섭취할 수 없는 천연 생리 활성 작용을 하는 물질들이죠. 이들은 식이섬유와 마찬가지로 장내 미생물의 다양성과 풍부화에 영향을 미치는 것으로 알려져 있습니다. 뿐만 아니라 항산화, 항염증, 항암 효과를 가지며 면역력과 호르몬 균형에도 관여합니다.

안타깝게도 현대인의 식단은 대부분 여러 가공 과정을 거치면서 식이섬유와 파이토케미컬이 제거됩니다. 그리고 그 자리를 지방과 당분이 대신합니다. 칼로리는 넘치지만 영양은 부족한 상태가 되는 것이죠. 이런 식사가 지속되면 다양한 미생물이 조화를 이루던 장내 환경이 깨지는 '불균형(dysbiosis)' 상태가 됩니다. 불균형한 장내 미생물 환경은 포만감, 식욕, 혈당, 지방의 합성과 분해 등을 제대로

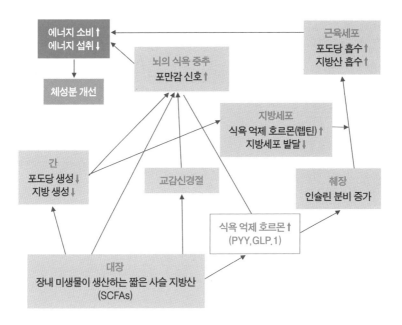

[2-16] 장내 짧은 사슬 지방산이 식욕 조절과 에너지 항상성에 미치는 유익한 효과*

조절하지 못합니다. 결국 비만으로 이어지기 쉬운 상태가 되죠.

그렇다면 장내 미생물 환경을 조화롭게 유지하기 위해서는 어떻게 해야 할까요? 안타깝게도 특정 약물이나 유산균 주입으로 뚜렷한 효과를 본 연구 결과는 아직 없습니다. 대신 다양한 미생물이 서식하기 좋은 환경을 만들어주는 것, 즉 미생물들에게 유익한 먹이

---

* Byrne CS, Chambers ES, Morrison DJ, Frost G, *The role of short chain fatty acids in appetite regulation and energy homeostasis,* Int J Obes (Lond), 2015 Sep, 39(9):1331-8.

를 많이 제공하는 것은 분명히 효과적입니다. 그중 하나가 바로 다양한 채소의 충분한 섭취입니다.

연구에 따르면, 식사에 알록달록한 채소를 포함시키면 4~8주만 지나도 장내 미생물 환경이 눈에 띄게 개선됩니다. 값비싸고 이름도 어려운 보조제가 아니라 평소 자주 볼 수 있는 다양한 채소만으로도 장과 대사를 건강하게 바꾸기에 충분합니다. 건강도 챙기면서 식욕과 에너지 대사를 긍정적으로 바꿀 수 있다면, 채소와 친해지는 것은 반드시 해야 하는 일이겠죠?

샐러드만 먹으면 안 되는 이유

물론 단순히 채소 섭취량을 늘린다고 해서 살이 저절로 빠지는 것은 아닙니다. 최근 연구 결과에 따르면 식사에 단순히 채소를 추가하는 것만으로는 체중 감량에 큰 효과가 없었습니다. "아까 샐러드 한 그릇 먹었으니 이제 맘껏 먹어도 되겠지?" 하며 다음 끼니에 치킨을 과식하거나 치킨을 먹고 의무감에 샐러드를 몇 입 먹는 것은 큰 도움이 되지 않는다는 것이죠.

대신 에너지 밀도가 높고 영양 밀도가 낮은 식품들을 줄이면서 그 자리를 채소로 대체할 때 비로소 체중 감량에 도움이 되었습니다. 평소 치킨으로만 가득한 한 끼를 먹었다면 채소로 포만감을 더해 치킨을 한두 조각 덜 먹는 것이 바른 전략입니다.

그렇다면 아예 매끼 채소로만 위장을 채운다면 어떤 일이 일어날까요? 일단 위가 가득 차면서 물리적인 포만감을 느낄 수는 있습니다. 하지만 우리 위장은 물리적인 부피로만 포만감을 느끼는 게 아니라 화학적·심리적·인지적 요소 등에 복합적인 영향을 받습니다. 위장에서는 칼로리와 탄수화물, 단백질, 지방과 같은 영양성분을 인지해 다양한 포만감 신호를 전달하고, 이 신호를 받아 식욕과 위장 운동 속도를 조절합니다.

따라서 채소로만 위장이 가득 차 있으면 탄수화물, 단백질, 지방과 같은 다른 영양소로 얻을 수 있는 포만감을 충분히 느끼기 어렵습니다. 또 심리적인 면에서 만족감이 떨어질 수 있지요. 그래서 다이어트 때문에 샐러드만 먹다 보면 배는 부른데 허기진 느낌이 들고, 자꾸 다른 음식이 당겨서 결국 더 많이 먹는 결과를 부르기도 합니다. 곤약밥이나 저칼로리 다이어트 음식들이 장기적으로 크게 효과가 없는 이유도 그 때문입니다.

결국, 샐러드를 먹을 때에도 다른 식품과 골고루 먹어야 이득이 있습니다. 특정 음식이 아무리 좋다고 해도 그것만 무작정 많이 먹는 것이 능사는 아닙니다. 전체적인 균형이 무엇보다 중요합니다.

채소, 이 정도는 먹어주세요

그러면 채소는 대체 얼마나 먹어야 충분할까요? 일반적으로 채소와 과일을 합해 하루 500g 이상을 권장합니다. 그중 과일을 제외한 채소만으로는 400g가량을 먹어야 합니다. 하루 종일 대략 당근

반 개, 오이 반 개, 콩나물 한 줌, 방울토마토 5~6알, 상추 12장 정도를 먹으면 기본 권장량을 거의 충족할 수 있습니다.

하루 세끼를 먹는다고 했을 때, 매끼 한두 주먹의 채소를 챙긴다고 생각하면 쉽습니다. 주요 채소의 1회 분량을 다음 표에서 안내해드리니 참고해보세요. 전체 식사의 비중으로 보자면 최소 3분의 1에서 2분의 1가량의 자리를 채소류가 차지하면 좋습니다.

안타깝게도 우리나라 평균 채소 섭취량은 평균 200~253g으로 권장 섭취량의 절반 정도입니다. 건강을 유지하기에는 턱없이 부족한 수치죠. 채소와 과일 섭취량을 함께 조사했을 때 권장량을 충족하는 사람은 전체의 약 25.5%에 그쳤습니다. 특히 젊은 연령대일수록 채소 섭취가 부족했는데, 20대는 남성의 15%, 여성의 9.6%만이 권장 수준을 만족했고, 30~50대 역시 절반을 넘기지 못했습니다.

이러한 채소 섭취 부족은 현대인의 바쁜 생활에도 원인이 있습니다. 채소는 가공식품과는 다르게 세척과 손질이 필요하고, 쉽게 상하거나 무를 수 있어 장기 보관이나 저장도 어렵습니다. 하지만 당장의 편안함에 젖어 채소 섭취를 소홀히 한다면 결국 체중이 늘어나는 것은 물론 갖가지 건강 문제도 피할 수 없을 것입니다.

채소를 좋아하는 사람이 되는 방법

조금 번거롭더라도 의식적으로 채소를 잘 챙겨 먹는 방법을 같이 고민해봅시다. 요리 초보자라면 신선한 생채소를 샐러드로 먹는

[2-17] 주요 채소류의 1회 분량

종류	조리 전 무게(g)	목측량
당근	70	중 1/2개
양파	70	중 1/2개
애호박	70	1/4개
콩나물	70	1.5줌
상추	70	중간 크기 12장
파프리카	70	2/3개
브로콜리	70	1/2개(송이만)
단호박	70	미니 단호박 1/4개
방울토마토	70	5~6알
우엉	40	1/3컵
버섯	30	1줌
김	2	1장
마른 미역	10	2큰술

* 하루 6~8회가량 섭취 권장.
* 대부분의 채소 1회 분량은 생채소 기준 한 줌 정도. 다만 상추처럼 가볍고 부드러운 잎채소는 한 주먹보다 조금 더 넉넉히 먹어야 한다. 반대로 우엉, 연근, 도라지, 토란 같은 뿌리채소는 탄수화물 함량이 많아 1/2주먹만 먹어도 괜찮다.

것이 가장 간편합니다. 채소 위에 향긋한 올리브오일 한 스푼과 소금만 살짝 뿌려도 근사한 샐러드가 되니까요. 요즘은 간편한 샐러드 팩이나 손질된 채소도 마트나 편의점에서 쉽게 구할 수 있으니 활용하면 좋겠습니다. 만약 채소의 보관이나 손질이 부담스럽다면 냉동 채소도 훌륭한 대안입니다. 수확 후 상온에 오래 방치된 채소보다 오히려 급속 냉동한 채소가 식이섬유, 미네랄, 항산화 성분 같은 영양소가 더 잘 보존되기도 합니다.

또 특별한 식단보다는 평범한 집밥과 친해지는 것도 채소를 먹기 쉬운 방법 중 하나입니다. 전형적인 한식 밥상에서는 나물이나 무침 요리로 채소를 충분히 먹을 수 있습니다. 간단한 나물 반찬을 직접 요리하면 가장 좋겠지만, 바쁠 땐 반찬 가게의 도움을 받는 것도 부끄러운 일이 아닙니다.

심지어 라면을 끓일 때도 콩나물이나 파를 한 줌만 추가하면 훨씬 균형 잡힌 식사가 됩니다. 영양가는 물론 포만감도 훨씬 오래가고요. 외식을 할 때에도 비빔밥, 샤브샤브, 월남쌈, 쌈밥 등 채소를 곁들일 만한 메뉴가 생각보다 많습니다. 인기가 많은 마라탕이나 짬뽕 같은 음식에도 풍성한 채소 건더기가 함께 있으니 잊지 말고 챙겨보세요. 채소뿐 아니라 버섯, 김, 미역, 다시마 같은 해조류도 식이섬유가 풍부하고 에너지 밀도가 낮으므로 채소의 대안으로 같이 먹어도 좋습니다.

『식습관의 인문학』이라는 책에 이런 문구가 있습니다. "당근을 먹는 사람이 되려면 당근을 좋아하는 사람이 되어야 한다." 아무리 다이어트에 도움이 되고 몸에 좋다고 해도 내가 싫어하는 음식을 억지로 먹는 것은 고문에 가깝습니다. '난 채소가 진짜 싫어!'라고 생각하는 사람이라 하더라도 수십 가지의 채소 중 입맛에 맞는 채소가 단 하나도 없진 않을 것입니다.

식탁에서 채소와 친해지는 방법, 채소가 맛있어지는 방법을 함께 고민하고 또 찾아봅시다. 그렇게 다양한 채소와 함께하다 보면 훨씬 더 풍성하고 다채로운 식사를 즐기면서 가벼워지는 몸의 변화를 경험해보게 될 것입니다.

과일, 먹어야 할까,
말아야 할까?

과일은 채소와 유사하게 섬유질, 비타민, 무기질, 생리활성 물질이 풍부한 자연식품으로, 건강에 유익합니다. 그런데 인터넷을 보면 한쪽에서는 채소와 과일만 먹고 살을 뺐다며 과일을 예찬하는 반면, 다른 한쪽에서는 과일이 내장지방의 주범이라며 절대 먹지 말라고 주장하기도 합니다. 이렇게 서로 다른 이야기에 사람들은 혼란스럽습니다. 과일, 대체 먹으라는 거야, 먹지 말라는 거야?

과일의 주성분은 탄수화물, 그중에서도 당류입니다. 물론 음식이 풍족하지 않던 과거에는 신선한 과일을 먹을 기회가 적었기에 이러한 과일 섭취가 식생활에서 크게 문제되지는 않았지요. 하지만 현대인들은 다릅니다. 과일을 굳이 챙겨 먹지 않아도 이미 칼로리와 당류 섭취가 과잉 상태입니다. 이런 상황에서 과일까지 많이 먹는다면 불난 곳에 기름을 붓는 격입니다.

진료실에서도 '과일이 몸에 좋지 않냐'며 매일 과일을 몇 접시씩 드시고 혈당과 체중 관리가 잘 되지 않는 분들을 종종 봅니다. 게다가 요즘 과일은 점점 더 달게 개량되는 추세이기 때문에 문제가 더욱 심각합니다. 실제로 과일에 함유된 과당은 다른 당류에 비해 지방으로 쉽게 전환됩니다. 그렇다면 과일을 절대 먹지 말아야 할까요?

앞서 말했듯이, 어떤 음식이든 금기시할 필요는 없습니다. 당뇨병 환자를 위한 식사 요법에도 과일은 하루 1~2회 권장되고 있으며, 지중해식 식단에도 과일은 매일 포함되어 있습니다. 과일은 장내 미생물 환경을 풍부하게 하는 데에도 도움이 되지요. 즉, 과일도 다른 음식과 마찬가지로 적정량을 섭취하는 게 중요합니다. 또한 평소 식사나 간식에서 당류가 넘치지 않는지, 과식은 없는지, 평소 신체 활동이나 운동량은 충분한지 먼저 살펴보는 것이 필요합니다.

과일은 이렇게 먹어보세요.

첫째, 당류가 많은 초가공식품의 섭취를 되도록 줄입니다. 평소 다른 식사에서 당류 섭취가 많지 않은 사람이라면 과일을 무서워할 이유는 없습니다.

둘째, 초가공식품을 줄인 자리를 과일로 채웁니다. 건강한 식생활을 위해 초가공식품을 줄이다 보면 처음에는 식탁이 다소 심심해 보일 수 있습니다. 그럴 때 달콤하고 기름진 디저트류 대신 상큼한 과일을 더한다면, 식탁이 훨씬 더 즐겁고 풍요로워질 것입니다.

셋째, 과일 섭취 시 탄수화물 식품의 양을 조금 줄여봅니다. 밥, 빵, 면, 고구마, 감자와 같은 탄수화물 위주의 식품을 마음껏 먹고 과일까지 후식으로 먹는다면 탄수화물 섭취가 과도해질 수 있습니다. 과일 한 주먹이 밥 두세 숟갈의 열량과 비슷하다고 생각하면 됩니다.

넷째, 단백질과 지방을 공급할 수 있는 다른 식품과 함께 먹어 영양소의 균형을 맞춥니다. 식사에서는 채소나 오일 드레싱을 곁들인 샐러드로 먹거나 요거트, 무가당 두유, 견과류와 조합해 간식으로 먹는 것도 좋

[2-18] 주요 과일의 적정 1회 분량(50kcal)

수박(150g)	딸기(150g)	사과(100g)	배(100g)	귤(100g)
바나나(100g)	포도(100g)	오렌지(100g)	키위(100g)	블루베리(100g)

출처: 한국인 영양섭취 기준, 2020

건강한 성인 여성은 하루에 1~2회 분량, 남성은 2~3회 분량을 먹는다. 비만, 혈당 장애, 당뇨병, 고중성지방혈증, 요산 수치 상승 등의 질환이 있다면 하루 1~2회 분량을 넘지 않는 것이 좋다. 최근 개정된 '당뇨인을 위한 식사요법'에서 일부 과일은 평균 당도가 높아져서 1회 분량을 줄이기도 했으니 먹었을 때 달다면 더욱 주의해야 한다.

습니다.

다섯째, 말린 과일은 자주 먹지 않습니다. 말린 과일은 부피 대비 당 함량이 생과일에 비해 5~10배가량 높습니다. 또 설탕이나 기름에 절이거나 말려 가공하는 경우도 많습니다. 먹게 된다면 하루 1큰술 미만을 권장합니다.

비만인에게 적절한 과일 섭취량은 하루 한 주먹 정도입니다. 혈당 장애, 당뇨병, 고중성지방혈증, 지방간, 고요산혈증이나 통풍 같은 질환이 있을 때에도 마찬가지입니다.

과일 또한 다른 음식과 마찬가지로 무작정 나쁘거나 좋기만 한 음식은 아닙니다. 무엇이든 적절한 양을 지켜 균형 있게 먹는 것이 가장 중요합니다.

밥, 빵, 면은 최악의 음식일까?

"빵을 너무 좋아해서 다이어트가 힘들어요. 열심히 참다가 가끔씩 입이 터지면 너무 괴로워요."

정말 자주 듣는 말입니다. 많은 사람이 다이어트를 시작하면 좋아하던 밥과 빵을 끊어야 한다고 생각합니다. 그런데 과연 빵이 다이어트 실패의 주범일까요?

저는 사실 거의 매일 빵을 먹으면서도 체중과 내장지방을 정상화했습니다. 모든 빵이 나쁜 것은 아니며, 식사의 일부로 적절하게 먹으면 문제가 되지 않습니다. 중요한 것은 적정량을 섭취하는지, 어떤 빵을 먹는지, 빵을 줄인 대신 어떤 음식을 먹었는지 등입니다. 우리는 밥, 빵, 면 가릴 것 없이 자유롭게 먹어도 됩니다. 다만 식사의 질을 높이는 방향으로 탄수화물을 섭취하는 것이 중요합니다.

탄수화물은 무슨 잘못을 했을까?

탄수화물이 공공의 적이 된 것은 비교적 최근의 일입니다. 1990년대까지만 해도 우리 식탁에서 비만의 주범은 지방으로 여겨져 저지방 식품이 인기를 끌었죠. 하지만 1990년대 말 로버트 앳킨스 박사가 저탄수화물 고지방식 다이어트를 소개하고, 국내에도 삼겹살을 마음껏 먹으면서 살을 뺄 수 있다는 황제 다이어트까지 등장하면서 이제는 그 공격 대상이 탄수화물로 옮겨갔습니다. 최근에는 연속혈당측정기(CGM, Continuous Glucose Monitoring)를 활용해 실시간 혈당 변화를 확인하는 형태의 저탄수화물 다이어트가 생기기도 했습니다.

하지만 이는 탄수화물 입장에서 보면 억울한 일입니다. 탄수화물이 분해되어 생성되는 포도당은 체내의 세포가 가장 빠르고 쉽게 에너지로 쓸 수 있는 연료이기 때문입니다. 특히 뇌와 적혈구는 포도당을 주요 연료로 사용합니다. 그래서 우리 몸은 탄수화물을 섭취하면 복잡한 소화 과정을 거쳐 포도당으로 바꿉니다. 생성된 포도당은 즉시 에너지원으로 사용되거나 간과 근육에 글리코겐(glycogen) 형태로 저장됩니다. 글리코겐은 포도당이 급히 필요할 때 꺼내 쓸 수 있는 간이 창고와도 같습니다. 사람마다 편차는 있지만 보통 간에는 60~90g, 근육에는 약 300~400g의 글리코겐이 저장됩니다.

글리코겐 저장량이 가득 차고 나면 남은 포도당은 중성지방(TG, Triglyceride) 형태로 지방세포에 저장됩니다. 이때 지방 저장을 촉진하는 주요 호르몬이 바로 인슐린입니다. 인슐린은 췌장에서 분비되는데, 혈당을 낮추고 남는 에너지를 저장하는 역할을 합니다. 그래서 저탄수화물 다이어트를 주장하는 사람들은 탄수화물 섭취를 줄여 인슐린 분비를 억제하면 포도당이 중성지방으로 저장되는 것을 줄일 수 있다고 이야기합니다.

- **지방(fat)**

  지방 또는 식이지방(dietary fat)은 음식에 포함된 지방. 육류의 비계, 각종 오일류와 버터 등의 주성분을 말함.

- **체지방(body fat)**

  체내에 저장된 지방 전체를 의미.

- **지방세포(adipocyte)**

  중성지방을 주로 저장하는 세포, 에너지 저장 창고의 역할.

- **중성지방(triglyceride)**

  식사로 섭취되어 지방세포 내에서 에너지를 저장하는 형태로 사용되거나 혈액 속에서 지방을 운반함. 지방산(fatty acid) 세 개와 글리세롤(glycerol)이 붙어 있는 구조.

- **지방산(fatty acid)**

  식이지방의 주요 구성 성분. 구조에 따라 크게 불포화지방산, 포화지방산으로 나눌 수 있다. 체내에서 에너지로 사용되기도 하며, 다양한 염증, 혈전 반응들과도 관련 있다.

과연 탄수화물을 먹지 않으면 지방이 줄고 더 이상 늘어나지 않을까요? 아닙니다. 탄수화물, 단백질, 지방 무엇을 먹든 우리 몸에서 사용하고 남는 에너지는 모두 중성지방 형태로 바뀌어 저장될 수 있습니다. 결국 탄수화물만 적게 먹는다고 해서 다이어트가 되는 것은 아닙니다. 저탄수화물 식사를 하더라도 단백질이나 지방을 많이 먹고, 전체 식사의 칼로리가 평소 사용하는 칼로리보다 많아지면 살은 찔 수밖에 없습니다.

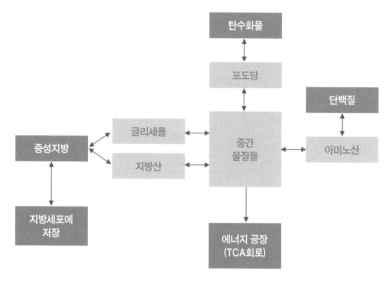

[2-19] 탄수화물, 지방, 단백질에서 지방으로 전환되는 사이클 모식도

탄수화물, 단백질, 지방은 모두 에너지 공장에 들어가 에너지를 생성하거나 체내 구성분을 이루는 데 사용된다. 남은 것은 모두 중성지방 형태로 지방세포에 저장한다.

저탄수화물 식단의 비밀

그렇다면 왜 저탄수화물 식단이 이렇게 각광받게 되었을까요? 아마도 가장 큰 이유는 다른 다이어트에 비해 초반 감량 효과가 크기 때문일 것입니다. 저탄수화물 식사로 체내 포도당이 부족해지면 저장되었던 글리코겐을 분해해 에너지원으로 사용합니다. 글리코겐 1g은 약 3g의 수분과 함께 저장되므로 줄어들 때도 수분과 함께 사라집니다. 그래서 저탄수화물 식사를 함으로써 글리코겐 약 400g이 줄어들면 저장된 수분은 무려 1,200g이 감소합니다. 그러면 며칠 만에 몸무게가 아주 빠르게 1~2kg 줄어드는 것처럼 보이겠죠. 물론 그 체중 변화가 내가 궁극적으로 원하는 대로 100% 지방만 빠진 것은 아닐 겁니다.

또 저탄수화물 식사를 하면 단백질과 지방 섭취가 저절로 늘어납니다. 고단백·고지방 음식들은 소화되는 시간이 길어 포만감이 오래가고, 식사량을 줄이는 데 도움이 될 수 있습니다. 게다가 극단적인 저탄수화물 식사를 할수록 먹을 수 있는 식품의 종류가 크게 줄어듭니다. 밥, 빵, 면, 과자, 튀김류 같은 대표적인 탄수화물 식품뿐 아니라 고구마, 감자, 당근, 연근, 양배추와 같은 채소와 모든 과일도 제한해야 합니다. 결국 고기, 생선, 달걀 같은 동물성 식품과 버터, 오일 같은 유지류 정도만 섭취가 가능하지요.

이로 인해 저탄수화물 식사는 초반 체중 감량 속도가 빠르고, 6개월까지의 감량 폭도 다른 다이어트에 비해 가장 큰 편입니다. 하지만 안타깝게도 연구 기간이 길어질수록 감량 효과는 줄어들거나 없어져, 12개월 이상 지났을 때는 다른 다이어트 식단과 큰 차이가 없었습니다. 즉, 초기의 빠른 감량 효과가 장기적인 결과와는 다를 수 있다는 점을 유의해야 합니다.

이 외에도 저탄수화물 다이어트에는 여러 한계가 있습니다. 특히 탄수화물이 부족하면 뇌의 주요 에너지원인 포도당 공급이 어려워져 두통, 어지러움, 메스꺼움, 구토와 같은 증상이 발생할 수 있습니다.

무엇보다 장기적인 저탄수화물 식사는 근육 손실의 위험을 높일 수 있습니다. 탄수화물이 부족하면 근육의 글리코겐 저장이 잘 이루어지지 않아 운동 능력이 감소할 수 있습니다. 또 포도당이 오랫동안 부족하면 근육을 분해해서 에너지로 사용해 근육량이 줄어들 수 있습니다. 탄수화물 섭취로 분비되는 인슐린 호르몬도 근육의 성장을 자극합니다. 인슐린은 지방 저장뿐 아니라 우리 몸의 에너지 저장 과정을 두루 자극합니다. 근육 세포에서는 단백질의 재료가 되는 아미노산 흡수를 촉진하고, 단백질 합성을 증가시킵니다. 또 운동 시 에너지원으로 사용하는 글리코겐 합성을 촉진해 근육의 기능과 성능을 유지하는 데 도움을 줍니다. 저탄수화물 다이어트는 이처럼 인슐린 기능이 제한될 수 있어 장기적으로 근육 보존과 대사량 유지에 꽤나 불리합니다.

이와 같은 근손실은 우리가 걱정하는 기초대사량 저하와 직결됩니다. 물론 저탄수화물 식이를 하더라도 근육 보존이나 성장이 가능할 수 있습니다. 다만 이때는 여러 가지 전제조건이 필요합니다. 첫째, 고강도의 저항 운동으로 근육에 충분한 자극이 유지되어야 합니다. 둘째, 근육이 분해되지 않도록 충분한 칼로리와 단백질 섭취가 필수입니다. 대사가 원활하고 운동 능력이 뛰어난 사람이라면 저탄수화물 식사를 하면서도 이러한 운동과 식사가 가능할 수도 있습니다. 하지만 안타깝게도 다이어트가 필요한 사람에게는 보통 쉽지 않은 일입니다.

저탄수화물 다이어트의 또 다른 문제는 식욕입니다. 특히 비만인들은 이 문제에 취약합니다. 탄수화물을 적절히 섭취하지 않으면 우리 몸에서는 탄수화물 섭취를 인지해 분비되는 식욕 조절 호르몬 일부가 제대로 분비되지 않습니다. 흔히 탄수화물을 먹으면 식욕이 더 오른다고 생각하지만, 실제로는 탄수화물 섭취 후 분비되는 인슐린 호르몬은 뇌에서 식욕을 억제하는 역할을 합니다. 또 혈당 상승에 반응해 위장관에서 분비되는 GLP-1, GIP(Gastric Inhibitory Peptide, 위억제 펩타이드) 같은 호르몬들은 뇌의 식욕 중추를 억제하고 위장 운동을 느리게 해 포만감을 오래 유지해줍니다. 이 효과는 매우 강력해서 최근 이를 기반으로 한 비만 치료제들이 전 세계적으로 주목받고 있습니다. 뿐만 아니라 지방 세포에서 분비되는 렙틴 호르몬 역시 탄수화물 섭취로 인해 자극되어 식욕을 억제해줄 수 있습니다. 탄수화물을 무리하게 줄인다는 것은 이러한 호르몬들의 도움을 포기하는 셈입니다.

아무리 다른 음식을 먹고 물리적으로는 배가 불러도 탄수화물 섭취가 부족하면 식욕이 안정되기 어렵습니다. 그래서 저탄수화물 식이를 하다가 결국 '입이 터져버렸다'고 고백하는 분들을 종종 만납니다. 이는 의지의 문제가 아니라 자연스러운 몸의 반응이죠.

뿐만 아니라 간혹 이런 증상을 호소하는 분들도 있습니다. "요즘 들어 변비가 생겼고, 컨디션도 너무 안 좋아요. 아무리 열심히 운동해도 땀도 잘 안 나고요. 그런데 체중은 정체기예요." 저탄수 혹은 무탄수화물 식단 이후에 생리가 불규칙해지고, 땀도 잘 나지 않으며 추위를 심하게 타고 변비가 심해지는 경우가 있습니다. 검사를 해보면 대사 저하로 인해 갑상선 기능에 문제가 발견되기도 합니다.

갑상선은 신진대사를 조절하는 주요 기관으로, 에너지와 영양 상태에 민감합니다. 충분한 탄수화물 섭취와 그 결과로 인한 대사산물이 공급되지 않으면 갑상선 호르몬이 활성형으로 전환되지 못하거나, 갑상선 세포의 활동이 저하될 수 있습니다. 물론 다시 정상적인 식사를 하면 증상이 호전될 수 있지만, 극단적인 식이는 항상 위험을 동반한다는 점을 기억해야 합니다.

개인적으로 생각하는 저탄수화물 다이어트의 가장 큰 단점은 밥이 주식인 한국인의 식생활에서 오래 지속하기 어렵다는 것입니다. 1,600kcal를 먹는 여성이 전체 칼로리의 10~20%만 탄수화물로 먹는 흔한 저탄수화물 다이어트를 한다면 하루 종일 밥 반 공기에서 한 공기만을 겨우 먹을 수 있습니다. 한국인의 식사에서 이런 형태의 식단을 일상적으로 유지하기란 현실적으로 어렵습니다.

탄수화물, 얼마나 먹어야 할까?

그렇다면 대체 탄수화물은 얼마나 먹어야 적당할까요? 탄수화물 섭취에 따른 사망률은 U자 모양입니다. 전체 칼로리의 50~55%를 탄수화물로 섭취했을 때 사망률이 가장 낮았고, 70% 이상이거나 40% 미만으로 먹을 때는 오히려 증가하는 것으로 나타났습니다. 즉, 40~70% 범위에서는 건강에 큰 위해가 없었습니다. 생각보다 꽤 넓은 범위죠? 앞서 이야기한 것처럼 모든 영양소는 과잉이나 결핍만 없으면 신체의 적정 기능을 유지하는 데 크게 문제가 되지 않습니다.

이러한 연구 결과를 바탕으로 한국인 영양 섭취 기준에서는 만성질환 예방을 위한 탄수화물 섭취량을 전체 칼로리의 55~65%로 권고하고 있습니다. 예를 들어, 하루 1,600kcal를 섭취하는 여성 기준으로 하루에 밥 2~3공기는 먹을 수 있는 양입니다. 기본적으로 매끼 한 주먹의 탄수화물을 챙기면서 본인의 혈당 상태, 활동량, 식사 선호도 등에 따라 조절하는 것이 바람직합니다.

현대인의 식생활은 탄수화물 섭취가 과해지기 쉬워 탄수화물 섭취를 적절하게 조절하는 것은 긍정적일 수 있습니다. 식생활이 점점 서구화되면서 한국인의 탄수화물 섭취량이 다소 줄어들긴 했지만, 여전히 성인 남성의 평균 탄수화물 섭취 비중은 약 58~70%, 성인 여성은 약 60~77%로 높은 편입니다.

제가 진료실에서 채소 섭취와 함께 가장 많이 확인하는 것도 탄수화물 음식의 섭취량입니다. 특히 내장지방이 많거나, 비만에 더해 당뇨병, 고중성지방혈증, 통풍과 같은 대사질환이 있는 환자라면 혹시 밥, 빵, 면, 떡을 비롯해 고구마, 감자, 옥수수, 과일, 음료수 등의 탄수화물류 섭취가 과했는지, 이것이 칼로리 섭취 과잉으로 연결되

[2-20] 다양한 저탄수화물 식단의 탄수화물 섭취 비중 비교

저탄수화물 식단명	탄수화물 비중
초저탄수화물 식단(케톤 생성 식이 요법)	〈 10%
앳킨스 다이어트(황제 다이어트)	〈 3~16%
대한당뇨병학회 저탄수화물 식단	40~45%
대한비만학회 저탄수화물 식단	30~50%

탄수화물 비중 30%를 하루 동안 섭취할 수 있는 밥의 양으로 환산해보면, 2,300kcal 섭취 남성은 2공기, 1,600kcal 섭취 여성은 1.5공기 분량이다. 채소, 두부, 콩류 등에 포함된 탄수화물조차 허용되지 않는다. 이 정도의 저탄수화물 식단을 시도하기 전에는 전문가와 꼭 상의가 필요하다.

지는 않았는지 확인하고 조절하도록 권장합니다.

　실제로 탄수화물 섭취를 총 섭취 칼로리의 약 40~50%로 유지하는 적정 탄수화물 식단은 혈당 조절과 심뇌혈관질환 예방에 장기적으로 안전하고 긍정적이라는 것이 밝혀졌습니다. 이런 경향을 반영해 최근 대한당뇨병학회는 탄수화물 비중을 40~45%로 줄인 식사 계획을 추가로 신설했고 대한비만학회에서도 약 30~50%의 저탄수화물 식단 지침을 마련했습니다. 혹시라도 탄수화물 섭취 비율 30% 이하인 저탄수화물 식단을 시도한다면 전문가와 상의해 건강 상태를 먼저 확인하고 안전하게 실천하는 것이 중요합니다.

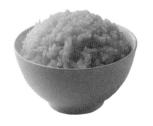

쌀밥 1공기 210g (300kcal, 탄수화물 66g)
= 국수 1.5공기 270g (익힌 국수 기준)
= 식빵 3장 100g
= 백설기 1개 150g
= 감자 3개 420g
= 고구마 1.5개 210g

탄수화물, 양보다 중요한 '무엇'

탄수화물의 섭취량보다 더 중요한 것은 탄수화물의 질(quality)입니다. 예를 들어, 상대적으로 낮은 비만율과 심혈관질환 발생률로 유명한 남미 아마존 지역의 치마네(Tsimane) 부족은 탄수화물 섭취 비중이 70%를 넘습니다. 장수로 유명한 오키나와 주민들 역시 식사의 60%가량을 탄수화물로 섭취합니다. 이들이 먹는 탄수화물 식품은 자연에서 재배한 뿌리채소, 잎채소, 과일, 해조류, 통곡물과 같은 식이섬유가 풍부한 복합 탄수화물 식품입니다.

또한 여러 관찰 연구에서는 복합 탄수화물 중 하나인 통곡물 위주로 탄수화물을 섭취할수록 체질량지수가 감소하는 경향이 나타났습니다. 또한 지중해식 식단, 고혈압 및 심혈관질환 관리에 효과적인 DASH(Dietary Approaches to Stop Hypertension) 식단, 하버드에서 제안하는 한 접시 식단 등 대부분의 건강 식단에서도 통곡물 섭취를 강조하고 있습니다.

통곡물은 가공 과정을 최소화한 곡물을 의미합니다. 쌀을 예로 들면 과피, 종피, 호분층을 포함한 '겨'를 남겨둔 현미는 통곡물에 해당하며, 겨를 완전히 벗겨내고 배아, 즉 쌀눈까지 제거한 백미는 정제된 곡물입니다. 오트밀의 경우, 여러 가지 가공 과정을 거쳐 만들어진 퀵오트는 정제된 곡물로 분류되지만, 압착만 한 롤드오트는 통곡물에 가까운 형태입니다. 그 외에 우리가 흔히 접할 수 있는 통곡물로는 호밀, 통밀, 보리, 기장, 조, 수수, 흑미 등이 있습니다.

통곡물이 체중 감량에 도움이 되는 원리는 여러 면에서 채소와 유사합니다. 정제가 덜 된 곡물들은 씹는 데 더 많은 시간이 걸려 식사 속도를 늦추고 위장에서 소화 시간이 더 길기 때문에 포만감을 오래 유지하는 데 도움을 줍니다. 통곡물에도 장내 미생물의 먹이가 되는 식이섬유가 풍부합니다. 비타민, 미네랄과 같은 미량 영양소도 더 많아 에너지 대사를 돕는 효과도 있습니다.

따라서 밥은 잡곡밥으로, 식사용 빵은 통곡물이나 잡곡빵으로 섭취하는 것을 권장합니다. 잡곡의 비중은 3분의 1에서 절반 정도가 이상적입니다. 개인적으로 저도 빵을 참 좋아하고 편리함 때문에 아침 식사로 즐겨 먹습니다. 물론 지금은 빵의 종류가 달라지긴 했죠. 과거에는 단팥빵, 크루아상, 머핀 등 정제된 곡물로 만든 고당분·고지방 빵을 자주 먹었다면, 이제는 조금 거칠어도 담백한 통곡물 빵을 선호합니다. 달콤한 빵은 가끔 맛있고 즐겁게 먹고요.

물론 흰쌀밥을 단순히 현미밥으로, 흰 빵을 잡곡빵으로 바꾼다고 해서 무조건 체중이 줄어들지는 않습니다. 무엇이든 내 몸에 필요한 양만큼만 섭취하는 것이 중요하기 때문입니다. 하지만 이왕에 비슷한 양을 먹는다면 다양한 비타민, 미네랄과 같은 미량 영양소를 섭취할 수 있고, 식이섬유가 풍부한 통곡물이 포만감, 만족감, 건강한 체내 대사와 체중 유지에 더 큰 도움을 줄 수 있습니다.

그러면 흰쌀밥을 비롯해 국수, 파스타, 떡처럼 통곡물로 먹기 어려운 음식들은 무조건 피해야 할까요? 그건 굉장히 부자연스러울 뿐만 아니라 한국인의 식문화에서는 꽤나 어려운 일이기도 합니다. 대신 정제된 곡물을 먹을 때에도 다른 음식과 골고루 먹어주면 영양적인 균형을 맞출 수 있습니다. 정제 과정에서 사라진 식이섬유, 비타민, 미네랄 등을 채소로 보충하는 것이죠. 포만감이 부족하다면 단백질, 지방을 함유한 식품도 같이 먹어주면 좋습니다.

한마디로, 골고루 먹으면 큰 문제가 없습니다. 평생 들어온 이 뻔한 말에는 이 같은 원리가 숨어 있습니다. 혹여 매끼 이렇게 균형을 맞추지 못해도 괜찮습니다. 앞서 이야기했듯이 큰 그림으로 보고 일주일, 한 달 단위의 영양 섭취가 균형 있게 이루어지면 됩니다. 그렇기에 우리는 언제나 유연하고 즐거운 식사를 할 수 있습니다.

혈당 다이어트는
정말 효과가 있을까?

저탄수화물 다이어트의 또 다른 변형으로는 최근 유행하는 혈당 다이어트가 있습니다. 이 다이어트는 혈당을 올리고 인슐린 분비를 자극하는 식품이 살도 찌게 한다는 '인슐린 비만 모델'이 기반입니다. 이를 위해 실시간으로 '혈당 스파이크*'를 그래프로 확인할 수 있는 연속혈당측정기나 혈당 보조제가 다이어트용으로 인기를 끌기도 했습니다.

> 혈당 스파이크
> 보통 연속혈당측정기에서 가파르게 혈당이 치솟는 모양을 말하는데, 공식적인 의학 용어는 아닙니다. 진료실에서는 '식후 고혈당'이나 '혈당 변동성'과 같은 용어를 사용합니다.

혈당 다이어트의 핵심 주장

1. 혈당 스파이크가 생기면 혈당을 낮추기 위해 인슐린이 많이 분비되어 지방 저장이 늘어난다.

2. 혈당 스파이크로 인해 고농도 인슐린에 자주 노출되면 인슐린이 제대로 작용하지 못하는 인슐린 저항성이 생긴다.

3. 인슐린 저항성이 생기면 췌장에서 인슐린 분비량을 늘려 지방 저장이 더 늘어난다.

혈당 다이어트는 언뜻 들으면 매우 합리적인 설명처럼 들리지만 여러 가지 한계가 있습니다. 첫째, 개개인의 혈당과 인슐린 분비 패턴은 다릅니다. 연구 결과에 따르면 혈당 스파이크가 반드시 인슐린 과분비와 동일하지 않습니다. 어떤 사람들은 인슐린 분비가 상대적으로 부족하거나 완만해 혈당 스파이크가 발생하기도 합니다. 반대로 혈당 스파이크가 없더라도 인슐린 분비가 적은 것은 아닙니다. 인슐린이 매우 빠르게 많이 분비되어 혈당 스파이크가 잘 관찰되지 않기도 합니다. 혈당과 인슐린 분비는 이처럼 경우의 수가 다양하기 때문에 혈당 수치만으로 개인의 인슐린 분비 패턴을 정확하게 알기는 어렵습니다.

둘째, 혈당 스파이크가 인슐린 저항성의 유일한 원인은 아닙니다. 인슐린 저항성은 비만, 당뇨병, 다낭성난소증후군 환자들에게서도 흔히 나타납니다. 이 상태에서는 혈당을 낮추고 포만감을 촉진하는 인슐린 호르몬이 제대로 작동하지 않습니다. 그 결과 혈액 속의 포도당이 세포로 잘 들어가지 못해 혈당은 오르고, 세포는 에너지가 부족하다고 착각하게 됩니다. 이로 인해 식욕은 증가하고, 간에서는 포도당 합성을 늘리고, 지방을 많이 생성해 저장하려고 합니다. 결국 체중 증가, 혈당 상승, 지방간, 고지혈증 등 다양한 문제가 발생할 수 있습니다.

이러한 인슐린 저항성은 탄수화물 섭취뿐 아니라 개인의 유전적 소인, 운동 및 대사 능력, 영양 상태, 체내 지방의 축적과 분포 등 다양한 요인의 영향을 받습니다. 현재 세포 내 인슐린 저항성의 명확한 기전은 아직 연구 중입니다. 그중에서도 ①내장지방 세포로부터 혈중으로 방출되는 과다한 지방산, ②과도한 지방 조직에서 나오는 만성 염증성 물질과 호르몬 불균형, ③지방세포가 아닌 근육, 간, 췌장 등의 조직에 축적되는 이소성 지방의 증가와 같은 것들이 영향을 미친다고 알려져 있습니다.

결국 핵심은 과도한 지방 축적입니다. 모든 영양소의 과잉 섭취는 혈중 지방산 농도를 높이고 체내 지방 축적을 일으켜 인슐린 저항성의 원인이 될 수 있습니다. 혈당만 올리지 않는다고 해서 살이 찌지 않는 것은 아닙니다. 탄수화물은 적지만 칼로리는 높은 음식만 계속해서 섭취한다면 다이어트는커녕 체중 증가를 막을 수 없습니다.

이러한 이유로 대한비만학회에서도 성명서를 발표해 당뇨병이 없는 비당뇨인이 체중 감량 목적으로 연속혈당측정기를 사용하는 것은 적절하지 않다는 우려를 표명했습니다. 비만은 탄수화물과 당류의 섭취만이 아니라, 다양한 요소가 복합적으로 작용하는 질환임을 간과해서는 안 됩니다. 특히 '마음껏 먹어도 혈당만 오르지 않는다면 살이 찌지 않는다'는 잘못된 정보에 현혹되지 않도록 주의해야 합니다.

물론 평소 과자나 당분이 많은 음료 등으로 탄수화물과 당류를 과다하게 섭취하면서도 이를 잘 인지하지 못하는 경우가 있습니다. 이런 상황에서 연속혈당측정기를 착용하면 신체 변화를 확인하기 쉬워 동기 부여와 생활 습관 관리에 도움이 될 수 있습니다.

하지만 혈당은 식사뿐 아니라 수면, 신체 활동, 스트레스 등 다양한 요인에 영향을 받습니다. 따라서 혈당기를 부착한 채 자의적으로 인과관계를 파악하다가는 큰 혼란을 야기거나 자칫 강박적인 식사 행동으로 빠질 위험이 있습니다. 연속혈당측정기를 사용한다면 혈당에 대해 포괄적인 이해를 가진 전문가의 도움을 받는 것이 좋습니다.

그래도 이것만은 조심!

탄수화물 섭취에서 그래도 이것만은 조심하기를 당부하고 싶은 것은 바로 당류입니다. 탄수화물은 크게 복합 탄수화물과 단순 탄수화물인 당류로 나뉩니다. 복합 탄수화물은 대표적으로 쌀, 밀가루, 감자, 고구마 등에 존재하는 녹말이 있습니다. 이들은 여러 개의 당분자가 연결된 구조로, 체내 소화 효소에 의해 단순당으로 분해되어 소화와 흡수에 시간이 걸립니다. 그래서 밥을 처음 먹을 때는 단맛이 잘 느껴지지 않지만, 씹으면 씹을수록 침 속의 효소가 녹말을 일부 분해하면서 서서히 단맛을 느낄 수 있습니다.

반면 설탕, 포도당, 과당, 유당, 말토오스, 갈락토오스 같은 단순 당류는 이미 거의 분해된 상태로 식품에 존재해 체내에서 빠르게 흡수되고 즉시 단맛을 느끼게 합니다. 탄수화물 식품 이외에도 많은 식품에 자연적으로 당류가 함유되어 있습니다. 대표적인 식품이 과일이며 채소나 우유에도 자연적으로 존재하는 당류가 있습니다.

당류도 적당히 먹는다면 체내에서 전부 에너지로 소모할 수 있어 건강에 해롭지 않습니다. 하지만 현대인은 음식의 풍요 속에서 필요 이상의 당류를 섭취하는 것이 문제입니다. 이전보다 더욱 달콤한 과일, 당분 외에 특별한 영양소가 없는 가당 음료, 간편하게 가공된 주스, 당류를 듬뿍 넣은 촉촉하고 부드러운 빵과 케이크가 우리의 식탁을 빠르게 장악했습니다. 여기에 버터나 크림과 같은 고지방 성분까지 더하면 칼로리는 더욱 높아지고 영양가는 낮아집니

영양정보

총 내용량 74g (18.5g×4봉지) ①
1봉지 (18.5g)당 **85kcal** / 총 **343kcal**

1회 제공량당 함량		1일영양성분 기준치에 대한 비율
탄수화물	14g	4%
당류	2g	2% ②
단백질	2g	4%
지방	2.6g	5%
포화지방	0.7g	5%
트랜스지방	0g	
콜레스테롤	4mg	1%
나트륨	85mg	4%

1일 영양성분 기준치에 대한 비율(%)은 2,000kcal 기준
이므로 개인의 필요 열량에 따라 다를 수 있습니다.

- 원재료명에서 첨가당류 확인하기

예) 설탕, 꿀, 물엿, 올리고당, 시럽, 과당, 기타과당, 액상과당, 메이플시럽, 고과당콘시럽, 말토오즈, 포도당 등

- 영양성분표에서 당류 확인하기

① 총 내용량인지 1회 분량인지 기준을 확인합니다.
② 영양정보에 기재된 당류는 천연에 존재하는 당류+첨가당을 모두 포함합니다.
③ 첨가당의 유무는 원재료명으로 확인합니다.

다. 결국 첨가당 섭취가 많을수록 비만 위험은 증가합니다.

이 때문에 WHO에서는 단순당류를 전체 식사 칼로리의 10% 이내로 섭취할 것을 권고하고 있습니다. 건강을 위해서는 5%까지 줄이는 것도 고려할 수 있습니다. 하루 2,000kcal 섭취 기준으로 25~50g, 설탕으로 약 4~7큰술 정도입니다.

이 기준을 지키기 위해서는 요리할 때 당류 사용을 조절하고, 무엇보다 당류가 많은 가공식품의 섭취를 줄이는 것이 중요합니다. 자주 먹는 초가공식품이 있다면 영양성분표와 원재료명을 살펴서 첨가당 유무와 양을 확인해보세요. 가끔은 괜찮지만 습관적으로는 먹지 않는 것이 좋겠습니다.

결국 탄수화물의 섭취도 다른 영양소와 마찬가지로 적당하게 다

른 영양소와 균형을 이루면서 먹는다면 건강과 체중 모두를 얻을 수 있습니다. 더 이상 밥, 빵, 면을 무서워하는 사람 없이 즐겁고 건강한 식탁을 누릴 수 있기를 바랍니다.

탄수화물 똑똑하게 먹는 세 가지 방법!
- 가장 먼저 가공식품, 음료수 등을 통한 당류 섭취를 줄인다.
- 정제 탄수화물보다는 식이섬유가 풍부한 통곡물 위주로 섭취한다.
- 탄수화물과 채소, 단백질, 지방 식품을 균형 있게 함께 먹는다.

대체당은 과연
다이어트에 도움이 될까?

"콜라 대신 제로콜라를 마시면 도움이 될까요?"

정말 많이 받는 질문 중 하나입니다. 몇 년 전부터 식품업계에는 '제로' 바람이 불고 있죠. 콜라 같은 탄산음료뿐 아니라 과자, 사탕, 심지어 고추장 같은 전통 식재료까지 설탕 대신 대체당을 사용한 식품을 대거 출시하고 있습니다. 알룰로스나 스테비아처럼 가정에서 사용 가능한 대체당 시장도 크게 성장하고 있습니다.

대체당은 설탕보다 칼로리가 적거나 비슷하지만, 더 강한 단맛을 내는 특징이 있습니다. 그래서 제로 음료는 달콤하지만 살찌지 않고, 혈당도 오르지 않는다고 생각해서 많은 사람이 애용합니다.

물론 단기적으로는 제로콜라를 마시면 혈당이 오르지 않고, 칼로리 섭취도 줄일 수 있습니다. 하지만 대체당의 지속적 사용은 신중하게 생각해야 합니다. 대체당이 체중 조절이나 혈당 조절에 이롭다는 일관된 장기적 연구가 아직 없기 때문입니다. 일부 연구에서는 대체당의 긍정적 효과를 보고했지만, 반대로 체중을 증가시키거나 혈당 개선에도 효과가 없고 오히려 장내 미생물에 영향을 미쳐 혈당 조절 능력을 망가뜨린다는 연구 결과들이 있어 혼란을 야기합니다. 대체당은 칼로리도 당도 없는데 왜 체중 조절에 도움이 되지 않을까요?

대체당은 종류가 매우 다양하므로 인체에 미치는 영향을 일관된 기준으로 정리하기가 매우 어렵습니다. 하지만 여러 연구 결과를 보면 대체당은 단맛에 대한 민감도를 낮춰 평소 식생활에서 단맛에 더 의존하게 만들 수 있습니다. 특히나 단맛은 많이 노출될수록 단맛을 더 선호하게 되는 경향을 보여 주의가 필요합니다.

또 대체당이 들어간 음식들은 당장은 적은 칼로리를 섭취할 수 있어도 식후 식욕을 증가시킬 수 있습니다. 위장은 우리가 먹은 음식의 부피를 통해 물리적으로 포만감을 느끼기도 하지만, 칼로리를 인지해 포만감을 뇌로 전달하기도 합니다. 제로 식품을 먹으면 강한 단맛에 비해 들어오는 칼로리가 적어 뇌가 예상한 칼로리 섭취와 불일치가 일어납니다. 이 때문에 대체당 음식을 섭취한 이후에 오히려 보상적인 음식 섭취가 늘어나기도 합니다.

뿐만 아니라 대체당이 들어간 음료는 대부분 고칼로리 음식과 함께 섭취합니다. 샐러드에 제로콜라를 먹는 사람은 드물지만 치킨과 제로콜라는 아주 흔한 조합이죠. 이런 음식은 식욕을 더 자극하고 칼로리 과잉을 유도할 수 있습니다. 뿐만 아니라 심리적으로도 '제로니까 괜찮겠지'라는 안도감이 더 많은 음식 섭취를 부를 수도 있습니다. 이런 점들을 종합하면, 대체당에 의존하는 것은 장기적으로 신중히 고려해야 합니다.

이 때문에 WHO와 대한당뇨병학회는 대체당을 체중 조절이나 혈당 조절을 목적으로 장기간 섭취하지 않도록 권하고 있습니다. 물론 첨가당류의 섭취를 일시적으로 줄이기 위해 단기간 사용해볼 수는 있습니다. 하지만 아직 장기 섭취에 대한 연구 결과가 부족하고 부정적인 영향을 줄 수 있는 가능성이 남아 있으므로 너무 의존하지는 말아야 합니다. 우리가 지향해야 할 방향은 '단맛이 첨가된' 음식의 섭취를 줄여나가고, 단맛에 대한 지나친 선호도를 낮추는 것입니다.

흔히 사용되는 대체당의 종류와 주의사항

알게 모르게 많은 식품에 이미 대체당이 사용되고 있습니다. 대표적인 대체당의 종류는 미리 알아둡시다. 이를 확인하려면 식품 뒷면의 원재료명을 살펴보세요.

대체당의 종류로는 에리스리톨, 말티톨 같은 당알코올류, 천연식품에 아주 소량 존재하는 알룰로스 같은 희소당, 아스파탐, 수크랄로스 같은 합성감미료, 천연 식물 유래 감미료인 스테비아, 나한과 추출물 등이 있습니다. 이 중 당알코올류와 희소당인 알룰로스는 설탕에 비해 단맛은 비슷하거나 적습니다. 반면 합성감미료와 천연 식물 유래 감미료들은 단맛이 아주 강해 설탕과 같은 양을 써도 수백 배나 더 단맛을 냅니다.

[2-23] 대체당의 종류

저감미도 대체당 (설탕 대비 0.4~0.7배 단맛)	당알코올	에리스리톨, 말티톨 등
	희소당	알룰로스, 타카토스, 트레할로스 등
고감미도 대체당 (설탕 대비 100~600배 단맛)	합성 감미료	아스파탐, 수크랄로스 등
	천연 유래 감미료	스테비아 추출물, 나한과 추출물 등

대부분의 대체당은 인체에서 소화되지 않기 때문에 칼로리가 낮습니다. 하지만 이를 과하게 섭취할 경우 장내에 다량의 가스가 생성될 수 있습니다. 저당 또는 제로 식품이라고 마음껏 먹다가 복통, 설사, 복부 팽만 등의 부작용을 겪는 경우도 많습니다. 드물지만 대체당에 대한 알레르기와 쇼크 반응을 경험하고 병원을 찾는 사례도 있어 주의가 필요합니다.

술자리,
꼭 피해야 할까?

탄수화물보다 중성지방 합성을 더 강하게 촉진하는 것은 바로 술입니다. 음주 후에는 혈중 중성지방 수치가 상승하기 때문에 음주가 잦아지면 지방간을 비롯한 내장비만이 잘 생깁니다.

알코올은 탄수화물보다 칼로리가 더 높아 1g당 7kcal의 에너지를 내는데, 다른 영양소는 거의 없습니다. 소주 한 병(360ml)의 칼로리는 도수에 따라 다르지만 350~400kcal 정도로, 밥 한 공기보다 더 높은 수준입니다. 높은 칼로리 대비 포만감에는 크게 영향을 미치지 않고, 오히려 고칼로리 음식과 함께 섭취하죠. 술자리 한 번으로 수천 칼로리를 섭취하기도 합니다.

더불어 알코올은 이뇨 작용으로 체내 수분 공급을 방해하며, 대사 과정에서 아세트알데히드와 같은 독성 물질을 생성해 세포 DNA에 손상을 줄 수 있고 대사에 악영향을 미칩니다. 이로 인해 근육의 회복과 생성이 지연되고 간이 알코올을 처리하는 동안 탄수화물이나 지방 대사도 저하됩니다.

따라서 체중 관리를 원한다면 술은 피하는 것이 좋습니다. 게다가 WHO는 2018년 보고서에서 어떤 음주도 건강에 완전히 안전하지 않다고 결론지었습니다. 국제암연구소(IARC)에 따르면, 하루 1~2잔의 알코올 섭취도 간암, 유방암, 대장암 등 최소 일곱 가지 암 발생 위험을 유의미하게 증가시킵니다. 체중 조절뿐 아니라 건강을 위해서도 절주, 더 나아가 단주를 진지하게 고려해야 합니다.

하지만 사회생활이나 여러 이유로 술자리를 피하기 어려운 경우가 있습니다. 이때 많은 사람이 '망했다'고 생각하며 건강한 생활을 포기하기 쉽습니다. 그러나 너무 좌절하지 마세요. 여러 연구에 따르면 약간의 음주가 곧바로 체중 증가로 연결되지는 않습니다. 다만 소량이라도 매일 마시거나 폭음이나 과음이 자주 반복되는 경우를 조심해야 합니다. 아래의 몇 가지 주의사항을 기억하면서 건강하고 유연한 음주 생활을 이어가기 바랍니다.

술자리 대처법

발효주(막걸리, 맥주, 와인)는 보통 당분이 함유되어 있어 과음하기 쉽습니다. 반면, 증류주(소주, 위스키 등)는 당분은 적지만 도수가 높아 칼로리도 높은 경우가 많습니다. 따라서 주종에 관계없이 적정량을 마시는 것이 중요합니다. 또한 음주 시 탈수 예방을 위해 물을 충분히 함께 마시는 것이 좋습니다.

안주를 선택할 때는 식욕을 자극하고 과음을 부를 수 있는 기름지거나 자극적인 음식을 주의해야 합니다. 되도록 단백질이나 식이섬유가 풍부한 음식을 추천합니다. 예를 들어, 견과류에 오징어나 먹태구이 같은 마른 안주류, 두부 김치, 채소스틱, 저지방 치즈, 오징어 숙회나 해물탕 같은 해산물류 등이 있습니다. 이러한 안주들은 상대적으로 칼로리가 낮

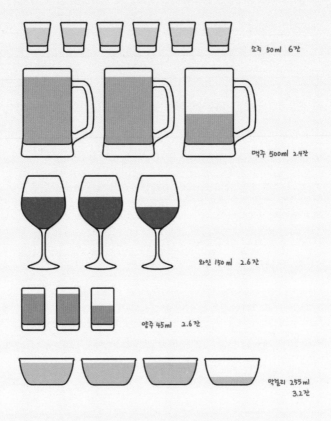

소주 50 ml 6잔

맥주 500ml 2.4잔

와인 150 ml 2.6잔

양주 45ml 2.6잔

막걸리 255 ml
3.2잔

WHO 기준 저위험 음주는 남성 기준 하루 알코올 40g이다. 여성이나 노인, 술이 약한 남성이라면 해당 음주량의 절반 정도가 저위험 음주에 해당한다. 해당 음주량 기준으로 주 1회의 음주를 권고하지만, 이것이 절대적으로 안전한 음주량은 아니기에 되도록 절주를 권장한다.

고 포만감을 주기 때문에 과식을 예방하는 데 도움이 됩니다.

음주 다음 날

먼저 부족한 수분을 보충하기 위해 평소보다 한두 컵 더 많은 물을 마시는 것이 좋습니다. 과음 후에는 밤새 간이 알코올을 처리하느라 포도당을 생성할 여력이 없기 때문에 공복 상태에서 저혈당이 발생할 수 있습니다. 이로 인해 유독 허기진 느낌이 들 수 있고 위장 상태에 맞게 쉽게 소화할 수 있는 음식을 먹어야 합니다. 소화가 덜 되어 위장이 힘들다면 무리해서 먹을 필요는 없지만, 소화가 잘 되었음에도 억지로 공복을 유지할 필요는 없습니다.

음주 후 식사는 되도록 수분이 많고 기름지지 않은 것이 좋습니다. 가볍게는 오이 같은 채소류나 부드러운 달걀도 좋고 단백질과 식이섬유가 풍부한 콩나물 해장국, 맑은 북엇국 같은 메뉴도 무난한 선택입니다. 너무 맵거나 자극적인 음식은 피하도록 합니다.

가장 중요한 것은 음주 후에도 일상 패턴을 유지하는 것입니다. 가벼운 수준의 운동은 가능하지만, 무리해서 아침에 공복 운동을 하는 것은 피해야 합니다. 부족한 수분과 낮은 혈당으로 운동 능력도 떨어지기 때문입니다. 차라리 푹 쉬고 회복된 후 저녁이나 다음 날 운동하는 것이 더 좋습니다. 혹시라도 늦은 밤까지 이어진 술자리로 인해 숙취가 오후까지 남아 있거나 수면이 부족했다면, 하루쯤 일찍 잠들어 몸의 회복을 돕는 게 더 현명한 선택입니다.

To. 닥터스윗비 선생님

선생님, 저는 밥이 무서웠어요. 탄수화물은 살찐다는 말 때문

에요. 그래서 쌀밥은 최대한 덜 먹고, 반찬으로만 배를 채웠

거든요. 그랬더니 아무리 운동을 열심히 해도 이상하게 몸은

붓기만 하고 체중 변화도 없더라고요.

그러다 선생님을 만나고 지난 몇 달간 식사를 제대로 챙기기

시작했어요. 신기하게도 그 이후로 그렇게 안 빠지던 체중이

내려갔어요. 특히나 식사 후에 자주 몰려오던 공복감이 사라

지고 식탐도 줄었고요. 무엇보다 이제 식사가 무섭지 않고 즐

거워졌어요. 정말 감사해요!

(ID: h**n**님)

내 몸을 위한 최고의 재테크 음식

"아니, 저는 고기나 기름진 것도 잘 안 먹거든요. 근데 왜 이렇게 배가 자꾸 나와요?"

중년이 되면 이렇게 말씀하시는 분이 많습니다. 이런 분들은 밥을 차려 먹는 일이 귀찮다며 대충 밥에 김치나 나물 정도로 간소하게 식사를 하거나 나이가 들수록 소화가 잘 되지 않는다는 이유로 육류를 피하기도 합니다. 식사를 가볍게 하는 것 같지만 이런 경우 체중이 줄기는커녕 늘어나기도 합니다. 바로 '이것'의 섭취가 부족하기 때문입니다.

다이어트 할 때 충분한 채소와 함께 잘 챙겨 먹도록 권하는 음식은 바로 '고기, 생선, 달걀, 콩류'로 대표되는 단백질 식품입니다. 단백질은 3대 영양소 가운데 다이어트에 가장 도움이 된다고 알려져 있습니다. 대체 단백질은 우리 몸속에서 어떤 역할을 하길래 잘 챙겨 먹어야 하는 걸까요?

다이어트의 필수 영양소, 단백질

단백질은 소화 과정에서부터 다른 영양소에 비해 더 많은 칼로리를 소모합니다. 음식을 소화시킬 때 칼로리를 소모하는 식이 유도 열발생 효과는 하루 필요 칼로리에서 평균 10%가량을 차지합니다. 이때 영양소에 따라 발열 효과는 차이가 있어 지방은 0~3%, 탄수화물은 5~10%인 반면, 단백질은 20~30%의 칼로리를 사용합니다. 연구를 보면 단백질 비중이 높은 식사를 했을 때 칼로리 소모 효과는 탄수화물 비중이 높은 식사에 비해 두 배까지 높은 결과를 보이기도 했습니다.

단백질 식품은 포만감을 오래 유지하는 데도 효과적입니다. 밥이나 면 위주로 먹었을 때는 돌아서면 금방 배가 고프지만 고기나 생선 등을 함께 잘 먹었을 때는 포만감이 오래가는 것을 혹시 경험해보셨나요? 이는 단백질이 탄수화물보다 위에서 소화되는 시간이 길기 때문입니다. 소화 시간은 개인의 소화 능력, 음식의 조리법 등에 따라 달라지지만 일반적으로 밥, 빵, 면과 같은 정제 탄수화물 음식은 보통 30분에서 한 시간가량이면 위를 통과해 장으로 넘어갑니다. 그에 반해 고기, 생선, 달걀, 콩류에 존재하는 단백질은 평균적으로 2~6시간을 위에 머물러 있으며 유제품에 포함된 카제인과 같은 단백질은 약 8시간까지 위에 머무르기도 합니다. 이처럼 단백질은 높은 칼로리 소모 효과와 포만감을 동시에 주는 체중 관리와 다이어트에 유리한 영양소입니다.

단백질 섭취는 위장 내에서 소화가 오래 걸리는 것뿐 아니라 장에서 CCK(Cholecystokinin, 콜레시스토키닌), PYY 같은 포만감을 느끼게 하는 호르몬 분비를 자극합니다. 이들은 뇌에서 인지하는 식욕을 낮추며 위장 운동 속도를 조절해 포만감을 오래 지속시킵니다. 식욕을 촉진하는 그렐린이라는 호르몬 또한 단백질 섭취로 분비가 억제되어 다음 식사까지 배고픔을 덜 느끼게 됩니다.

뿐만 아니라 단백질 성분은 체성분 변화에도 긍정적인 영향을 미칩니다. 그래서 감량한 체중을 유지하는 데에도 아주 중요한 역할을 하죠. 다이어트 이후에 요요 현상이 오기 쉬운 이유 중 하나는 지방과 함께 근육이나 뼈와 같은 제지방량이 같이 줄어들기 때문입니다. 게다가 기초대사량은 체중에 비례하기 때문에 다이어트로 체중이 줄어들면 자연스럽게 기초대사량도 감소합니다. 하지만 평소 충분한 단백질 섭취와 함께 운동을 병행하면 근육량이 유지되거나 오히려 늘어나 기초대사량 감소를 최소화할 수 있습니다.

충분한 단백질 섭취가 요요 예방에 도움이 된다는 여러 연구 결과는 이미 나와 있습니다. 요즘에는 근육을 성장시켜 건강을 지키고 미래의 의료비를 절약한다는 의미에서 '근테크'*라는 말이 나올 정도죠. 살 뺀다고 근육과 건강을 잃어서는 안 되니 단백질은 꼭 잘 챙겨야 하는 영양소임은 분명합니다.

단백질, 얼마나 먹어야 할까?

최근 식품 시장에서는 과자, 음료, 보충제 할 것 없이 고단백을 강조하는 식품이 쏟아지고 있습니다. 그러다 보니 '과단백'에 대한 위험성과 적정 섭취량에 대한 질문도 자주 받게 됩니다. 어떤 사람

---

* 근육과 재테크의 합성어로 편안한 노후와 건강 유지를 위해 마치 저축하는 것처럼 젊었을 때부터 근육을 길러두는 것을 말한다.

은 고단백 섭취가 신장과 간에 부담이 되니 조심해야 한다고 말하고, 또 다른 사람은 단백질을 적게 먹으면 근손실이 올 수 있다고 경고하기도 하고요. 과연 단백질은 어느 정도 먹어야 적당할까요?

정답은 없습니다. 이렇게 다양한 이야기가 떠돈다는 사실 자체가 단백질 섭취량에 대해 일률적이고 명확한 기준을 제시하기 어렵다는 뜻이죠. 앞서 이야기한 적정 탄수화물 섭취의 범위가 꽤나 넓었던 것과 마찬가지입니다. 영양은 단 하나의 점과 같은 답이 정해진 세계가 아니라 스펙트럼처럼 넓은 범위의 안전지대와 같습니다. 단백질 섭취량도 그렇습니다.

단백질은 보통 체중 1kg당 몇 그램을 먹어야 하는지로 표현합니다. WHO 기준 건강을 위한 단백질 섭취 권고량은 체중 1kg당 0.8g으로 몸무게가 50kg인 성인이라면 매일 40g의 단백질 섭취가 필요합니다. 이는 단백질 결핍을 피하기 위한 최소한의 기준입니다.

한국인 영양 섭취 기준에 따르면 건강한 성인의 하루 단백질 섭취 권장량은 체중 1kg당 0.9g이며 전체 섭취 칼로리에서 7~20%를 권장합니다. 그 외에 체중 감량 후 요요 방지나 근감소증 예방에는 체중 1kg당 1~1.2g, 전체 칼로리 비율은 20~25%가 더 효과적이라는 연구 결과가 다수 있습니다. 활동량이 많은 운동선수들은 감량 기간 동안 1.6~2.4g/kg가량의 고단백 식단이 권장되기도 합니다. 노인의 근감소증과 근육량 및 근력 감소를 예방하기 위한 단백질 섭취량은 0.8~1.6g/kg 범위에서 효과가 있었다는 연구 결과도 존재합니다.

그러면 지속적인 고단백 식사를 하는 것은 어떨까요? 문제는 고단백 식단의 정의가 모호하고 연구마다 기준이 다르다는 것입니다. 과거에는 단백질을 체중 1kg당 1.5g 이상, 전체 칼로리의 20% 이상 섭취하는 것을 의미했지만, 요즘은 전반적인 단백질 섭취량이 증가하는 추세로 체중 1kg당 2~3g 이상을 고단백 식단으로 정의하기도 합니다.

또한 대부분은 단기간 연구로, 장기간 단백질을 과잉 섭취했을 때 건강에 미치는 영향에 대한 자료는 아직 부족합니다. 일부 연구에서 고단백질 섭취를 이어갈 때 비만, 당뇨병, 심장질환, 뇌졸중, 암과 같은 만성질환과의 관련성이 보고되기도 합니다.

실제로 단백질 식품을 많이 먹다 보면 보통 지방 섭취까지 덩달아 늘어나기 쉽고 칼로리 과잉도 발생합니다. 또 요즘은 단백질 보충제와 같은 고단백 제품이 점차 늘어나고 있죠. 따라서 장기적인 고단백 식이에 대해 더 많은 연구가 필요합니다.

그중에서도 많은 분이 고단백 식이와 간 및 신장 기능 저하의 관계를 궁금해합니다. 그 가능성은 오래전부터 여러 가지 가설을 바탕으로 제기되고 있습니다.

첫째, 단백질을 많이 먹었을 때 생기는 암모니아, 요소와 같은 노폐물이 간과 신장에서 처리됩니다. 따라서 중증 간·신장질환자들의 대사 부담을 줄이기 위해 단백질 섭취 조절을 식이 처방으로 사용하기도 합니다. 건강한 사람이더라도 만성적인 질소 노폐물의 증가는 간과 신장에 부담을 줄 가능성이 있습니다.

둘째, 동물성 단백질의 대사 과정에서 생성되는 산성 물질은 신장을 거쳐 중화되어 배출됩니다. 건강인들의 경우 이 과정이 원활하지만 만성 신장질환 환자들은 이를 중화할 능력과 배출 능력이 떨어져 단백질 섭취를 조절해야 합니다. 또 건강한 사람도 장기적인 식단에서 산성 물질의 생성이 많을수록 만성 신장질환의 발병 위험이 높았다는 일부 연구 결과도 있습니다.

셋째, 식이 단백질 섭취는 인(P) 섭취와도 관련성이 큽니다. 보통 육류와 같은 동물성 음식은 인 함량이 높습니다. 인은 칼슘 다음으로 인체에 가장 많은 무기질로, 체액의 산성도 조절과 골격 구성, 에너지 대사 등 중요한 역할을 합니다. 그러나 현대인은 가공식품이나 육류 등으로 인을 과하게 섭취하기 쉽고, 신장 기능이 정상인 사람도 인 섭취가 많을수록 골다공증, 심혈관질환의 발생과 신장 기능 저하의 위험이 높아질 수 있다는 연구가 있습니다.

이렇게 다양한 가설과 이론이 존재하지만, 아직 간이나 신장 기능 저하를 일으키는 정확한 단백질의 양은 밝혀지지 않았습니다. 그 이유는 아마도 개인마다 다른 대사 능력, 유전적 요인, 섭취하는 단백질 급원의 종류, 운동량, 수분 섭취량, 단백질 외의 다른 식사 구성 등 다양한 요소의 영향을 받기 때문일 겁니다.

종종 평소보다 강도 높은 운동을 충분한 휴식 없이 진행하면서 고용량 단백질 보충제와 육류 위주의 고단백 식이를 하고, 적당한 수분 섭취를 하지 않았던 환자분들은 일시적으로 간이나 신장 기능이 저하된 경우가 있었습니다. 물론 대체로 단기간에 일어난 일이기에 식사를 정상화하고, 충분한 휴식과 수분을 섭취한 다음에는 대부분 빠르게 회복되었고요.

이런 결과를 모아보면 일반적으로 건강한 사람은 단백질을 체중 1kg당 0.8~1.2g 범위에서 먹을 것을 권장할 수 있습니다. 비만인이나 노년의 경우 근육의 합성보다 분해가 빠를 수 있으므로 체중 1kg당 1.2~1.5g은 섭취하는 것이 좋습니다. 운동선수들은 체중 1kg당 1.6~2.4g 또는 그 이상의 단백질을 섭취하는 경우도 있지만, 일반인이 그와 같은 고단백 식단을 시도할 때는 전문가의 지도하에 접근하기 바랍니다.

이렇게 숫자로 이야기하면 감이 잘 안 오죠? 그래서 저는 쉽게 끼니당 한 손바닥 또는 한 주먹 정도의 단백질 식품을 하루 3~4회 드시는 것을 추천합니다. 한 손바닥에 올라가는 고기, 생선, 달걀, 콩류의 단백질 함량은 평균 20g 정도입니다. 단백질도 많이 먹는다고 모두 다 근육이 되진 않으며, 사용되지 않은 단백질은 결국 체지방으로 전환될 수 있기 때문에 항상 적정한 양이 중요합니다.

"얼마나 먹어야 할까요?"에 대한 질문에 긴 답을 드렸지만, 단백질 또한 너무 과하거나 부족하지만 않으면 대세에 지장은 없습니다. 물론 고지방, 고탄수화물 위주의 식단을 섭취하는 현대인이 의

식적으로 부족하지 않게 신경 써야 하는 영양소임은 분명합니다. 다만 너무 머리 아프게 단백질 섭취량을 계산할 시간에 적당히 챙겨 먹고 나가서 운동을 하는 편이 현명합니다. 그리고 단백질에 대해 고민한다면 양과 함께 어떤 식품으로 단백질을 챙기느냐도 한번 생각해보는 것이 좋겠습니다.

닭가슴살이 지겨운 당신에게

대부분의 사람이 '단백질' 하면 닭가슴살을 많이 떠올릴 겁니다. 물론 닭가슴살은 훌륭한 단백질 급원입니다. 냉동 닭가슴살 제품도 많이 보급되어 간편하고 가격도 저렴한 편입니다. 또 단백질 대비 지방이 매우 적어 육류 중에서는 낮은 칼로리로 단백질을 보충하기에 좋죠.

하지만 닭가슴살이 항상 최고일까요? 혹시라도 입맛에 맞지 않는 퍽퍽한 닭가슴살을 단백질 때문에 억지로 먹은 경험은 없나요? 저는 그랬습니다. 그 어떤 제품도, 그 어떤 조리법도 제가 선호하는 맛이 나지 않아 즐겨 먹기 힘들었죠. 이렇게 취향에 맞지 않거나 닭가슴살 위주의 단조로운 단백질 섭취는 지속하기 어렵습니다. 그러면 단백질을 보충할 수 있는 다른 식품은 무엇이 있을까요? 다음의 퀴즈를 한번 풀어보세요.

"100kcal 기준 가장 많은 단백질을 함유한 식품은?"

1 닭가슴살 1덩이(94g)
2 고등어 1/3토막(55g)
3 돼지고기 안심 1/2줄(80g)
4 두부 1/3모(100g)
5 말린 황태 2줌(29g)

정답은 놀랍게도 말린 황태입니다. 말린 황태 100kcal, 약 29g에는 22.6g가량의 단백질이 포함되어 있습니다. 생선과 해산물은 닭가슴살만큼 단백질이 많은데 건조시켜 수분을 줄이면 함량이 더욱 높아집니다.

그다음으로는 닭가슴살과 흰다리새우가 약 21g으로 단백질 함량이 비슷합니다. 그 외에 두부, 달걀, 견과류도 단백질이 많으며 밥, 파스타, 식빵 같은 탄수화물 식품에도 소량의 단백질이 포함되어 있습니다. 따라서 닭가슴살만 고집하지 않아도 다양하고 균형 잡힌 식사를 한다면 충분히 단백질 섭취가 가능합니다.

60kg 성인 남성의 하루 단백질 섭취 계획 예시

- 밥 2공기(11g), 식빵 2장(6g)
- 생선이나 해산물 한 끼(20~30g), 육류 한 끼(20~30g), 두부나 달걀 한 끼(18g)
- 우유 또는 두유 1개(6~9g)
 → 합계 약 81~94g = 체중 1kg당 1.3~1.5g

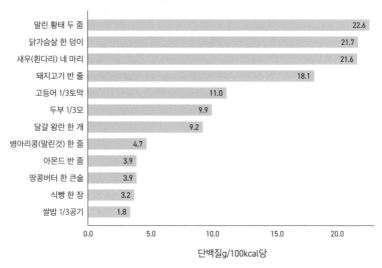

[2-25] 다양한 식품의 100kcal당 단백질 함량 비교

식품	단백질g/100kcal당
말린 황태 두 줌	22.6
닭가슴살 한 덩이	21.7
새우(흰다리) 네 마리	21.6
돼지고기 반 줄	18.1
고등어 1/3토막	11.0
두부 1/3모	9.9
달걀 왕란 한 개	9.2
병아리콩(말린것) 한 줌	4.7
아몬드 반 줌	3.9
땅콩버터 한 큰술	3.9
식빵 한 장	3.2
쌀밥 1/3공기	1.8

출처: 2020 한국인 영양소 섭취 기준 활용(보건복지부),
국가표준식품성분표(농촌진흥원)

이처럼 다양한 식품으로 단백질을 먹으면 좋은 또 다른 이유가 있습니다. 단백질은 근육뿐 아니라 우리 몸의 유전자, 호르몬, 효소, 면역물질 등을 구성하는 영양소입니다. 탄수화물을 쪼개면 포도당과 같은 단순당류가 되는 것처럼 단백질은 아미노산이라 불리는 블록들의 조합입니다. 체내에서 단백질 합성이 원활하려면, 다양한 아미노산의 섭취가 필수적입니다. 식품들은 각기 다른 아미노산 조성을 가지고 있으므로 섭취 식품을 다양화하면 많은 종류의 아미노산을 자연스럽게 섭취할 수 있습니다.

동물성과 식물성, 싸울 이유가 없다

단백질을 골고루 섭취해야 하는 또 하나의 이유는 단백질 식품의 서로 다른 성격 때문입니다. 단백질은 크게 동물성과 식물성으로 나뉩니다. 동물성 단백질에는 육류를 비롯해 생선, 해산물, 유제품, 달걀 등이 포함되며, 인체에 필요한 아미노산이 모두 함유되어 있어 '완전 단백질 식품'이라고 불립니다. 동물성 단백질은 90% 이상이 소화 흡수되어 체내에서의 활용률 또한 뛰어납니다.

반면 식물성 단백질 식품 중에서 완전 단백질 식품은 일부 대두, 피스타치오, 헴프시드 등이 있고, 그 밖에 콩, 쌀 같은 곡류나 채소는 대부분 불완전 단백질 식품입니다. 그래서 각기 다른 식물성 단백질을 함께 섭취하면 부족한 아미노산 구성을 상호 보완해 균형을 맞출 수 있습니다. 그런 의미에서 콩과 쌀을 섞어 먹는 혼식은 매우 유익합니다. 이러한 식물성 단백질은 평균 흡수율이 70~90%로 동물성 식품에 비해 낮은 편입니다.

이처럼 단백질의 아미노산 조성과 흡수율 측면에서만 보면 동물성 단백질이 더 우수해 보일 수 있습니다. 하지만 동물성 단백질은 섭취가 늘수록 과체중이나 비만 위험 증가와 연관된다는 연구가 있어 주의가 필요합니다. 뿐만 아니라 심혈관질환으로 인한 사망률과의 연관성이 보고되기도 하며 특히 베이컨, 소시지와 같은 가공육류의 섭취는 가장 강한 연관성을 보였습니다. 그 외에 대장암이나 당뇨병 발생 위험을 높인다는 보고도 있습니다.

반면 식물성 단백질은 여러 연구에서 비만 예방에 도움이 되는 것으로 나타났습니다. 보통 비만인들은 정상인에 비해 식물성 단백질 섭취량이 적은 편이며, 반대로 식물성 식품의 섭취량이 많으면 비만이 적고 만성 염증 물질들의 수치 또한 낮은 편입니다.

뿐만 아니라 동물성 단백질을 식물성 단백질로 대체할 때마다 사망과 심뇌혈관질환 위험, 당뇨병 위험도 낮아집니다. 18년 동안 6,000여 명의 대상자들을 추적 관찰했을 때, 65세 미만에서 전체 섭취 칼로리의 20% 이상 고단백질을 섭취한 경우 전체 사망률이 75% 증가했고 암과 당뇨병 사망률은 네 배 증가했습니다. 하지만 단백질 공급원이 식물성일 때는 이러한 연관성이 뚜렷하지 않았습니다. 그래서 앞서 추천했던 지중해식 식단을 비롯해 세계적으로 유명한 건강 식단들도 대부분 콩, 견과류 같은 식물성 단백질 섭취를 강조합니다.

물론 아직 식물성과 동물성 단백질 섭취 비율에 대한 뚜렷한 기준은 없습니다. 하지만 이렇게 각각의 식품은 서로 다른 장단점이 있습니다. 따라서 고기, 생선, 달걀, 콩류 등 다양한 단백질 급원을 두루두루 섭취하는 것이 건강과 체중을 모두 지키는 효과적인 방법입니다. 특히 식생활에서 소, 돼지고기와 같은 붉은 육류와 가공육을 접하기 쉬운 현대인들이 식물성 단백질과 생선 및 해산물 섭취를 조금 더 신경 쓰는 것은 바람직한 일입니다.

단백질은 현대인의 식사에서 소홀히 하기 쉬워 의식적으로 잘 챙겨야 하지만, 다다익선이 아니라 과유불급인 것은 다른 영양소와 동일합니다. 똑똑하고 즐거운 단백질 섭취로 건강과 체중은 물론 근테크에도 성공해봅시다.

단백질 똑똑하게 먹는 세 가지 방법

- 기본적으로 매 끼니 한 주먹, 하루 3~4회가량의 단백질을 챙긴다.
- 식물성 및 동물성 급원을 골고루 먹는다.
- 단백질도 남으면 살이 될 수 있다는 사실을 기억하자.

단백질 보충제는
어떻게 먹어야 할까?

　단백질 보충제는 다이어트에 필수 요소가 아닙니다. 이미 식사로 충분한 단백질을 섭취하고 있다면 보충제 사용은 추가적인 칼로리 섭취 효과만 일으킬 뿐입니다. 특히 시중 제품들 중에는 운동선수들을 위해 단백질뿐 아니라 혈당 공급을 해주는 탄수화물류가 함께 함유된 경우도 있습니다. 식사 대용 셰이크는 단백질 함량은 의외로 낮으면서 탄수화물, 지방이 함께 들어간 제품도 많고요. 단백질바 역시 지방이나 탄수화물, 당류가 더 많은 경우도 있습니다.

　운동선수가 아닌 사람에게 단백질 보충제를 권하는 경우는 다음과 같이 제한적입니다.

　첫째, 소화 능력이 떨어져 식품만으로 단백질 양을 채우기 어려운 노인이나 환자입니다. 특히 노년에는 근육 분해가 늘어나 단백질 요구량은 늘어나지만 소화력이 떨어져 많은 양의 고단백 식품을 먹기 어렵습니다. 이럴 때 보충제가 도움이 될 수 있습니다.

　둘째, 지속적인 고강도 운동으로 단백질 요구량이 크게 증가한 경우입니다. 하루 세끼 식사만으로 칼로리나 단백질을 채우기 어렵다면 보충제를 간식처럼 추가해주는 것이 좋습니다.

　셋째, 일시적으로 끼니를 제대로 챙기지 못해 영양 섭취가 부족한 경

[2-26] 단백질 보충제 성분의 종류와 특징

분류	유청 단백질	카제인 단백질	대두 단백질
소화 시간	1~2시간	6~8시간	2~3시간
특징	우유에서 치즈를 만들 때 걸러지는 유청에서 추출한 단백질 성분. 유당을 분리한 '분리 유청', 분리하지 않은 '농축 유청'으로 나뉨	유단백의 주요 성분. 소화 시간 이 오래 걸림	콩에서 분리한 단백질. 식물성이지만 동물성과 동일하게 단백질 조성이 좋음
추천 상황	빠른 소화와 흡수가 필요할 때(간식, 취침 2~4시간 전)	포만감이 오래 가야 할 때(식사 대용 제품)	유당 불내증 질환자, 채식주의자
주의점	유당 불내증이 있다면 농축 유청 단백질 제품은 피하고 분리 유청 단백질 제품을 이용	소화장애가 있으면 피할 것	콩 알레르기가 있으면 피할 것

우입니다. 바빠서 부실하게 식사했거나 외식에서 단백질이 부족하면 보조적으로 활용할 수 있습니다. 저 역시 종종 영양 보충을 위해 단백질 보충제를 먹습니다만, 고강도 운동 후 식사에서 단백질 식품이 부족하거나 바빠서 끼니를 대충 때우느라 단백질 섭취가 부족했을 때만 가끔 활용하고 있습니다.

단백질 보충제의 주요 단백질은 일반적으로 우유에서 분리한 유청 단백질과 카제인 단백질, 그리고 콩에서 분리한 대두 단백질입니다. 세 종류 모두 훌륭한 단백질 급원이며 우열을 가릴 수는 없습니다. 다만 보충제 또한 편중되지 않게 동물성인 유청 단백질과 카제인 단백질, 식물성인 대두 단백질을 골고루 섭취하는 게 좋습니다. 그 외에 유당 불내증 유무나 섭취 시간과 상황에 따라 적절하게 골라 드시면 됩니다.

지방은 좋은 놈? 나쁜 놈? 이상한 놈?

"카니보어 식단을 하면 가슴이랑 엉덩이는 유지되면서 살만 쏙 빠진다고 해서 따라 해봤어요. 첨에는 머리가 좀 아프고 메스꺼웠지만 그래도 살이 잘 빠져서 버텼거든요. 근데 지금은 변비가 심하게 오고 얼마 전부터 생리를 안 해요…. 운동을 해도 땀이 잘 안 나고요. 더 이상 살도 안 빠지고, 몸이 이상해요."

어느 날 저에게 도착한 사연입니다. 외국에서만 유행하는 줄 알았던 카니보어 다이어트가 국내에까지 알려져 많은 사람이 시도하고 있다는 사실이 놀라웠습니다. 카니보어(carnivore)란 육식동물을 뜻합니다. 이름에서도 알 수 있듯 이 다이어트 방법은 채소나 곡류는 전혀 섭취하지 않고 오로지 육식만 하는 고지방·고단백·무탄수 식단입니다. 카니보어 식단을 하는 사람들은 인류가 농경을 시작하기 전에는 육식으로만 살아왔다고 주장하며, 우수한 사육 환경에서 자란 질 좋은 육류로 지방과 단백질을 섭취하면 체중 감량과 건강 유지가 가능하다고 믿습니다. 탄수화물 섭취가 악마화되면서 이와 같은 고지방 다이어트를 시도하는 분이 늘어나고 있는데요, 과연 이런 식사는 안전할까요?

지방이 누명을 썼던 이유

아주 오래 전 개봉했던 《좋은 놈, 나쁜 놈, 이상한 놈》이라는 영화를 아시나요? 좋은 놈, 나쁜 놈, 이상한 놈으로 추정되는 세 명의 캐릭터가 나와 보물을 쟁탈하는 이야기인데요. 이 영화가 칸 영화제에 소개될 때 포스터에 이런 말이 적혀 있었습니다.

"누가 좋고, 나쁘고, 이상한지 절대 확신치 마라."

저는 지방이라는 영양소가 이 문구와 딱 어울린다고 생각합니다. 미디어에서는 지방을 둘러싼 다양한 시각을 엿볼 수 있습니다. 지방을 먹으면 살찔까 봐 무섭다는 사람과 반대로 지방을 마음껏 먹어야 살을 뺄 수 있다는 주장, 지방은 버터와 고기로 채워야 하고 식물성 기름은 오히려 해롭다거나 공복에 올리브오일을 먹어야 건강과 다이어트에 도움이 된다는 주장까지…. 저에게도 정답을 알려 달라는 질문이 쏟아집니다. 여러분은 지방을 어떻게 생각하시나요?

지방은 수십 년 전에 나쁜 놈으로 여겨졌습니다. 지방을 많이 먹어서 살이 찌고, 심혈관이 막히고, 암이 생길 수 있다는 우려 때문이었죠. 대체 지방을 먹었을 때 인체에서 어떤 일이 일어나기에 그런 말이 나왔을까요?

지방은 입에서부터 일부 소화가 시작되어 위를 지나 소장에서 소화와 흡수가 완료됩니다. 이때 물에 잘 녹지 않는 지용성 비타민의 흡수도 함께 돕지요. 흡수된 지방들은 지방세포와 근육을 지나가는데 이때 대부분이 지방세포에 중성지방(triglyceride)으로 먼저 저장됩니다. 남은 지방은 간에 도달해 인지질, 콜레스테롤, 지방산 등으로 바뀌어 세포막, 호르몬, 담즙, 뇌와 신경계의 재료로 곳곳에 사용됩니다. 이렇게 지방은 우리 몸을 구성하는 필수 성분입니다.

저지방 다이어트는 지방이 소화 과정에서 중성지방으로 저장된다는 이유로 시작되었습니다. 쉽게 말하자면 살이 바로 이 지방세포 속에 저장된 중성지방이기 때문이죠. 그래서 지방 섭취를 줄이면 지방 저장이 줄어들 것이라 생각했습니다. 하지만 이 전략은 실패했고, 쏟아져 나오던 저지방 제품과 저지방 다이어트는 한물간 유행이 되었습니다. 왜 지방을 줄여도 더 살이 찌고, 만성질환이 늘어난 것일까요?

저지방 다이어트가 실패하는 이유

저지방 다이어트가 실패하는 이유는 첫째, 앞에서도 줄곧 이야기했듯 중성지방의 원료는 지방뿐만이 아니기 때문입니다. 사용되고 남은 탄수화물과 단백질도 중성지방의 재료로 쓰일 수 있습니다. 그래서 무엇이든 필요 이상으로 많이 먹으면 살이 찌죠. 저장된 중성지방은 에너지가 부족할 때 분해되어 에너지 생성에 활용되기도 하며, 일부는 포도당을 만드는 원료가 되기도 합니다. 표준체중이라면 이렇게 저장된 지방으로 추가 에너지 공급 없이 약 3개월까지 버틸 수 있다고 합니다. 생존을 위해 보유한 비상 배터리인 셈이죠.

결국 지방 저장은 섭취 칼로리 과잉이 원인이며, 분해는 섭취 칼로리 부족으로 일어난다는 점을 고려하면 지방 섭취가 비만의 주범이라고 보기는 어렵습니다. 지방을 적게 먹어도 다른 영양소의 과잉으로 얼마든지 체지방은 늘어날 수 있습니다.

둘째, 사람은 하나를 줄이면 다른 무언가를 더 먹게 되어 있습니다. 지방 섭취를 줄인 사람들은 그럼 무엇을 더 먹었을까요? 바로 탄수화물입니다. 지방은 포만감 유지에서 아주 중요한 역할을 합니다. 지방은 물에 녹지 않아 담즙과 지방 분해 효소를 사용해 소화·흡수되기 때문에 그 과정에 시간이 꽤 걸리는 편입니다. 소장에서 완전히 분해되어 흡수되기까지 평균적으로 6~8시간이 소요됩니다.

또 지방을 섭취하면 장에서는 CCK, PYY, GIP와 GLP-1, 세크레틴(secretin) 같은 다양한 호르몬들이 분비됩니다. 이들은 위산 분비를 억제하고 위장관의 소화 속도를 조절하고, 뇌에 포만감 신호를 전달합니다. 저지방 식단에서는 이러한 포만감이 부족해 탄수화물의 섭취가 증가하는 경향을 보입니다.

게다가 많은 연구에서 지방만이 심뇌혈관질환이나 건강 문제의 주범이 아니라는 것도 밝혀졌습니다. 심뇌혈관질환의 위험을 증가시키는 혈중 지질 성분으로는 흔히 나쁜 콜레스테롤이라고 알려진 LDL 콜레스테롤(저밀도 지단백 콜레스테롤, Low Density Cholesterol) 외에도 IDL 콜레스테롤(중간 밀도 지단백 콜레스테롤), VLDL 콜레스테롤(초저밀도 지단백 콜레스테롤) 등과 중성지방이 있습니다. 이들은 보통 고지방 식이 후에 주로 증가하지만, 중성지방은 고탄수화물 식이 후에도 쉽게 증가할 수 있습니다.

탄수화물 섭취량이 글리코겐 저장 한계를 초과하면 간에서 중성지방으로 전환됩니다. 그래서 고지방 식사나 고탄수화물 식사 모두 혈액의 중성지방 수치를 증가시킬 수 있고, 지방간도 생기기 쉽습니다. 지방간이 생기면 인슐린 저항성이 잘 생기며 간에서 과도한 포도당 생성으로 당뇨병 위험이 증가합니다. 또 간 콜레스테롤 대사 능력이 저하되면서 혈중 콜레스테롤과 중성지방 수치가 증가해 심혈관질환의 위험을 높입니다.

따라서 비만이면서 혈당, 중성지방 수치가 높고, 여기에 지방간까지 있다면 지방과 함께 탄수화물 섭취도 주의해야 하며 전체 섭취 칼로리도 물론 조절해야 합니다. 결국 지방이든 탄수화물이든 어떤 음식이든 적당히 먹어야 한다는 당연한 진리에는 이런 복잡한 이유들이 숨어 있습니다.

과연 지방은 억울하기만 할까?

이렇게 지방에 대한 몇 가지 오해가 풀리고 탄수화물 과다 섭취에 대한 해로움이 새롭게 밝혀진 탓인지 요즘에는 지방 예찬론자들이 많아졌습니다. 최근 고지방 다이어트는 트렌드가 다양해져서 무탄수에 가까운 카니보어 다이어트, 탄수화물 섭취를 10% 미만으로 줄여 케톤 생성을 유도하는 키토제닉(ketogenic) 다이어트, 코코넛오일이나 버터 등 포화지방이 풍부한 기름을 넣은 커피를 식사 대신 마시는 방탄 커피 다이어트 등이 있습니다. 대체로 전체 식사 칼로리의 50~70% 이상을 지방으로 섭취합니다. 대한민국 성인의 평균

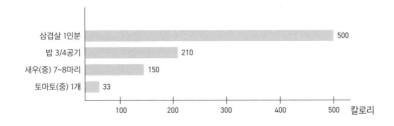

[2-27] 삼겹살 150g과 동일한 무게의 음식 칼로리 비교

지방 섭취 비율이 20~30% 이내인 것을 고려하면 두 배 이상으로 매우 많지요. 정말 이렇게 지방을 마음껏 먹어도 다이어트가 잘 되고 건강에도 좋을까요?

대표적인 고지방 다이어트인 키토제닉 다이어트는 탄수화물을 5~10% 미만, 단백질을 약 20%, 지방을 70% 이상 먹습니다. 한때 미디어에서는 기름진 삼겹살을 맘껏 먹어도 살이 빠질 것처럼 이야기했죠. 하지만 지방은 1g당 9kcal로 동량의 탄수화물이나 단백질(1g당 4kcal)보다 칼로리가 두 배 이상 높습니다. 예를 들어, 삼겹살 1인분의 칼로리는 같은 무게의 밥이나 닭가슴살보다 두세 배 높습니다. 밥 한 숟갈 분량의 식용유 칼로리는 밥 3분의 1공기와 맞먹습니다. 그래서 평소 요리에 기름을 듬뿍 사용하거나 기름기가 많은 육류를 즐겨 먹는다면 식사량에 비해 잉여 칼로리가 생기기 무척 쉽습니다. 결국 칼로리를 조절하려면 식사량을 더욱 신경 써야겠죠.

이 정도의 산수만 할 줄 알아도 맘껏 먹고 살을 뺄 수 있는 식단은 없다는 것을 금방 이해할 수 있습니다. 어떤 매체에서는 건강과 다이어트에 도움이 된다며 버터를 간식처럼 퍼 먹거나 올리브오일이나 들기름을 식사와 별도로 마시기도 하는데요, 이런 방법을 무턱대고 따라 하다가는 잉여 칼로리가 쉽게 생길 수 있습니다.

또 다른 고지방 다이어트의 부작용과 한계는 앞서 다룬 저탄수화물 다이어트와 유사합니다. 대부분의 연구에서 초기 몇 개월 동안은 체중 감량에 효과적이었으나 6개월 이상 지속하기 어려웠고, 1년 이상 지속하더라도 다른 다이어트 방법과 비교했을 때 체중 감량 효과에 큰 차이는 없었습니다. 또 극단적인 고지방 식단은 보통 통곡물, 채소, 과일의 섭취를 제한하거나 배제합니다. 이로 인해 비타민, 미네랄, 식이섬유, 그리고 파이토케미컬 등의 미량 영양소 섭취가 줄어들 수 있으며, 장기적으로는 장내 미생물군의 다양성도 감소될 수 있습니다. 효과도 특별하지 않은데 이런 위험까지 감수하면서 굳이 고지방 다이어트를 선택해야 할 이유가 있을까요?

물론 지방이 포만감을 많이 주기 때문에 지방 섭취를 늘리면 다른 음식을 적게 먹는다는 주장도 어느 정도 일리는 있습니다. 그러나 앞서 언급했듯이 포만감은 단순히 칼로리 섭취만으로 결정되지 않습니다. 물리적인 부피에서 오는 포만감, 탄수화물과 단백질로 인한 포만감, 심리적인 만족감 등 다양한 요인이 종합적으로 작용합니다. 또 지방을 단독으로 먹을 때보다 채소의 섬유질, 탄수화물, 단백질과 함께 섭취할 때 위장에 머무르는 시간이 더 길어지며 포만감이 길게 유지됩니다. 따라서 단순히 지방 섭취만 늘린다고 해서 완전하고 만족스러운 포만감을 얻기는 어렵습니다. 그래서 고지방 다이어트를 하다가 결국 식욕이 폭발해 밥을 한 솥 먹고 나서 정신을 차렸다는 사연도 종종 접합니다.

지방이 만들어낸 새로운 에너지, 케톤의 비밀

고지방 식이를 하면서 탄수화물 섭취를 극도로 줄이는 상황이 수일 이상 지속되면 우리 몸은 에너지 대사의 흐름을 바꾸기 시작합니다. 몸에서는 부족한 탄수화물 대신 단백질과 지방을 분해해 포도당을 만들거나, 지방으로부터 새롭게 케톤(ketone)이라는 물질을 생성해 에너지로 사용합니다. 여기에서 케톤 생성을 유도한다는 뜻의 '키토제닉' 식단이 생긴 것이죠. 고지방 식단을 하는 사람들은 케톤을 우리 몸이 지방을 연료로 사용한다는 증거라며 매우 특별하게 여깁니다. 하지만 케톤은 단순히 지방을 태우는 신호가 아닙니다.

우리 몸에는 여러 개의 에너지 공장이 있습니다. 그중 가장 큰 공장이 TCA 회로(Tricarboxylic Acid Cycle)입니다. 이 회로는 여러 가지 중간물질들이 원활하게 공급될 때 제대로 작동합니다. 문제는 그 물질들의 상당수가 포도당이 원료라는 것입니다. 따라서 포도당이 부족하면 공장이 제대로 돌아가지 않습니다. 그러면 우리 몸은 지방산으로 얻을 수 있는 원료인 아세틸 CoA(acetyl CoA)의 공급을 늘리려고 합니다. 하지만 다른 중간물질들이 부족하기 때문에 회로는 제대로 작동하지 못하고, 사용되지 못한 아세틸 CoA는 점차 쌓이게 됩니다. 이는 결국 간에서 케톤체로 전환돼 뇌, 심장, 근육 등 다른 장기로 운반되어 포도당 대신 에너지원으로 사용됩니다.

즉, 케톤체의 생성은 우리 몸의 에너지 공장이 원활하게 작동하지 않고 있다는 신호입니다. 잘 조절되지 않는 당뇨병 환자는 포도당을 제대로 사용하지 못하므로 고지방 저탄수화물 식이를 하지 않더라도 케톤체가 생성될 수 있습니다.

안타깝게도 케톤체는 포도당을 완벽하게 대체할 수 없습니다. 케톤체를 이용한 에너지 공장에서는 약 22개의 에너지 화폐(ATP, 아데노신 삼인산)가 생성됩니다. 반면, 포도당을 이용할 경우 약 30개의 ATP가 생성되므로, 케톤체는 상대적으로 에너지 효율이 떨어집니다. 이러한 효율 저하가 지속되면 인체는 에너지 소비를 줄이기 시작하는데, 이것이 기초대사량 감소입니다. 기초대사량이 감소하면, 같은 양의 음식을 섭취해도 체중이 쉽게 증가할 수 있습니다. 따라서 케톤체는 탄수화물이 부족할 때, 체내에서 어쩔 수 없이 생성되는 부산물입니다.

영양소에 대한 지식이 있는 분은 "탄수화물을 안 먹어도 단백질과 지방으로 포도당을 만들 수 있지 않나요?"라고 질문하기도 합니다. 맞는 말이지만, 탄수화물이 부족할 때 포도당을 주로 만드는 것은 단백질입니다. 단백질은 보통 우리의 근육, 머리카락, 피부 등에서 분해되어 사용됩니다. 다이어트 중 근손실, 탈모, 푸석푸석한 피

[2-28] TCA 사이클 모식도와 케톤 생성

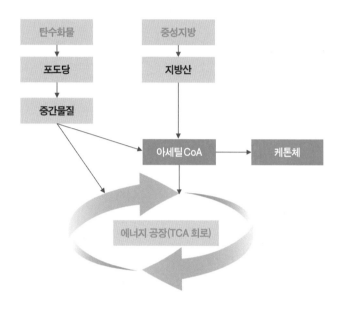

부 등이 부작용으로 나타나는 이유가 그 때문이죠.

반면, 지방은 포도당 생성에 비교적 적게 기여합니다. 체내에서 중성지방이 분해되면 글리세롤과 지방산이 생성되는데, 지방산은 포도당으로 직접 전환될 수 없습니다. 글리세롤은 혼자서 포도당으로 전환되기 어렵고, 단백질 분해 산물인 아미노산이나 젖산과 같은 다른 물질이 필요합니다. 이 과정에서 추가 에너지가 소모되므로 지방이 포도당으로 전환되는 것은 상대적으로 비효율적입니다.

결국 포도당이 부족한 상태에서 이러한 비효율적인 대사가 지속되면, 우리 몸은 에너지 절약 상태에 돌입해 기초대사량과 에너지 소비를 줄입니다. 물론 이런 상태에 적응해 지방을 주요 에너지원으로 사용하며 키토제닉 식단을 유지할 수 있는 사람들도 있겠지요. 하지만 극히 일부일 것입니다. 대부분의 사람은 고지방 식이를 중단하면, 저하된 에너지 대사와 함께 요요 현상이 나타납니다. 그러므로 키토제닉 식사를 시작하기 전에, 오랜 기간 동안 지속할 수 있는 식사법인지 충분히 고민해보는 것이 매우 중요합니다.

건강을 위협하는 포화지방의 과잉

지방을 과잉 섭취했을 때 나타나는 가장 큰 문제는 심뇌혈관질환의 위험 상승입니다. 우리가 먹는 지방의 종류는 단백질과 마찬가지로 크게 동물성과 식물성으로 나뉩니다. 동물성 지방은 대다수가 포화지방산으로 이루어져 있는데, 이들은 상온에서 주로 고체 형태이며 육류, 유제품에 많습니다. 반면 식물성 지방은 불포화지방산이 풍부하고 콩류나 견과류, 올리브오일, 들기름, 참기름 등으로 섭취할 수 있습니다. 생선은 동물성 식품이지만 예외적으로 불포화지방산이 풍부합니다.

포화지방을 과도하게 장기간 섭취하면, 체내에서 동맥경화성*

---

* 본문에서 사용된 동맥경화(arteriosclerosis)는 사실 죽상경화증(atheroscleosis)을 의미한다. 의학적으로 따져보면 '동맥경화'는 동맥이 딱딱해지는 것을 의미하고 '죽상경화증'은 혈관 안쪽의 지방 침착과 염증 반응으로 인해 혈관이 서서히 막히고 혈전이 생성되어 심혈관질환, 뇌혈관질환을 유발하는 것으로 다른 의미다. 하지만 일반적으로 죽상경화증을 대부분 동맥경화라고 표현하고 있기에 이 책에서도 이해를 돕기 위해 동맥경화라는 용어를 사용했다.

콜레스테롤의 수치가 높아지고, 혈관에서 콜레스테롤의 산화가 일어나기 쉽습니다. 산화된 콜레스테롤은 혈관 벽에 염증 반응을 유도하고 점차 '죽상경화반(atherosclerotic plaque)'을 형성합니다. 죽상경화반이 생기면 마치 오래된 수도관에 녹과 찌꺼기가 쌓이는 것처럼 점차 혈관이 좁아지고 탄력을 잃게 됩니다. 이러한 과정은 심근경색이나 뇌졸중 같은 질환의 위험을 높일 수 있습니다.

가끔 포화지방을 과도하게 섭취하더라도 콜레스테롤 수치를 높이지 않는다거나 콜레스테롤이 아무리 높아도 건강에 해롭지 않다고 주장하는 경우가 있습니다. 그러나 이것은 마치 수십 년 동안 담배를 피운 어떤 사람이 폐암에 걸리지 않았다는 이유로 담배가 안전하다고 주장하는 것처럼 과도한 일반화의 오류입니다.

물론 식사에서 섭취하는 포화지방과 콜레스테롤 수치 사이의 관계는 개인마다 차이가 있습니다. 그래서 포화지방을 많이 섭취해도 콜레스테롤 수치가 정상일 수도 있고, 채식을 하더라도 콜레스테롤 수치가 높을 수도 있습니다. 또한 포화지방 섭취와 콜레스테롤 수치만이 심혈관질환의 원인은 아닙니다. 하지만 과도한 포화지방 섭취는 심뇌혈관질환의 유일한 위험 인자 중 하나로 간주됩니다. 특히 고혈압, 당뇨병, 고지혈증 등의 혈관질환 합병증의 위험이 높은 사람들은 지나친 포화지방 섭취를 주의해야 합니다.

지방, 어떻게 얼마나 먹어야 할까?

그럼 지방은 얼마나 먹어야 안전할까요? 지방의 적정 섭취 비율은 한국인 영양 섭취 기준에 따르면 전체 칼로리의 약 15~30% 이내입니다. 그 외 여러 기관의 기준을 살펴보면 WHO는 15~35%, 미국심장협회(AHA)와 유럽심장학회(ESC)는 25~35%, 유럽식품안전위원회(EFSA)는 20~35%를 제안하고 있습니다. 이러한 기준은 지방 섭취와 사망률 또는 혈중 총 콜레스테롤, LDL 콜레스테롤 수치 등의 관계에 바탕을 두고 있습니다.

지방 섭취와 사망률은 다른 영양소들과 마찬가지로 U 모양을 그려 총 섭취 칼로리의 30~40%를 지방으로 섭취할 때 사망률이 가장 낮았습니다. 지방 섭취에 대한 30여 개의 임상 연구를 모아 분석한 결과, 지방을 너무 적게 먹을 때보다 중등도로 먹을 때 오히려 중성지방이 감소하고 동맥경화성 지질의 청소를 도와주는 HDL 콜레스테롤(High Density Cholesterol, 고밀도 지단백 콜레스테롤)이 늘었습니다. 반면 지방을 40% 이상 먹을 때는 오히려 사망률이 증가하는 것으로 나타났습니다.

저는 매끼 한두 스푼의 기름을 요리에 사용하고, 육류, 생선, 견과류, 유제품 등의 식품을 한 주먹 정도 추가해 자연스럽게 지방을 섭취하도록 권장합니다. 일부러 기름을 들이붓거나 따로 먹지 않아도 충분합니다. 기름이 많은 튀김은 주 1~2회 미만으로 섭취하고, 초가공식품의 섭취를 줄인다면 과다한 지방을 걱정할 필요가 없습니다.

그중에서도 불포화지방산을 우선 섭취하는 것이 좋습니다. 오메가3, 6, 9 같은 불포화지방산은 혈액 응고, 염증 완화, 면역 반응에 필요하고, 시력, 기억력 등의 발달에 도움을 줍니다. 또 포화지방을 같은 칼로리의 불포화지방으로 대체해 섭취할 경우, 콜레스테롤 수치가 개선되며 심혈관질환의 위험이 감소할 수 있습니다. 체중 조절 측면에서도 불포화지방산이 풍부한 식사가 포화지방산 위주의 식사보다 지방 산화가 더 잘 일어나고 식이 유도 열발생 효과도 23~28% 더 컸다는 연구 결과가 보고되었습니다.

무엇보다 오메가3와 오메가6는 체내에서 스스로 합성하지 못해 꼭 음식으로 먹어야만 하는 필수 지방산입니다. 영양제로 유명한 오메가3는 별도 섭취 시 유익한 효과가 일관되게 나타나지 않았습니다. 따라서 식품으로 먼저 충분히 먹는 것이 좋습니다. 오메가3는 생선과 해산물, 들기름에 풍부하며 호두 같은 견과류, 치아시드와 헴프시드 같은 씨앗류, 시금치, 케일, 상추 등의 채소로도 섭취할 수 있습니다. 주 2회 생선을 먹거나 하루 한 큰술의 들기름을 요리에 사용하면 충분합니다. 오메가6 또한 필수 지방산이지만 가공식품에 포함된 팜유, 콩기름 등으로 쉽게 섭취할 수 있어 현대인의 식생활에서는 크게 부족하지 않은 편입니다. 오히려 과하게 섭취할 경우 오메가3와 경쟁적으로 작용할 수 있어 주의가 필요합니다.

오메가9은 엑스트라버진 올리브오일, 아보카도오일과 아몬드, 땅콩 같은 견과류에 풍부합니다. 이들은 체내에서 염증 반응을 조절하고, 혈중 콜레스테롤을 낮추며 세포막을 유연하게 해 인슐린 호르몬의 작용을 돕습니다. 특히 지중해식 식단의 기본 식재료인 올리브오일은 다수의 연구에서 심혈관질환의 위험을 낮추고 불필요한 염증 반응을 완화하는 데 도움이 된다고 알려졌습니다. 최근에는 지중해식 식단을 기반으로 매일 약 3~4큰술(50ml)의 올리브오일을 식사에 추가해 섭취하거나 하루 약 30g의 견과류를 보충한 경우, 저지방 지중해식 식단을 먹은 사람들에 비해 허리둘레가 감소했다는 연구 결과가 나오기도 했습니다. 따라서 평소 불포화지방산이 풍부한 생선, 해산물, 견과류 등을 지방 섭취 급원으로 사용하면 체중 관리와 건강에 도움이 될 것입니다.

결론적으로 지방은 다양한 채소, 해산물, 생선, 견과류, 요리에 사용하는 기름 등으로 자연스럽게 섭취할 수 있습니다. 지방이 무섭다고 일부러 피하거나 따로 챙겨 먹지 않아도 된다는 의미입니다. 지방이 주는 포만감은 식욕을 안정시키며 탄수화물의 과도한 섭취를 막는 역할도 합니다. 이렇게 여러 영양소가 균형을 이뤘을 때 체중 조절과 식욕 안정에 가장 도움이 된다는 것을 기억해주세요.

> **지방을 똑똑하게 섭취하는 세 가지 방법**
> - 불포화지방산이 풍부한 올리브오일, 들기름, 참기름을 가까이한다.
> - 견과류를 즐겨 먹고 최소 주 2회는 생선이나 해산물을 먹는다.
> - 초가공식품, 제과 제빵류, 튀김류 등의 잦은 섭취를 주의한다.

콜레스테롤 수치가 높다면
지방을 어떻게 먹어야 할까?

비만인에게는 흔히 고지혈증(이상지질혈증)이 동반됩니다. 혈액검사에서 총 콜레스테롤, LDL 콜레스테롤, 또는 중성지방 수치가 높으면 고지혈증으로 진단할 수 있습니다. 다행히도 체중 조절을 위한 식사와 생활 습관 관리는 고지혈증 개선에도 도움이 됩니다.

콜레스테롤은 세포막을 구성하고, 담즙, 비타민D, 성호르몬 등의 생성에 필수적입니다. 체내에서 약 70%가 합성되며, 나머지 20~30%는 식품으로 공급받습니다. 흔히 콜레스테롤이 높은 사람은 새우나 오징어 같은 음식을 피해야 한다고 생각하지만, 음식 자체의 콜레스테롤 함량과 혈중 콜레스테롤 수치가 항상 비례하지는 않습니다. 콜레스테롤의 합성과 관련된 포화지방 함량도 함께 고려해야 합니다.

특히 코코넛오일, 팜유처럼 포화지방이 많이 포함된 기름이나 바삭하고 기름진 빵, 과자 등과 같은 제과 제빵류를 많이 섭취하지 않도록 주의하는 것이 좋습니다. 기름진 육류와 내장류, 부드러운 크림류도 마찬가지입니다. 단백질은 흰 살 생선, 기름이 적은 육류, 두부, 콩류, 견과류와 같은 식품을 통해 주로 섭취하는 것이 바람직합니다. 달걀에 대한 반응은 개인마다 편차가 있지만 일반적으로 하루 한 개는 안전하게 섭취할 수 있습니다. 다만 초가공식품이나 제과 제빵류에도 달걀이 많이 포함될

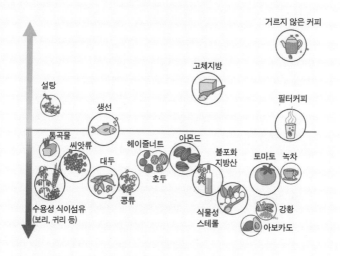

가로축: 우측으로 갈수록 근거 수준이 낮다.
세로축: 아래로 갈수록 콜레스테롤 강하 효과가 크다.

예1. 거르지 않은 커피(예: 에스프레소)는 콜레스테롤을 높일 수 있다는 연구가 있지
만 근거는 약하다(연구 규모가 너무 작거나, 수가 적거나, 다수의 연구에서 반복
적으로 같은 결과를 보이지 않는다는 뜻).

예2. 수용성 식이섬유가 콜레스테롤 강하 효과가 크고 근거도 충분하다(다수의 연구
에서 반복적으로 같은 결과를 보인다).

---

* Schoeneck M, Iggman D, *The effects of foods on LDL cholesterol levels: A systematic review of the accumulated evidence from systematic reviews and meta-analyses of randomized controlled trials*, Nutr Metab Cardiovasc Dis, 2021 May 6, 31(5):1325-1338.

수 있으니 주의해야 합니다.

다음으로는 콜레스테롤의 배출을 돕는 식사를 하는 것이 중요합니다. 체내 콜레스테롤은 담즙산과 함께 장으로 이동해 대변으로 배출되거나 다시 혈액으로 재흡수됩니다. 이 과정에서 대변으로 담즙산의 배출을 도와주는 성분이 바로 식이섬유입니다. 특히 물과 만나 젤처럼 불어나는 점성(수용성) 식이섬유가 효과적입니다. 이러한 식이섬유는 귀리와 보리 같은 통곡물, 미역과 김 같은 해조류, 당근, 브로콜리, 풋고추, 도라지 같은 채소, 그리고 버섯류에 풍부합니다. 또한 사과, 배, 감귤과 같은 과일류 및 렌틸콩, 병아리콩 등의 콩류에서도 섭취할 수 있습니다. 따라서 평소 잡곡과 채소, 과일, 콩류, 해조류, 버섯류를 골고루 섭취하면 콜레스테롤 수치를 낮추는 데 도움이 됩니다.

하지만 안타깝게도 식사 관리를 열심히 해도 LDL 콜레스테롤 수치에 변화가 없는 사람도 종종 있습니다. 이는 개인마다 혈중 콜레스테롤 수치가 식사에 영향을 받는 정도와 체내 콜레스테롤 생성 및 배출 능력에 차이가 있기 때문입니다. 유전적 요인이나 호르몬 등 다양한 원인들이 있고 이와 관련된 연구들은 아직 진행 중입니다.

마지막으로 중성지방 수치가 높을 경우, 우리 몸에 남는 에너지가 많다는 뜻입니다. 평소 과식을 피하며 고지방, 고탄수화물 섭취 및 음주도 주의해야 합니다. 특히 설탕, 꿀, 물엿과 같은 첨가당류를 주의하고 가당 음료의 섭취도 최소화해야 합니다. 그 외에도 밥, 빵, 면, 고구마, 감자, 과일과 같은 탄수화물 식품의 비중이 너무 높지 않은지 확인해봅니다. 특히 술은 간에서 중성지방 합성을 늘리므로, 평소 술을 즐긴다면 금주

시 중성지방이 최대 80%까지 감소할 수 있습니다. 또 중성지방은 LDL 콜레스테롤과 다르게 운동의 영향을 직접적으로 받습니다. 주 2~3회 이상 숨이 찬 운동을 꾸준히 하면 평균 10~20%의 중성지방 수치 감소 효과가 있습니다.

안타깝게도 고중성지방혈증은 지방간, 혈당 이상(당뇨병 전단계, 공복 혈당 장애, 당뇨병 등)과 함께 짝꿍처럼 다닙니다. 고중성지방혈증이나 지방간이 있으면 당뇨병이 생기는 것은 시간문제라는 뜻이죠. 다행히 회복을 위한 관리법 역시 비슷합니다. 따라서 고중성지방혈증이 발견되었을 때부터 당뇨병 고위험군이라는 경각심을 가지고 생활 습관을 바꾸려는 노력이 필요합니다.

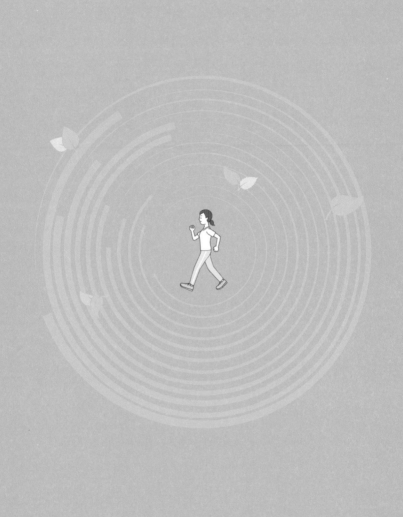

아무도 모르는
다이어트 식품과 약의 진실

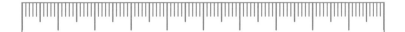

그거 먹으면 정말 살 빠져?
- 식품 편

"애플사이다 비니거(이하 애사비) 먹으면 진짜 살 빠져요? 먹어보니까 포만감이 좀 빨리 오는 것 같긴 하더라고요."

주변에서 뿐만 아니라 인터넷에서도 정말 많이 받는 질문입니다. 애사비만이 아닙니다. 땅콩버터, 레몬즙, 효소 등…. 새로운 다이어트 아이템은 항상 혜성처럼 나타났다 또 사라집니다. 과연 이런 음식들이 체중 관리에 도움이 될까요? 다이어트 식품이 우리 몸을 과연 얼마나 바꿀 수 있을지 이야기하기에 앞서 몇 가지 대원칙부터 기억합시다.

첫째, 어떤 음식이든 많이 먹으면 살찔 수 있습니다. 아무리 영양가가 높은 슈퍼푸드라 할지라도 칼로리가 있는 음식을 필요 이상으로 과하게 먹는다면 다이어트 효과를 기대할 수 없습니다.

둘째, 음식은 상대적입니다. 특정 음식을 먹느냐 먹지 않느냐보다 어떤 음식 대신 그것을 먹는지가 더 중요할 수 있습니다. 우리가 먹을 수 있는 음식의 양은 정해져 있습니다. 따라서 음식의 상대적인 선택이 중요합니다.

셋째, 과학적으로 어떤 음식이나 특정 성분이 다이어트에 도움이 된다고 확실하게 말할 수 있으려면 연구 결과의 근거 수준이 높아야 합니다. 사람을 대상으로 대규모 연구를 여러 번 반복해 일관된 결과가 있어야 하죠. 동물 실험 결과만 있거나, 사람을 대상으로 한 연구 결과가 일부만 있다면 도움이 될 가능성도 있다는 정도로 생각해야 합니다.

그럼 이제 유행하는 다이어트 식품들에 대해 알아보겠습니다.

식사 전에 필수? 애플사이다 비니거

혹시 애사비, 드셔보셨나요? 최근 가장 인기가 뜨거웠던 다이어트 식품은 단연 애사비입니다. 애사비는 사과를 천연 발효한 식초의 일종으로 중동 지역에서 다이어트 식재료로 오랫동안 사용되어 왔습니다. 최근 할리우드 스타들의 일명 '관리템'으로 알려지면서 유명세를 탔죠. 가장 흔한 애사비 복용법은 아침 공복이나 식전에 애사비 한두 스푼을 그대로 먹거나 물에 희석해서 마시는 겁니다.

단순 식초로 섭취하는 것을 넘어 어디서든 식전에 애사비를 먹을 수 있도록 휴대용 애사비 스틱, 애사비 젤리, 애사비 분말 캡슐 같은 제품까지 개발되며 엄청난 열풍이 불었죠. 대체 애사비가 일반 식초와 어떻게 다르기에 이렇게 인기를 얻었을까요? 그리고 정말, 다이어트에 도움은 될까요?

애사비, 사과식초와 뭐가 다르지?

애사비를 이해하기 위해서는 식초에 대해 먼저 알아야 합니다. 요리에 사용하는 양조식초는 현미, 쌀, 옥수수 같은 곡물이나 사과, 파인애플과 같은 과일 등의 원재료에 미생물 발효 과정을 거쳐 만듭니다. 양조식초는 다시 두 가지로 분류되는데 첫 번째는 가장 흔한 주정식초입니다. 주정식초는 알코올이 포함된 주정이라는 재료에 아세트산균(초산균)을 더해 수일 내로 급속 발효시켜 만듭니다. 여기에 사과 원액을 추가하면 주정 사과식초가 됩니다. 이 방식은 빠르게 대량 생산이 가능하고 저렴합니다.

두 번째는 애사비를 비롯한 천연 발효식초입니다. 이 방법은 원재료를 자연적으로 천천히 발효·숙성시켜 만드는 방식으로, 최소 수 주에서 수년까지도 시간이 걸립니다. 애사비를 예로 들면 사과가 1차로 알코올 발효 과정을 거치면 사과주(apple cider)가 되고, 2차로 아세트산균에 의해 발효되면 천연발효 사과식초(apple cider

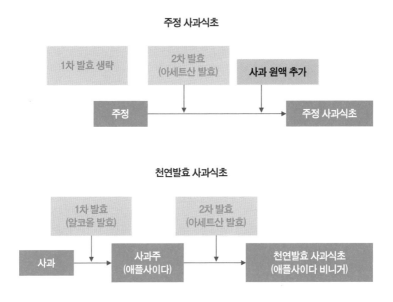

[3-1] 천연 발효식초와 주정식초 비교 모식도

주정 사과식초

1차 발효 생략	2차 발효 (아세트산 발효)	사과 원액 추가

주정 → 주정 사과식초

천연발효 사과식초

1차 발효 (알코올 발효)	2차 발효 (아세트산 발효)

사과 → 사과주 (애플사이다) → 천연발효 사과식초 (애플사이다 비니거)

vinegar)가 됩니다.

　두 종류의 식초 모두 주성분은 동일하게 신맛을 내는 아세트산 (acetic acid, 초산)이지만 맛이나 성분은 약간의 차이가 있습니다. 주정 식초는 보통 아세트산에 소량의 원액과 향료 등을 첨가해 제조하는 반면, 천연 발효식초에는 젖산, 구연산 같은 유기산과 비타민, 미네 랄 등 체내 대사를 돕는 다양한 영양소가 포함되어 있습니다. 맛에 도 차이가 있어 주정식초는 새콤한 맛이 강하고 깔끔한 반면, 천연 발효식초는 원재료가 발효되면서 생기는 특유의 진한 향과 복합적 인 맛이 있습니다. 가격은 물론 천연 발효식초가 3~4배가량 비쌉니다. 마트에서 식초를 구매할 때 원재료명에 '주정'이 포함되어 있으면 주정식초입니다.

애사비 파헤치기

그러면 대체 애사비는 어떤 점이 특별해서 다이어트에 효과가 있다고 할까요? 애사비의 효용성을 주장하는 근거 중 하나는 바로 '초모(酢母, the mother)'입니다. 초모란 식초의 발효를 담당하는 아세트산균과 사과의 섬유질, 각종 유기산(젖산, 사과산 등), 아미노산, 폴리페놀, 비타민 등의 발효 부산물이 엉겨 붙은 젤리 같은 물질입니다. 대부분의 천연 발효식초는 초모를 걸러내지만, 초모를 거르지 않은 일부 애사비는 프리미엄 제품으로 분류되어 가장 비싼 가격에 판매됩니다.

초모를 이루는 성분들은 각각 몸의 신진대사와 면역 기능에 유익한 것으로 알려져 있습니다. 특히 초모에 포함된 아세트산균이 장내 환경 개선에 도움이 될 수도 있다는 주장도 있습니다. 하지만 초모가 인체에 구체적으로 어떤 긍정적 영향을 미치는지에 대한 연구는 아직 부족합니다. 게다가 초모의 양은 전체 애사비의 약 1~5%로 매우 소량이며, 어떤 성분이 얼마나 들어 있는지 정확하게 알기 어렵고 제품 간 편차도 큰 편입니다.

더구나 이 초모에 있는 아세트산균은 거의 죽은 상태입니다. 식초는 아세트산균이 당분이나 알코올을 먹고 아세트산을 생성하면서 만들어집니다. 이 먹이가 모두 소진되면 아세트산균은 더 이상 생존하기 어렵고, 발효가 끝나면서 식초가 완성됩니다. 게다가 아세트산균은 본인이 만든 아세트산과 같은 강한 산성 환경에서는 살기가 어렵습니다. 그래서 애사비 속의 아세트산균은 거의 죽어 있거나, 소량만 살아남아 있을 가능성이 큽니다. 또한 대다수의 시판 제품은 살균 처리 후 유통되기 때문에 살아 있는 아세트산균을 먹기란 쉽지 않습니다.

다양한 천연발효 식초 가운데 애사비의 인기가 유독 높은 또 하나의 이유는 유기산 중에서도 사과산(malic acid)이 많다는 점입니다. 사과산은 이름에서처럼 사과, 배 등 과일에 자연적으로 존재하며 피로 회복, 근육통 완화, 항산화 작용 등에 도움을 주는 것으로 알려져 있습니다. 아마도 사과산이 TCA 회로라는 인체의 에너지 공장에서 중요한 중간물질이기 때문에 다이어트와 연관 지은 것이 아닐까 싶습니다.

하지만 사과산은 애사비 이외에도 채소, 과일, 발효식품 등으로 충분히 섭취할 수 있습니다. 일반적인 식생활에서 결핍될 일이 거의 없기 때문에 적절한 섭취량에 대한 권장 기준치도 존재하지 않습니다. 보통 다이어트로 먹는 애사비 1회 분량인 10g에는 사과산이 평균 3~5mg 정도 포함되어 있는 것으로 추정합니다. 사과 한 개에 포함된 사과산이 300mg인 것을 생각하면 매우 적은 양입니다. 그 외에 젖산, 호박산, 구연산 같은 유기산들은 굳이 애사비가 아니더라도 다른 천연 발효식초에도 많이 포함되어 있습니다.

마지막으로 가장 유력한 애사비 효능의 근거는 초산, 즉 아세트산입니다. 아세트산은 모든 식초의 주요 성분으로 시큼한 맛을 내는 물질입니다. 쥐 실험에 따르면 아세트산은 지방을 분해하고 지방산의 대사를 촉진하며 위장관 운동을 조절하고 식욕을 억제합니다. 또한 에너지 소비량을 증가시킨다는 연구도 다수 있습니다. 사람을 대상으로 진행한 몇 개의 연구에서도 식욕을 감소시키는 데 약간의 도움이 되는 것으로 나타났습니다.

그러나 식초 섭취가 체중 감량에 실제로 효과적인지에 대한 연구는 제한적입니다. 일본의 한 식초 회사가 155명의 비만인을 대상으로 진행한 연구에서, 식초를 섭취한 그룹은 3개월 동안 체중이 약 1~2kg 감소하고 체지방이 약 0.9% 줄어들었습니다. 하지만 식초 섭취를 중단한 후 한 달이 지나자 체중이 거의 원래대로 돌아왔습니다. 이는 체중 감량 효과를 유지하려면 식초를 계속해서 섭취해야 한다는 의미입니다. 이 연구는 식초 회사가 주도했으며, 지속적인 섭취를 권장하는 결론이 도출되어 객관성에 한계가 있을 수 있습니다.

애사비의 체중 감량 효과에 대한 연구도 일부 존재하지만, 그 결과는 일관되지 않고 연구 규모와 기간도 제한적입니다. 가장 긍정적인 연구는 최근 레바논에서 12~25세의 젊은 비만 여성 120명을 대상으로 한 실험으로, 애사비를 섭취한 그룹은 3개월 후 체지방률이 약 1.3%, 허리둘레가 약 3cm 감소한 것으로 나타났습니다. 또한 이란에서 39명의 비만인을 대상으로 한 연구에서는 저칼로리 식단과 함께 애사비를 섭취했을 때, 식욕 감소와 약 2kg의 체중 감량이 발생했으나, 체지방량 변화는 큰 차이가 없었습니다.

이러한 연구들은 참가자 수가 적고 연구 기간이 비교적 짧으며, 사용된 애사비의 용량도 일관되지 않아 결과를 일반화하기 어렵습니다. 따라서 애사비가 체중 감량에 확실히 도움이 된다고 말하기 위해서는 더 많은 수의 사람을 대상으로, 3개월 이상의 장기 연구들이 일관된 결과를 보여야 합니다. 우리가 흔히 먹는 해열제를 비롯한 감기약, 당뇨병약, 고혈압약 등은 이러한 과학적인 검증 과정을 거쳐 만들어졌습니다. 대규모의, 장기적으로, 반복적인 실험을 거쳐 일관된 효과를 보인 것들이죠. 그래서 어느 누구든 복용법만 잘 따르면 비슷한 수준으로 효과가 보장됩니다. 반면 현재까지 애사비의 체중 감량 효과에 대한 연구는 긍정적인 결과가 일부 있지만 확실한 결론을 내리기에 부족합니다.

약과 식품을 비교하다니 너무한 것 아니냐고요? 그런데, 애사비 광고는 거의 약처럼 효과를 낸다고 강조하고 있지 않나요? '그렇게 효과가 좋다니 나도 한번 마셔볼까?' 싶은 생각이 들진 않나요? 다이어트 마케팅에서는 이런 내용을 주의해야 합니다. 나도 모르게 음식을 마법의 약처럼 생각하게 되니까요. 앞으로 이야기 나눌 다른 식품도 모두 마찬가지입니다. 누군가는 보조 수단으로 활용해 효과가 있을 수도 있습니다. 하지만 일반화할 수는 없으며 의존이나 맹신도 금물입니다. 무엇보다 이러한 식품이 검증된 건강한 식사와 생활 습관보다 우선이 될 수 없습니다.

굳이 애사비가 아니어도 되는 이유

무엇보다 체중 감량에 가장 큰 역할을 하는 물질로 추측한 아세트산은 다른 식초에도 존재합니다. 오히려 애사비 가격의 4분의 1밖에 되지 않는 흔한 주정식초에 더 많이 함유되어 있습니다. 그러니 다이어트 효과를 위해서 식초를 먹는다면 굳이 애사비를 고집할 필요가 없습니다. 물론 건강까지 고려한 측면이라면 소량이라도 여러 유기산, 비타민, 미네랄이 있는 천연 발효식초를 선택해볼 수는 있습니다.

워낙 애사비가 열풍이다 보니 저도 애사비를 먹냐는 질문을 꽤 많이 받았습니다. 인스타에서 애사비를 판매해보지 않겠냐는 제안도 무척이나 많이 있었고요. 하지만 저희 집에는 애사비가 없습니다. 이미 다른 식초가 많아 애사비까지 둘 자리가 없더라고요. 채소 요리나 고기, 생선 등을 먹을 때는 발사믹 식초를 곁들이고, 소스나 드레싱에는 화이트 발사믹 식초를 자주 사용합니다. 주정식초는 초절임이나 무침처럼 강한 신맛이 필요할 때 가끔 사용합니다. 제가 애사비를 사게 된다면 아마도 그냥 마시기 위해서보다는 이렇게 요리에 활용하는 용도가 될 것 같습니다. 음식에 향긋하고 상큼한 느낌을 더해줄 수 있지 않을까 싶네요.

샐러드나 요리에 주정식초를 1~2큰술 정도 곁들이는 것은 그냥 애사비를 마시는 것보다 훨씬 안전하고 자연스럽습니다. 실제로 애사비만 단독으로 장기간 복용했을 때 치아 부식, 식도 손상, 위장 장애 등의 사례가 보고된 적도 있어 주의가 필요하거든요. 애사비 특유의 쿰쿰한 냄새를 억지로 견디며 삼킬 이유도 없고요. 혹시라도 애사비를 보조 요법으로 사용한다면 1~2큰술 이내로, 꼭 물로 열 배가량 희석하고 빨대를 이용해 마시기를 권장합니다.

무엇이든 내가 맛있고 안전하게, 무엇보다 꾸준히 먹을 수 있는 방식을 선택해야 합니다. 오늘 저녁 식탁에는 드레싱에 식초를 더한 샐러드나 양배추 초절임 같은 메뉴를 곁들여보면 어떨까요? 평소 짠맛이나 단맛에만 익숙하다면 더 맛있고 건강한 식탁을 만들기 위해 식초와 자연스럽게 친해지면 좋을 것 같습니다.

그리스인은 모두 날씬할까? 그릭 요거트의 비밀

어릴 때 처음으로 요거트를 먹고 큰 충격을 받았습니다. 너무 맛있었거든요. 평소 흰 우유는 정말 싫어했는데 그 우유로 만든 요거트가 이렇게나 맛있다니? 정말 신기했습니다. 게다가 딸기나 복숭아 같은 과일의 향긋함까지 더해져 새콤달콤하고 부드러웠죠. 뚜껑에 묻은 요거트까지 싹싹 핥아 먹으면 그렇게 행복할 수가 없었습니다.

꽤나 특별한 간식이었던 요거트가 요즘은 흔해졌습니다. 그것도 다이어트 식품으로 유명해지기까지 했죠. 그중에서도 저 멀리 지중해의 그리스인들이 즐겨 먹던 그리스식, 그릭(Greek) 요거트의 판매량은 최근 수년간 가파르게 성장하고 있습니다. 몇 년 전만 해도 파는 곳이 한정돼 있었지만, 이제는 마트에서도 흔히 볼 수 있죠. 그릭 요거트가 이렇게 대중적인 인기를 끌고 빠르게 성장한 배경에는 다이어트에 도움이 된다고 알려진 것이 큽니다. 다이어트와 건강에 좋다며 식사 대용이나 간식으로 많은 사람이 찾게 된 그릭 요거트는 일반 요거트와 무엇이 다를까요?

일반 요거트 vs. 그릭 요거트

일반 요거트는 흰 우유에 유산균을 주입해 발효시켜 만듭니다. 우유보다는 조금 되직하지만 묽어서 주르륵 흘러내리는 질감이죠. 그릭 요거트는 일반 요거트를 면포나 체에 한 번 더 걸러내 수분을 줄인 것입니다. 이 과정에서 유청이라는 액체 성분이 제거됩니다. 그래서 마치 버터나 크림치즈처럼 빵에 바를 수 있을 만큼 질감이 꾸덕꾸덕해지고 맛도 아주 진해집니다. 이런 특징 덕분에 생크림 대신 사용되기도 합니다.

그릭 요거트는 이렇게 질감뿐 아니라 일반 요거트와 당분 함량도 다릅니다. 유청에는 당류의 일종인 유당이 들어 있습니다. 그래서 유청이 많이 제거된 그릭 요거트일수록 일반 요거트에 비해 당분이 적습니다. 제품마다 약간의 차이는 있지만 대체로 일반 요거트의 30~50% 수준입니다. 물론 일반 요거트도 유당 함량이 높은 편은 아니지만 그릭 요거트는 당류 섭취 조절이 필요한 사람들에게 좋은 선택지입니다.

반면 단백질과 지방은 그릭 요거트의 농축 과정에서 더욱 풍부해집니다. 같은 무게의 일반 요거트와 비교하면 그릭 요거트의 단백질과 지방은 대략 세 배 높습니다. 그래서 같은 양을 먹어도 포만감이 매우 좋은 편이며 체중 감량 중에 더욱 중요한 단백질을 상당히 보충해줍니다. 그릭 요거트는 1회 분량(100g)에 달걀 한 개보다 많은 단백질이 들어 있고, 우리 몸에 필요한 필수 아미노산이 모두 포함된 완전 단백질 식품입니다. 단백질 구성은 카제인 단백질 80%와 유청 단백질 20%로, 카제인 단백질은 소화 속도가 느리기 때문에 포만감이 오래갑니다. 또한 유청 단백질에는 류신이라는 필수 아미노산이 풍부해 근육 성장을 촉진하고, 빠른 소화와 흡수로 인해 운동 후 회복에도 도움을 줍니다.

다른 요거트와 마찬가지로 그릭 요거트도 발효 식품이기 때문에 유산균이 존재하는데, 유산균 함량은 농축 과정을 거치며 용량 대비 높아집니다.

구분	플레인 요거트	그릭 요거트	차이
가격(원)	589	3,192	5배
열량(kcal)	69	138	2배
당류(g)	3.3	1.5	1/2배
단백질(g)	3.6	9.3	3배
포화지방(g)	2.3	5.9	3배

그릭 요거트는 일반 요거트에 비해 칼로리는 2배, 가격은 평균 5배다. 당류는 절반 수준이며 단백질과 포화지방은 약 3배 수준으로 높다.

그릭 요거트가 체중 감량에 도움이 될까?

하지만 안타깝게도 그릭 요거트만으로 체중 변화나 건강에 미치는 영향을 연구한 결과는 거의 없습니다. 대신 그릭 요거트를 포함한 요거트 전반에 대한 연구는 비교적 많이 수행된 편입니다. 수년에서 수십 년간 관찰한 결과, 요거트를 꾸준히 섭취한 사람들은 체중과 허리둘레가 감소하는 경향을 보였습니다. 또한 요거트 섭취량과 비만 위험도는 보통 반비례 관계였습니다.

여러 관찰 연구를 종합해 분석한 메타 연구에 따르면 요거트를 매일 반 컵씩 먹으면 과체중 또는 비만의 위험이 13%가량 줄어들었으며, 당뇨병과 대사 증후군 위험도 낮아지는 경향을 보였습니다. 결론적으로 꾸준한 요거트 섭취는 장기적인 체중 감량과 연관이 있습니다. 다섯 배나 더 비싼 그릭 요거트가 아니라 일반 요거트만으로도 충분하다는 이야기죠.

물론 그릭 요거트의 맛과 질감을 좋아하고, 적은 양 대비 높은 영양 섭취와 든든한 포만감을 얻고 싶다면 그 또한 좋은 선택입니다. 대신 두 가지를 기억합시다. 첫째, 그릭 요거트 또한 적당량을 먹어야 합니다. 그릭 요거트는 일반 요거트 대비 칼로리가 평균 두 배 정도 높습니다. 그릭 요거트 100g의 칼로리는 밥 반 공기와 비슷합니다. 다이어트에 도움이 된다며 무턱대고 여기저기 발라 먹다가는 오히려 고칼로리를 섭취할 수 있습니다. 둘째, 그릭 요거트 제품 대부분은 포화지방 함량이 높은 편입니다. 평소 다른 식사에서 포화지방 섭취가 많다면 그릭 요거트 섭취 또한 조절해야 합니다. 일반적으로 하루에 한 컵, 100g으로 충분합니다.

결국 그릭 요거트 섭취 또한 다른 식품과의 균형을 고려해야 합니다. 평소 탄수화물 위주의 식사 패턴이라면 단백질과 지방을 보충하기 위해 그릭 요거트를 활용하길 추천합니다. 예를 들어, 아침에 식빵만 대충 먹고 금방 허기져서 과자를 자꾸 먹는 사람이라면 그릭 요거트를 살짝 더하기만 해도 포만감이 높아져 불필요한 간식 생각이 줄어들 수 있습니다. 간식으로 빵이나 떡 대신 요거트로 대체하는 방법도 있습니다.

바쁜 아침에는 우유와 정제된 시리얼 조합보다 그릭 요거트에 뮤즐리, 그래놀라, 오트밀 같은 통곡물과 견과류의 조합도 추천할 만합니다. 식이섬유가 풍부하고 당분은 적은 블루베리, 라즈베리,

딸기 같은 베리류 과일까지 추가한다면 더할 나위 없이 훌륭한 한 끼가 됩니다. 간편하면서도 포만감이 오래가고, 탄수화물과 단백질, 지방을 한 그릇에 먹을 수 있어 영양학적으로 균형 잡힌 조합이죠. 결국 그릭 요거트 또한 우리의 건강한 식단에 포함될 때, 체중과 건강관리에 도움이 될 수 있다는 사실을 기억합시다.

바르기만 하면 뱃살 쏙? 땅콩버터

"사과, 절대 그냥 먹지 마세요! 꼭~ 땅콩버터 옷을 입혀요. 그래야 살이 쏙 빠져요!"

SNS에서 흔하게 보이는 땅콩버터 광고 중 하나입니다. 온라인뿐 아니라 TV에서도 2주간 땅콩버터를 먹고 살을 뺀 이야기가 등장하기도 합니다. 대표적인 수입 식품이었던 땅콩버터가 요즘은 국내에서도 생산되고, 매장에서 곧바로 신선하게 제조해주는 서비스도 생겼습니다. 커다란 잼 통에 담긴 제품 외에도 분말, 튜브 등 다양한 형태로 변형되어 소비자들의 선택권도 넓어졌습니다. 이렇게 너 나 할 것 없이 땅콩버터를 먹으면서 대체 땅콩버터가 뭔데 그렇게 난리냐, 정말 건강에 좋은 것은 맞냐, 다이어트에 효과는 있냐, 저에게도 많은 질문이 들어옵니다.

땅콩버터는 왜 다이어트 식품이 되었을까?

땅콩버터는 땅콩을 갈아서 버터나 잼처럼 부드러운 형태로 만든 제품입니다. 잼과 다르게 설탕이 들어가지 않아도 맛이 좋으며, 방부제나 첨가물 없이도 만들 수 있습니다. 땅콩 외에 아몬드, 마카다미아 등 다른 견과류를 이용해서도 이와 비슷한 너트버터(nut butter)를 만들 수 있습니다.

하지만 이런 땅콩버터의 체중 감량 효과에 대한 연구는 많지 않습니다. 대부분은 땅콩버터가 아닌 땅콩의 효과에 초점을 맞춘 연구들입니다. 소규모 관찰 연구에서 땅콩을 꾸준히 먹는 사람들은 과체중, 비만일 가능성이 낮았고 비타민과 미네랄 섭취량이 높았다는 결과가 있었습니다.

조금 더 넓게 보면 견과류에 관한 연구는 비교적 많습니다. 견과류는 지중해식 식단, DASH 식단을 비롯한 건강한 식사 패턴에서 빠지지 않고 나오는 식품 중 하나입니다. 영국 바이오뱅크에서 약 50만 명의 데이터를 바탕으로 지방 섭취 패턴을 분석한 연구에 따르면, 견과류와 씨앗류 위주로 지방을 섭취하고 버터나 고지방 치즈 소비가 적을 때 비만과 복부비만 발생률이 낮았습니다. 미국에서 수십만 명의 식사 패턴과 체중의 변화를 추적 관찰한 연구를 모아 분석했을 때에도 견과류를 매일 30~50g 정도 먹었을 때 과체중, 비만의 낮은 발생률이 관찰되었습니다.

견과류의 다이어트 효과 세 가지

견과류가 체중 감량에 도움이 되는 원리는 크게 세 가지입니다. 첫째, 땅콩을 비롯한 견과류는 지방 중에서도 필수지방산을 포함한 불포화지방산이 풍부합니다. 불포화지방산은 포화지방산에 비해 지방 대사를 촉진하고, 식후에 식이성 열발생 효과가 높다는 연구 결과가 있습니다. 이로 인해 같은 양의 포화지방산을 먹었을 때보다 지방 축적이 적을 수 있습니다. 최근에 한 연구에서는 지중해식 식단을 섭취하며 호두, 아몬드, 헤이즐너트를 하루 한 줌(30g) 추가하자 저지방 지중해식 식단을 먹은 사람들에 비해 체중과 허리둘레가 감소한 결과가 나오기도 했습니다. 그런데 이는 견과류처럼 불포화지방산이 풍부한 올리브오일을 추가했을 때에도 비슷한 효과를 보였습니다. 결국 불포화지방산의 충분한 섭취가 체중 관리에 중요한 역할을 한 것으로 보입니다.

둘째, 땅콩버터는 풍부한 지방 함량과 단백질, 식이섬유 덕분에 포만감을 제공합니다. 땅콩은 대부분 불포화지방산으로 이루어져 있고, 땅콩버터 1큰술에는 달걀 3분의 2개 수준의 단백질이 들어 있습니다. 이렇게 지방과 단백질만으로도 포만감이 오래가지만 소량의 식이섬유까지 존재합니다. 일반 버터에는 식이섬유가 0g인 반면, 땅콩버터 1큰술에는 하루 권장량의 약 5%에 해당하는 1g의 식이섬유가 존재합니다. 일반적으로 소분 포장된 견과류 1봉(30g)에는 약 3~4g의 식이섬유가 있어 하루 권장량의 25%가량을 섭취할 수 있습니다. 이렇게 지방, 단백질, 식이섬유라는 아주 든든한 조합 때문에 비교적 적은 양으로도 오래가는 포만감을 줄 수 있습니다.

셋째, 물리적 구조입니다. 견과류는 아주 단단해서 오랫동안 씹어서 작은 입자로 만들어 삼켜야 합니다. 이런 저작 과정에서 식욕을 안정시키는 신호 전달 시스템을 활성화할 수 있습니다. 또 견과류의 세포벽은 매우 단단해 씹기만으로 모든 세포벽이 파괴되지는 않아 일부 지방 성분은 소화되지 않고 배설될 수 있습니다. 그래서 실제로 섭취하는 칼로리는 80% 수준이라는 연구 결과도 존재합니다. 물론 땅콩버터처럼 부드럽게 가공된 제품은 이 효과가 많이 사라질 수 있습니다.

정리해보면 견과류가 포함된 식사는 건강과 체중 관리에 도움이 될 수 있습니다. 견과류를 다양하게 먹는 방법으로, 또 포화지방이 많은 버터나 당분 가득한 잼을 대신할 목적으로 땅콩버터를 선택해도 좋습니다. 또 포만감이 오래가는 편이니 다른 음식의 섭취를 줄이는 데도 도움이 되겠죠. 하지만 땅콩버터만이 특별한 체중 감량 효과가 있는 것은 아니기에 하루에 견과류 한두 줌을 식사에 자연스럽게 더하는 것도 좋은 선택입니다.

땅콩버터는 이렇게 드세요

이렇게 건강에도 체중에도 도움이 될 수 있는 견과류를 땅콩버터로 즐기기로 선택했다면 세 가지를 기억해봅시다. 첫째, 역시나 적정량과 다양성이 중요합니다. 땅콩버터는 한 큰술에 밥 1/3 공기 수준의 칼로리를 가집니다. 따라서 하루 1~2큰술(10~30g), 견과류로는 한두 줌(약 30~50g)이면 충분합니다. 또 불포화지방산도 종류가 다양하기 때문에 땅콩버터만 고집하기보다 그 외의 견과류, 올리브오일, 들기름, 참기름 같은 오일류나 생선과 해산물로 골고루 먹어줍시다.

둘째, 100% 땅콩으로 제조된 제품을 고릅니다. 가끔 제품의 질감을 더 부드럽게 하고 원가를 절감하기 위해 포화지방산이 많은 기름을 더하거나 단맛을 위해 설탕을 첨가한 제품도 많습니다. 하지만 불포화지방산 섭취의 효과를 충분히 누리려면 땅콩 100%로 제조된 제품을 먹는 것이 좋으며, 그렇지 않다면 그냥 견과류를 통째로 먹는 것을 더 추천합니다.

셋째, 개봉 후 가능한 빨리 소진하며 단단히 밀봉해 직사광선을 피해 서늘하고 어두운 곳에 보관해야 합니다. 색이나 냄새, 맛이 변했거나 곰팡이가 보인다면 무조건 버려야 합니다. 견과류에 풍부한 불포화지방산은 산소를 만나면 변질되는 산패 현상이 생기기 쉽습니다. 특히 개봉 후 상온에 오래 방치하면 아플라톡신이라는 독성 발암물질을 생성하는 곰팡이가 서식하기 쉽습니다. 따라서 개봉 후에는 냉장 보관하는 것이 가장 안전하며, 먹기 전에 섭취할 양만 덜어 실온에서 부드럽게 녹여 사용합니다.

땅콩버터도 결국 균형 잡힌 영양 섭취, 건강을 위한 식사, 그리

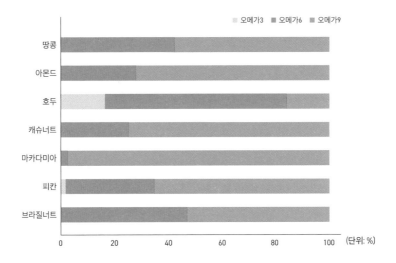

[3-3] 다양한 견과류의 불포화지방산 함량 비교

■ 오메가3 ■ 오메가6 ■ 오메가9

땅콩
아몬드
호두
캐슈너트
마카다미아
피칸
브라질너트

0   20   40   60   80   100   (단위: %)

고 식탁을 더 즐겁게 하기 위한 음식 중 하나일 뿐입니다. 음식은 균형, 적정, 다양함 속에서 맛이라는 즐거움을 누리는 것이란 본질을 기억합시다.

독소 배출의 비결? 레몬수, 레몬즙

"요즘 레몬수가 유행이야? 왜 이렇게 레몬수나 레몬즙 먹고 식도염, 위염 생긴 사람들이 많이 오지?"

최근 다른 병원에서 일하는 친구가 물었습니다. 실제로 레몬즙 원료가 품귀 현상을 빚고 가격이 수십 배 올라 부르는 게 값이 될 만큼 레몬수 열풍이 강하게 불었죠. 미디어에서 다이어트와 디톡스에 좋다며 소개가 많이 된 탓입니다.

일명 '레몬 디톡스 다이어트'는 1940년대 미국의 자연요법 전문가가 개발해 유행했던 방식입니다. 초기에는 10여 일 동안 단식하며 식사 없이 매일 최소 1~2L 이상의 레몬수만으로 배를 채우는 극단적인 형태였지요. 최초의 레시피는 레몬수에 메이플시럽, 고춧가루 등을 섞은 특이한 형태였다고 합니다.

아무래도 단식과 병행하니 저칼로리 효과와 영양 결핍으로 단기간에 살은 빠질 수 있었겠죠. 하지만 당연히 지속 불가능하기에 유행은 점차 사그라들다가, 2000년대 들어 할리우드 스타들이 이 방법을 사용한다는 것이 알려지면서 다시 유행을 타기 시작했습니다. 요즘은 전보다 조금 더 쉬운 방식으로 변형되어 하루에 1~2L가량의 레몬수를 마시는 것으로 유행하고 있습니다.

레몬의 효능이 대체 뭐길래?

레몬은 한 개에 30kcal 정도로 매우 저칼로리이며 몸에 유익한 성분이 많습니다. 특히 비타민C는 인체에서 발생하는 산화 스트레스를 중화시키고 천연 항산화 기능을 하는 성분이죠. 또 백혈구를 비롯한 면역세포의 기능을 도와줍니다. 뼈, 피부, 혈관 등 여러 조직을 구성하는 콜라겐 생성에도 꼭 필요합니다. 비타민C가 부족하면 비타민C가 충분한 사람들에 비해 지방산의 대사가 10~30% 낮아진다는 연구 결과가 존재합니다. 하지만 비타민C로 비만을 예방하거나 치료할 수 있는 방법에 대해 사람을 대상으로 한 연구는 아직 부족합니다. 참고로 비타민C는 레몬 외에도 딸기, 귤, 키위와 같은 과일과 고추, 시금치, 브로콜리와 같은 채소에도 풍부합니다.

레몬에 풍부한 또 다른 성분인 구연산(citric acid)도 비타민C와 마찬가지로 항산화 기능이 뛰어나 산화 스트레스로부터 신체를 보호해줍니다. 또한 우리 몸의 에너지 공장인 TCA 회로의 구성 성분으로 체내에서 에너지 대사가 원활하게 이루어지는 데 꼭 필요한 물질입니다. 칼슘, 마그네슘과 같은 미네랄 흡수도 돕습니다. 구연산은 레몬 외에 라임, 오렌지, 자몽, 귤과 같은 감귤류와 매실에도 풍부합니다.

또 레몬 껍질에는 폴리페놀이 풍부한데, 이를 쥐에게 투여했더니 체지방 축적이 억제되고 지방 대사가 활발해졌다는 연구 결과도 있습니다. 하지만 아직 사람을 대상으로 연구된 바는 없습니다.

이처럼 레몬은 대체로 건강에 유익한 식품이므로 레몬수 형태로 섭취해도 무방합니다. 다만 레몬수가 체중 감량을 촉진한다는 과학적인 근거는 부족합니다. 레몬수의 효과는 대체로 수분 섭취 효과와 비슷하다고 생각할 수 있습니다.

물 vs. 레몬수

수분은 우리 몸의 약 70%를 구성하며 체내 신진대사의 필수 요소입니다. 체내 수분량이 줄어들면 쉽게 피로감을 느끼고 체온 유지가 어려워지며, 심하면 사망에 이를 수 있습니다. 사람은 평소 음식, 물, 다양한 음료를 통해 수분을 섭취하며 땀, 호흡, 소변 등으로 수분을 배출합니다. 특히 비만일수록 체내 수분 요구량은 더 늘어납니다.

이때 수분은 되도록 당분, 카페인, 알코올이 없는 것으로 섭취하는 게 좋습니다. 그중에서 가장 저렴하고 편하게 마실 수 있는 것은 물입니다. 물론 물 섭취량과 체중의 관계는 명확하지 않지만, 여러 경로로 체중 감량에 도움이 될 가능성은 있습니다. 일부 연구에서 중장년과 노인층에서 식전에 물을 마시면 포만감을 높여 칼로리 섭취가 줄어들면서 체중 감량에 도움이 된다는 결과가 있습니다. 또 물을 마시면 대사량이 증가해 하루 2L의 물을 마실 경우 하루 소모 칼로리가 100kcal가량 증가할 수 있다는 인체 실험도 있었습니다.

제가 생각하는 물 섭취의 가장 큰 효과는 물 이외의 음료, 특히 탄산음료, 과일주스처럼 당분이 많은 음료의 섭취를 줄일 수 있다는 점입니다. 실제로 당분이 함유된 음료 한 잔을 물로 대체할 경우 당뇨병 위험이 7~8% 감소하기도 했습니다.

한국인 성인의 하루 권장 수분 섭취량은 남성 2,100~2,600ml, 여성 1,800~2,100ml이며 음식으로 섭취하는 수분을 제외한 액체류의 섭취 권장량은 남성 평균 1,000~1,200ml, 여성 평균 900~1,000ml입니다. 잔으로는 5~6컵에 해당합니다. 이 분량을 한 번에 몰아 마시기보다는 한 컵씩 나눠 자주 마시고, 소화불량이 있다면 식전보다 식사 중간에 마시는 것을 권장합니다. 운동을 할 때도 목마름을 느끼기 전에 중간중간 미리 물을 마셔야 탈수를 예방할 수 있습니다. 혹시라도 너무 많은 양의 물을 섭취해서 소변을 3~4시간 미만 간격으로 자주 보거나, 소변 색이 너무 투명해질 때가 자주 있다면 섭취량을 줄이는 것이 좋습니다.

결국 레몬수는 특별한 다이어트 효과를 기대하기보다는 수분 섭취의 일환으로 활용해야 합니다. 당분이 많은 음료 대신 조금 더 맛있고 건강하게 물을 섭취하는 방법일 뿐이죠. '레몬수'처럼 특별한 이름을 붙이면 맹물보다는 건강을 위한 특별한 의식처럼 여겨서 습관을 들이기 쉬운 면도 있습니다. 소량의 비타민과 미네랄도 포함되어 있고요.

만약 수분 섭취 목적으로 레몬수를 마시기로 했다면, 레몬 한 개 분량인 약 30ml의 레몬즙에 물 1L 이상을 희석하는 것이 안전합니다. 다만 물처럼 다량 마시는 것은 피하고 하루 1~2컵 이내가 적당합니다. 레몬수 또한 애사비와 마찬가지로 산도가 높아 치아나 식도에 자극을 줄 수 있거든요. 또 평소 위·식도역류 질환이 있거나 식도염, 위염, 위궤양 등이 있다면 피하는 것이 좋습니다.

아, 혹시라도 체내의 독소를 빼준다는 '디톡스(detox)' 효과는 크게 기대하지 않는 편이 좋습니다. 세상에 수많은 디톡스 프로그램이 있지만, 어떤 독소를 어떻게 제거해준다는 것인지 구체적인 내용들은 명확하게 밝혀져 있지 않습니다. 체내에서 생성된 노폐물이나 독소는 간과 신장의 자체적인 해독 시스템에 따라 처리된 뒤 대소변이나 땀을 통해 배출됩니다. 만약 외부에서 들어온 독소나 유해물질이 있다면, 면역 반응에 의해 처리되며 이 과정에서 발열, 구토, 설사 등의 증상이 나타날 수 있습니다.

물론 레몬에 포함된 비타민C와 항산화 물질들이 간접적으로 해독 시스템을 향상시킬 수는 있습니다. 하지만 다른 과일이나 채소에도 비타민과 항산화 물질이 포함되어 있으며, 레몬만이 특별한 해독제라고 볼 수는 없습니다. 그러니 상상 속의 독소와 싸우며 비싼 레몬수를 사기 전에 지금 바로 자리에서 일어나 물 한 컵을 더 마시는 건 어떨까요?

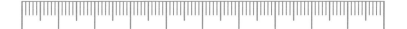

그거 먹으면 진짜 살 빠져?
- 약과 보조제 편

"혹시 이 제품 어떤지 한번 봐주시겠어요? 다이어트약은 병원 상담 때문에 부담스럽고 부작용도 걱정되는데 이런 보조제는 다들 먹잖아요. OO 님도 먹고 날씬해졌다니 한번 사볼까 싶어요. 유튜브에서 워낙 유명한 분이니까요."

저에게 참 많이 들어오는 질문 유형 중 하나가 제품 및 성분 문의입니다. 문의를 받고 찾아보면 의사인 제가 봐도 혹할 만한 광고가 정말 많습니다. 그렇게 기대 반 의심 반, 확신 없는 마음으로 지갑을 열어 꽤나 큰돈을 쓰게 됩니다. 이 제품을 사용하고 살이 쏙 빠졌다는 수많은 후기처럼 나에게도 효과가 있었으면 좋겠다는 일말의 기대감을 품고 말이죠.

조사에 따르면, 우리나라에서 가구당 건강기능식품에 가장 많은 금액을 지출하는 내역은 비타민이나 유산균이 아니라 다이어트 보조제입니다. 여기에서 더 나아가 약도 마찬가지입니다. 수백만 원에 달하는 다이어트 한약도 용하다고 소문이 나면 몇 시간이나 걸려 찾아가고, 일명 '다이어트약 성지'라고 불리는 의원의 처방전을 받기 위해 밤새 줄을 서기도 합니다. 이렇게 다이어트 보조제와 치료제 시장은 우리의 지갑을 쥐고 계속해서 성장하고 있습니다.

이것 중 정말 비만을 완치해주는 약이 있었다면 제가 이렇게 긴 글로 여러분과 만날 필요도 없었겠죠. 그렇다고 이렇게 많은 약과 보조제들이 전부 의미가 없을까요? 보조제와 약의 물결 속에서 내 몸과 지갑을 지키고 현명하게 활용할 수 있는 방법을 알아봅시다.

내 몸으로 하는 다이어트 실험

처음에 이 주제를 준비할 때는 인기 있는 개별 보조제의 효능이나 주의사항에 대해 나눌까 고려했지만, 이내 포기했습니다. 보조제에 대해서만 책 한 권을 써야 할 정도로 너무나도 많은 제품이 있기 때문이었죠. 2024년 12월 기준 식품의약품안전처(이하 식약처) 데이터베이스에 체지방 감소를 목적으로 등록된 건강 기능성 원료는 45개, 제품은 무려 2,872개입니다.

이렇게 많은 보조제는 가격도 천차만별, 성분도 매우 다양합니다. 게다가 여러 성분을 마치 칵테일처럼 혼합한 제품이 대다수이며, 기능성 원료로 등록되지 않은 수많은 부원료도 섞여 있습니다. 그래서 보조제를 먹는 사람조차 자신이 어떤 성분의 보조제를 먹는지 정확하게 모르는 경우가 많습니다. 그렇다면 다이어트 보조제란 대체 무엇이며, 보조제에서 기대할 수 있는 효과는 어느 정도인지, 그리고 보조제를 구매하고 복용할 때 주의할 점은 무엇일까요?

내가 먹는 보조제는 건강기능식품 ? 일반 식품?

보조제에 대해 정확하게 알려면 먼저 전문 의약품, 일반 의약품, 건강기능식품, 식품의 차이에 대해 알아야 합니다. 전문 의약품은 의사의 처방이 필요한 약품으로 개발 단계가 매우 까다롭습니다. 실험실에서 걸러진 후보 물질이 동물실험을 통과하면 사람을 대상으로 한 1, 2, 3상의 임상실험을 거쳐 허가를 얻습니다. 3상에서는 보통 1,000명 이상의 대규모 실험이 이뤄지며 약의 부작용, 효과 등을 면밀하게 확인합니다. 전문 의약품으로 허가를 얻기 위해서는 누구에게나 일정 수준의 효과가 보장되고 중대한 부작용은 없어야 합니다. 출시 후에도 지속적으로 모니터링되며 심각한 위해성이 발견되는 경우 시장에서 즉시 철수되기도 합니다. 실험실에서부터 신약이 출시되기까지 소요되는 시간은 평균 10년 이상, 비용은 수조 원가량의 천문학적인 액수가 투입됩니다.

일반 의약품은 연구 개발 과정이 이보다 조금 덜 까다롭습니다. 과거의 연구 결과나 축소된 규모의 임상시험을 바탕으로 허가를 받습니다. 따라서 일관된 효과는 기대할 수 있으나 용량이나 효과가 전문 의약품에 비해 낮으며 부작용도 크지 않은 편입니다. 보통 약국에서 처방전 없이 구매할 수 있는 감기약이나 해열제 등으로, 약과 함께 가능한 부작용과 효능, 효과, 용법 등이 동봉되어 있습니다.

건강기능식품은 식약처의 심사를 거쳐 기능성 원료 인정을 얻습니다. 기능성을 입증하기 위해서는 여러 가지 연구 결과를 제출해야 합니다. 하지만 의약품에 비해 연구 개수가 적거나 효과가 상대적으로 낮아도 통과할 수 있습니다. 또 질병의 치료나 예방 효과가 있다는 광고는 법적으로 금지되며 '도움이 될 수도 있다'는 식의 가능성만 표현할 수 있습니다. 예를 들어, 혈당 보조제를 '단 한 알이면 당뇨 탈출 가능!'과 같이 치료제처럼 광고한다면 불법 광고에 해당됩니다. 다이어트 보조제도 마찬가지로 '다이어트약' 또는 '식욕 억제제' 같은 표현을 쓰거나 복용 전후를 비교하는 후기를 넣어 마치 비만 치료제처럼 광고하는 것은 법적으로 금지되어 있습니다.

마지막으로 일반 식품은 말 그대로 영양 섭취를 위해 먹는 음식입니다. 혹시 식당에 붙은 '백숙의 효능 – 항암 효과가 탁월하며 고혈압, 당뇨병, 심장병, 뇌졸중을 예방하고 혈액순환을 돕습니다'라는 글을 보고 정말로 항암 효과와 고혈압 개선을 기대하며 백숙을 먹는 사람이 있을까요?

그런데 식품을 효능이 입증된 약이나 건강기능식품처럼 위장해 판매하는 경우도 종종 있습니다. '이거 하나면 뱃살이 쏙 빠져요, 체지방이 줄어요'와 같은 광고를 붙여 마치 의약품이나 건강기능식품처럼 혼동하게 하죠. 제품 뒷면에 식품 유형이 '기타가공식품', '과채가공품'으로 쓰여 있는 경우 뒤도 돌아보지 말고 내려놓읍시다. 이런 식품들은 기능성이 있다고 광고해서도 안 되며 소비자 또한 현혹되지 말아야 합니다.

다음은 곡류와 다양한 채소를 가루로 넣었다고 하는 '다이어트 식품'의 예시입니다. 콩가루를 한 포 입에 털어 넣으면서 체지방이 쏙 빠질 것이라고 기대하는 사람이 있을까요?

[3-4] SNS에서 다이어트 상품으로 판매되는 '식품'의 상품 정보 예시

식품 유형	기타가공식품
원료명	백태, 서리태, 귀리, 현미, 렌틸콩, 팥, 녹차, 버섯, 새우, 홍삼추출액, 메밀, 당근, 밤, 결명자, 시금치, 단호박, 브로콜리, 상황버섯, 헛개나무, 녹두, 팥……

건강기능식품은 다음과 같은 예시처럼 제품 유형은 건강기능식품으로, 영양과 기능 정보에는 원료의 성분과 함량이 표기됩니다.

[3-5] 건강기능식품의 상품 정보 예시

제품의 유형	건강기능식품
영양, 기능 정보	녹차추출물: 항산화·체지방 감소·혈중 콜레스테롤 개선에 도움을 줄 수 있음 알로에전잎: 배변 활동 원활에 도움을 줄 수 있음 카테킨 210mg → 유효한 기능성 원료의 함량 표기

[3-6] 전문 의약품, 일반 의약품, 건강기능식품, 식품의 구분

구분	전문 의약품	일반 의약품	건강기능식품	식품
뜻	의사의 처방이 필요한 의약품	의사의 처방 없이도 구매 가능한 의약품	기능성을 인정 받은 원료로 제조된 식품	일상적으로 섭취하는 모든 음식, 음료
용도	질병의 치료 및 예방	경미한 질병의 완화 또는 예방	특정 기능(면역, 체지방 감소 등) 유지 및 보조	일상적인 영양 섭취
처방 여부	필요	필요 없음		
안전성과 효능 심사	식약처의 엄격한 심사 및 허가 후 판매	식약처의 심사 및 허가 후 판매	식약처의 기능성 인정 및 안전성 평가 필요	특별한 심사나 기능성 인정 필요 없음
기능성 표시	질병 치료 및 예방 효과 표시 가능	질병 증상 완화 표시 가능	특정 기능성(면역력 증진, 피로 회복 등) 표시 가능	기능성 표시 불가능
광고 규제	엄격한 규제, 의료진 대상 광고만 가능	비교적 완화된 규제, 일반인 대상 광고 가능	허위·과대광고 금지, 특정 기능성만 광고 가능	비교적 완화된 규제, 허위·과장 광고는 금지
기대 효과	일정함	대체로 일정함	있을 수도 있음	없음

일반 식품과 다르게 심사를 거쳐 허가된 건강기능식품도 효과가 명확한 의약품과는 다르게 효과가 일정하지 않을 수 있습니다. 즉, 효과가 사람마다 다르게 나타난다는 것입니다. 우리의 자원은 한정적입니다. 불확실한 제품에 기대를 걸기보다는 효과가 명확한 건강한 식사와 꾸준한 운동, 질 좋은 수면을 위해 시간과 비용을 먼저 쓰는 것이 더 현명한 선택입니다.

다이어트 보조제는 이렇게 드세요

그럼에도 일말의 도움이라도 받기 위해 다이어트 보조제를 사용한다면 다섯 가지를 꼭 기억해주세요.

첫째, 일반 식품류가 아닌 건강기능식품을 골라야 합니다. 식품 뒷면이나 제품 소개 페이지에서 '식품 유형'이나 '제품 유형'을 통해 확인할 수 있습니다.

둘째, 되도록 한 번에 한 가지 보조제만 사용하세요. 여러 가지 보조제 혹은 건강기능식품을 동시에 사용하다가 간이나 신장 손상과 같은 심각한 부작용으로 입원하는 사례가 종종 있습니다. 이것은 다이어트 보조제 외에 다른 종류의 건강기능식품을 복용할 때도 마찬가지입니다. 특히 요즘은 여러 성분을 모아 판매하는 제품이 많기 때문에 더욱 주의가 필요합니다.

셋째, 자신이 먹는 제품의 성분이나 재료를 확인하고, 반드시 명시된 부작용이나 주의사항을 확인하세요. 제품에 기재되어 있지 않다면 식약처의 식품안전나라(foodsafetykorea.go.kr)에서 검색하면 됩니다. 예를 들어, 가르시니아는 간질환자나 신장질환자는 주의가 필요하고 녹차 추출물은 카페인과 같이 먹으면 불면, 두근거림의 증상이 있을 수 있습니다.

넷째, 해외에서 직접 구매할 때는 검증되지 않은 원료가 함유된 경우도 많으니 주의가 필요합니다. 구매 전에 먼저 식품안전나라의 '해외직구 식품 위해 식품 차단 목록'에서 유해 성분과 제품을 확인하기 바랍니다.

마지막으로, 의존하는 마음은 버리세요. 보조제는 말 그대로 보조 수단일 뿐입니다. '이거 챙겨 먹었으니까 이 정도는 먹어도 되겠지?' 하는 마음은 오히려 건강한 생활 습관에 장애물입니다. 보조제 뒤에서 자신의 어긋난 욕망을 합리화하지 맙시다. 마음껏 먹고 살이 빠지게 도와주는 마법의 약은 없습니다.

건강기능식품 정보를 참고할 수 있는 사이트

1. **식품안전나라 건강기능식품 종합 정보 서비스**
   https://data.mfds.go.kr/hid/main/main.do
2. **식품안전나라 해외직구식품 올바로**
   https://www.foodsafetykorea.go.kr/
3. **건강기능식품 정보 포털**
   https://www.hffinfo.com/

[3-7] 다이어트의 주요 기능성 원료 다섯 가지의 특징과 주의점

원료명	원재료	효능 있는 함량	기대 효능	주의점
공액리놀레산	홍화씨유의 원재료	1.4~4.2g	에너지 소비 증가 및 지방 대사 조절로 체지방 감량에 도움 될 수도 있음	위장장애가 발생할 수 있음
키토산/ 키토올리고당	갑각류(게, 새우 등)의 껍질, 연체류(오징어, 갑오징어 등)의 뼈	키토산으로써 3.0~4.5g, 키토올리고당으로써 3g	식이섬유와 같은 소화되지 않는 다당류로 지방 배출에 도움 될 수도 있음	게 또는 새우에 알레르기가 있는 사람은 섭취에 주의
콜레우스포스콜리 추출물	콜레우스 포스콜리(Coleus forskohlii)의 뿌리	포스콜린으로써 50mg	에너지 대사 촉진으로 지방 분해를 촉진하는 데 도움이 될 수도 있음	항응고제 또는 혈압 조절제를 복용하거나 혈압이 낮은 경우 전문가와 상담 필요
가르시니아 캄보지아 추출물	가르시니아 캄보지아(Garcinia cambogia) 열매 껍질	(-)-Hydroxycitric acid로써 750~2,800mg	탄수화물이 지방으로 합성되는 것을 억제해 체지방 감소에 도움을 줄 수도 있음	간·신장·심장질환, 알레르기 및 천식이 있거나 그 외 의약품 복용 시 전문가와 상담할 것
녹차 추출물	녹차 잎	카테킨으로 0.3~1g	체내 열 생성 촉진 및 지방 연소 증가로 체지방 감소에 도움을 줄 수도 있음	간질환자, 의약품 복용 시 전문가와 상담할 것. 카페인 함유로 초조감, 불면 등 주의

출처: 식품안전나라 건강기능식품 종합 정보 서비스

To. 닥터스윗비 선생님

SNS에 넘쳐나는 정보들을 반복해서 보다 보니 영양제, 보조제에 강박이 생겼어요. 먹어도 스트레스, 안 먹어도 스트레스를 받을 정도였죠. 선생님께서 알려주시는 균형 잡힌 정보를 보면서 복잡했던 마음을 내려놓고 심리적인 불안감도 많이 줄어들었어요. 덕분에 저뿐만 아니라 가족들 지갑도 여러 번 지킬 수 있었습니다. 앞으로 불필요한 일에 힘을 빼기보다는 선생님이 알려주신 대로 건강하게, 죄책감을 버리고 오래오래 건강하게 먹어보려 합니다. 항상 감사드립니다.

(ID: i*s****e님)

비만을 완치하는 약은 없다. 다만…

다이어트약 처방을 위해 병원에 가본 적이 있나요? 과거에 비해 체중 감량을 위해 병원에 내원하는 분들의 비중은 조금씩 늘어나고 있습니다. 하지만 여전히 여러 병원을 전전하며 단순히 약 처방만 받거나 조금 복용해보다가 자의로 중단하는 등 제대로 된 '비만 치료'를 받는 사람은 많지 않습니다. 비만을 고혈압, 당뇨병처럼 꾸준히 관리해야 하는 질환이라고 인식하지 않기 때문입니다. 대다수는 미용 목적으로 비만약을 처방해주길 원합니다.

병원에 오지 않는 비만 환자분들 또한 마찬가지입니다. 약은 강한 부작용이 있을 수 있다는 편견 때문에 약보다 비싼 보조제에 더 큰돈을 쓰고 오히려 건강을 해치기도 합니다. 과연 병원에서 처방하는 비만약은 어떤 도움을 줄 수 있고, 어떤 점을 주의해야 할까요?

나비약에 빠진 사람들

"나비 모양처럼 생긴 약, 그거 주세요."

의사가 되기 전, 모의 환자를 대상으로 진료하는 시험을 치렀습니다. 그중 대표 연습 문제 중 하나가 다이어트 약물 중독 환자를 진료하는 것이었습니다. 약물 중독 환자들은 보통 원하는 약 이름을 정확하게 말하며 처방을 요구합니다. 학생 시절에는 '에이, 이런 사람이 얼마나 되겠어?'라고 생각했지만 의사가 된 이후 정말로 그런 환자들을 종종 만났습니다.

"이대로 주세요."라고 다짜고짜 요구하는 유형, "이번까지만 먹을게요."라며 애걸복걸하는 유형부터 "왜 안 돼요?" 하며 따지고 화내는 유형까지 다양합니다. 심지어 "시험 기간이라 잠깐만 먹으려고요. 그거 먹으면 잠이 잘 안 오던데."라며 각성과 불면 효과를 위해 처방을 요구하는 사람들까지 아주 다양한 약물 중독과 오남용의 사례를 현장에서 마주했습니다.

일명 '나비약'으로 불리는 다이어트약 '펜터민(phentermine)'은 뇌에 작용해 식욕을 강하게 억제하고, 대사를 항진시킵니다. 3개월 동안 체중의 약 5~10%를 빠르게 감량할 수 있죠. 하지만 일반적으로 4주~3개월 이내로 단기 처방이 권장되는 약입니다.

약을 중단하면 식욕 억제 효과가 사라지며 요요가 오기 쉽습니다. 그때 환자들은 강력했던 펜터민의 효과를 떠올리며 다시 약을 찾는 일을 반복합니다. 한 병원에서 거절당하면 처방해주는 병원을 찾을 때까지 돌아다니거나 심지어 불법으로 구하기도 합니다. 하지만 안타깝게도 펜터민은 장기 복용하면 내성이 생겨 식욕 억제 효과가 점점 줄어듭니다. 결국 복용량은 점점 늘어나고, 고용량을 복용할수록 의존성이 더욱 커지면서 다른 부작용까지 발생할 수 있습니다.

펜터민은 필로폰으로 알려진 메스암페타민과 성분이 유사합니다. 물론 메스암페타민과 다르게 구조를 변형해 뇌에 작용하는 영향을 줄였다고 하지만, 그 작용이 전혀 없는 것은 아닙니다. 뇌에서 흥분 작용을 하는 노르에피네프린과 도파민 등이 과다하게 분비돼 불면, 떨림, 두근거림과 같은 부작용이 흔하게 발생합니다. 심각하게는 알몸으로 거리를 돌아다니거나, 환각 증세로 도로에서 위험한 행동을 하는 등의 사례가 보고되며 사회적으로 논란이 된 적이 있죠. 장복하거나 과용할 경우 이런 부작용에 주의해야 합니다.

이 때문에 식약처는 펜터민의 처방을 엄격히 관리하고 있으며, 의사의 처방 이력을 모니터링하고 있습니다. 기준에 맞지 않는 과다 처방을 한 의사에게 처방 제한을 내린 사례도 있습니다. 의사도 환자도 모두 이 위험성을 충분히 인지하고 매우 신중하게 사용해야 하는 약물입니다.

힘든 시기를 도와주는 안전한 약들

그럼 병원에서 처방하는 다이어트약은 모두 이렇게 위험할까요? 그렇지는 않습니다. 과거에는 펜터민을 대체할 수 있는 이렇다 할 약이 없었지만 현재는 다양한 신약이 개발되어 있습니다. 대표적으로 '큐시미아'(상품명)가 있습니다. 펜터민 함량을 줄여 의존성을 낮추고 간질 치료제로 쓰이던 토피라메이트(topiramate)라는 성분을 섞어 개발한 약입니다.

2019년 국내에서 출시된 이 약은 펜터민과 토피라메이트에 의

한 식욕 억제와 포만감 증가 효과를 동시에 노립니다. 고혈압, 제2형당뇨병, 이상지질혈증과 같은 환자들의 비만 치료에서도 허가되었으며, 1, 2, 3단계로 용량을 나눠 부작용은 최소화하면서 최적의 효과를 나타낼 수 있게 제조되었습니다. 평균적인 체중 감량 효과는 한국인을 대상으로 한 연구에서 6개월 동안 약 8%로 보고되었습니다. 무엇보다 2년간의 임상 연구에서도 안전성이 밝혀져 장기 처방도 가능합니다. 안타깝게도 펜터민보다 효과는 느리면서 약값은 다섯 배가량 비싸 장기 복용이 부담스러울 수 있습니다.

이보다 강력한 효과로 최근 화제가 된 약이 있죠. 바로 세마글루타이드(semaglutide) 성분의 '위고비'(상품명) 주사제입니다. 세마글루타이드는 체내에서 GLP-1이라는 호르몬과 유사하게 작용합니다. GLP-1은 음식을 먹으면 장에서 인슐린 분비를 자극해 식후 혈당을 낮추고, 뇌의 식욕 중추에 작용해 식욕을 낮춰줍니다. 위장관 운동도 느리게 만들어 쉽게 포만감을 느끼게 해줍니다. 다만 GLP-1은 분비 후에 아주 빠르게 분해되어 약제로는 사용할 수 없었는데, 세마글루타이드는 GLP-1과 유사하게 작용하되 지속 시간이 더욱 길게 개발되었습니다. 심지어 일주일에 한 번만 주사를 놓으면 효과가 지속돼 간편합니다.

처음에는 혈당을 낮추는 효과가 좋아 당뇨병약으로 개발되었다가 비만 치료제로도 쓰이게 되었고, 뇌를 직접 자극하지 않아 펜터민과 같은 부작용 없이 안전한 편입니다. 1년간 평균 체중 감량 효과는 전 세계인 대상 연구에서 약 13%, 한국인을 포함한 아시아인 대상 연구에서는 44주 동안 평균 11%였고, 68주 사용 시 약 13%의 감량을 보였습니다. 꽤나 큰 효과죠?

흔히 체중 감량을 위해 건강한 식사와 운동을 시작하면, 갑자기 식욕이 증가하게 됩니다. 체중이 빠르게 줄어들수록 이런 증상은 더욱 심해집니다. 오히려 그냥 마음대로 먹었을 때는 참 행복했는데, 살을 빼면서 늘어난 식욕 때문에 오히려 스트레스가 심해집니다. 일명 푸드 노이즈(food noise)가 생기는 것입니다. 이는 본래의 유지 체중으로 돌아가려는 생존 기전이며 지속적인 감량을 방해하는 요인입니다.

이때 안전한 약물치료를 적절하게 병행하면, 푸드 노이즈가 줄고 식욕이 안정되는 데 도움이 됩니다. 비만인은 건강인에 비해 포만감의 신호 전달 체계가 무너져 있는 경우가 많고, 식습관도 다방면으로 망가져 있어 심각한 경우 합병증도 발생합니다. 따라서 의지만으로 다이어트를 해나가기 어렵다면 비만약은 꽤 도움이 될 수 있습니다. 또 많은 연구 결과를 통해 부작용과 대처법 또한 마련되어 있기에 의사의 지도를 받는다면 안전하게 사용할 수 있습니다.

하지만 완치 약은 없다

그렇다면 과연 이런 약들이 비만을 완치할 수 있을까요? 모든 약의 한계점은 동일합니다. 운동이나 식사 습관, 생활 습관이 개선되지 않으면 큰 효과를 기대하기는 어렵고, 일시적으로 감량이 된다 하더라도 약을 중단하면 다시 체중이 증가할 수 있다는 것입니다. 결국 그 어떤 약도 생활의 변화 없이 비만을 완치할 수 있는 마법의 약은 없습니다. 다만 어느 정도 도움을 줄 뿐이지요.

가장 효과가 강력한 위고비도 계속해서 주사를 맞으면 감량한 체중을 유지할 수 있지만, 중단하면 1년 내에 감량했던 체중의 70~80%가 돌아오고, 체중 감소와 함께 호전되었던 혈당, 혈압, 콜레스테롤 등의 건강 지표도 되돌아왔습니다. 전문가들은 생활 습관이 꾸준히 관리되지 않으면 주사 중단 3~5년 이내에 모든 체중이 원상 복귀되거나 그 이상으로 증가할 수 있다고 예측합니다. 그러면 '주사를 계속 맞으면 될 텐데?'라고 생각할 수 있지만, 위고비의 한 달 주사 비용은 수십만 원으로 장기간 치료를 지속하기에는 부담스러운 금액입니다. 그래서 저는 항상 비만 약물 처방 전에 이런 이야기를 덧붙입니다.

"이 약은 폭식, 과식, 불필요한 간식을 줄이는 정도까지만 사용해야 합니다. 혹시라도 제대로 섭취해야 할 영양소까지 줄일 정도로 사용하면 영양실조는 물론 우리 몸의 대사량도 확 줄어요. 그러면 주사를 중단한 후, 큰 요요가 올 수 있습니다. 또 단기간에 의지로 조절하기 어려운 폭식, 과식을 유발하는 요인들을 찾아 수정하고 습관을 바꾸는 기간 동안에 도움을 받는 정도로 사용해야 합니다. 언젠가는 이 약을 끊고도 적당히 먹는 연습을 해야 하니까요."

[3-8] 병원에서 장기 처방 가능한 비만약의 종류와 특징

상품명	성분	한 달 평균 비용	기대 체중 감량 효과*	부작용 및 주의사항
제니칼	올리스타트 (Orlistat)	약 10만 ~15만 원	1년간 체중의 5~10%	· 복부 불쾌감, 설사, 변실금 · 지용성 비타민 흡수 감소
콘트라브	날트렉손 (Naltrexone)+ 부프로피온 (Bupropion)	약 30만 ~40만 원	1년간 체중의 8~11%	· 메스꺼움, 구토, 변비, 두통, 불면증 · 혈관질환자 주의 · 발작 위험 증가 · 정신질환 및 자살 위험 시 금기
큐시미아	펜터민 (Phentermine) + 토피라메이트 (Topiramate)	약 20만 ~40만 원	1년간 체중의 9~12%	· 불면증, 현기증, 구강 건조, 변비 · 심혈관계질환 악화 · 신장결석 위험 증가 · 녹내장, 갑상선기능항진증 환자 금기
삭센다	리라글루타이드 (Liraglutide)	약 40만 ~50만 원	1년간 체중의 6~10%	· 메스꺼움, 구토, 설사 · 췌장염, 급성신부전 위험 · 갑상선 수질암 환자나 가족력, 다발성내분비선종증이 있는 경우 금기
위고비	세마글루타이드 (Semaglutide)	약 60만 ~80만 원	1년간 체중의 12~16%	· 메스꺼움, 구토, 설사 · 췌장염, 급성신부전 위험 · 갑상선 수질암 환자나 가족력, 다발성내분비선종증이 있는 경우 금기

* 기대 체중 감량 효과는 약물치료 단독이 아닌 기본적인 생활 습관 관리와 병행한 효과.
* 각 약제마다 효과, 부작용, 금기 조건, 비용 등이 모두 다르기 때문에 개개인에게 적절한 약물을 선택하는 것이 중요하다. 대부분의 약은 환자의 특성에 맞춰 적절하게 사용하면 일정한 체중 감량 효과가 있다.

비만 환자분들을 보며 가장 안타까운 점은 환자들이 제대로 된 비만 진료를 기대하며 병원을 찾는 경우가 많지 않다는 것입니다. 내원하기 전에 인터넷과 주변 정보를 종합해 원하는 약을 스스로 결정한 후 처방을 요구하는 경우도 많습니다. 조금이라도 더 적합한 약을 처방해주려고 노력하거나, 기본적인 신체 상태와 비만으로 인한 합병증을 파악하기 위해 검사를 권할 때 수긍하지 않는 분들도 있습니다. 국가에서도 비만은 비급여 진료로 정해두어 약물 치료나 검사 비용도 부담스럽습니다. 의사들도 관행적으로 환자가 원하는 약만 처방하는 데 그치기 쉽습니다. 비만을 외모나 단순 몸무게의 문제로만 생각한 결과입니다.

비만 또한 당뇨병, 고혈압과 같은 질환처럼 치료 시작 전 혈액 검사, 체성분 검사 등 다양한 검사가 꼭 필요합니다. 동시에 여러 가지 생활 습관을 꼼꼼하게 점검하고 개선할 때 가장 큰 효과를 볼 수 있습니다. 아직 그 수가 많지는 않지만 우리나라에서도 약물 치료뿐 아니라 수술 치료, 운동, 영양 관리를 함께 시행하는 통합적인 비만클리닉도 점점 늘어나고 있습니다. 이런 시스템을 모두 갖추는 것이 쉽지 않지만 비만을 통합적인 치료가 필요한 질환으로 바라보는 인식의 변화가 이루어진다면 점차 전문적인 치료 기관들도 늘어나 더 많은 환자분이 제대로 된 관리를 받을 수 있지 않을까 기대해 봅니다.

비만약의 도움을 받고 싶다면

1. 기본적인 검사가 가능한 병원에서 관련 검사 및 생활 습관을 파악한 후 나에게 적절한 약을 처방받아야 합니다.
2. 약을 사용하는 동안 식사, 운동과 같은 생활 습관 관리를 병행해야 합니다.
3. 비만 또한 꾸준한 관리가 필요한 질환임을 기억합시다.

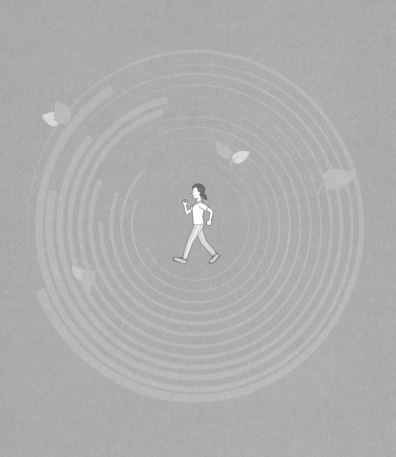

식사만큼 중요한
세 가지

뱃살로 돌아오는
수면 빚 청구서

"선생님, 저는 운동도 거의 매일 하고요, 식사도 건강하게 챙기는데 왜 살이 안 빠질까요?"

이렇게 묻는 분이 의외로 많습니다. 아무리 피곤해도 운동을 거르지 않고, 식사도 영양가 있게 먹으면서 정말 열심히 생활 습관을 관리하는데, 대체 뭐가 문제일까요? 이런 분들의 일상을 살펴보면 한 가지 공통점이 발견됩니다. 바로 수면 부족입니다.

저는 체중 감량에서 식사, 운동보다 더 우선해야 하는 요소가 바로 수면이라고 생각합니다. 우리 몸은 24시간 쉬지 않고 움직입니다. 특히 깨어 있는 동안에는 다양한 노폐물과 미세한 세포 손상이 발생하죠. 수면은 인체가 유일하게 회복에만 집중하는 시간입니다.

또한 움직이지 않는 활동 중에서 유일하게 건강에 이롭습니다. 수면 시간 동안 우리 몸은 수많은 노폐물을 처리합니다. 특히 깊은 수면 단계에서는 뇌에서 노폐물 처리 속도가 빨라지고 손상된 근육과 조직, 세포들의 재생을 촉진합니다. 또 밤이 되면 멜라토닌 호르몬의 분비가 증가해 강력한 항산화 작용으로 활성 산소 찌꺼기들을 처리해 우리 몸의 장기들을 보호합니다. 뿐만 아니라 충분한 수면은 우리 몸의 오토파지(autophagy) 시스템을 활성화해 세포에서 고장 난 부분을 수선하고 쓰레기를 처리해 노화를 지연시킵니다. 또 심박수와 호흡수를 낮춰 심장과 혈관의 회복을 돕습니다. 이렇게 수면은 신체적인 것뿐 아니라 정서 조절에도 영향을 미쳐 다양한 기억과 감정들을 처리해주기도 합니다. 그래서 수면이 건강에 꼭 필요한 것은 알겠는데, 부족해지면 어떤 일이 우리 몸에서 일어나기에 다이어트에 방해가 될까요?

비만을 부르는 수면 빚

수면 부족은 다양한 경로로 체중에 영향을 미칩니다.

첫째, 깨어 있는 시간이 늘어나는 것 자체가 체중 감량에 장애물입니다. 이유는 단순합니다. 먹을 수 있는 기회가 늘어나기 때문입니다. 배달 문화와 24시간 편의점이 보편화된 환경은 현대인들에게

재앙과도 같습니다. 특히 야간에 늦게까지 깨어 있는 경우, 고칼로리에 영양학적으로 질 낮은 음식을 섭취할 가능성이 큽니다. 이런 환경에서 자신을 구할 방법은 너무 늦지 않은 시각에 잠드는 것뿐입니다. 신혼 시절 매일 밤 야식을 먹어 체중이 늘었던 부부가 아이가 생긴 후 이른 시간에 잠들면서 체중까지 덩달아 줄어든 사례도 있습니다. 야식 조절이 의지로 되지 않는다면 잠드는 시각을 바꾸어 환경을 개선하는 것도 좋은 방법입니다.

둘째, 평소 식욕이 증가합니다. 수면이 부족하면 뇌의 오렉신 (Orexin) 시스템이 활성화됩니다. 오렉신 시스템은 교감신경을 활성화해 각성 상태를 유지하며 식욕을 증가시킵니다. 특히 식욕을 자극하는 그렐린 호르몬 분비는 늘리고 포만감을 유발하는 렙틴 호르몬 분비는 억제합니다. 다섯 시간과 여덟 시간 수면을 비교한 연구에 따르면, 다섯 시간 수면 그룹은 그렐린 수치가 평균 15% 높아지기도 했습니다.

또한 뇌의 도파민성 보상 부위를 자극해 음식으로 인한 쾌락이 증가하고 식욕과 관련된 신경의 활성이 높아집니다. 그래서 늦게까지 잠들지 않으면 식욕이 늘어 기름진 야식이 생각나고 오히려 정신이 또렷해지기도 합니다. 심한 경우 야식을 먹지 않으면 잠이 오지 않거나, 자다 깨서 음식을 찾기도 하죠. 이는 다음 날 식욕에도 영향을 미쳐 식사량을 늘리는 원인이 되기도 합니다. 음식으로 에너지를 공급해 피로를 쫓으려는 신체의 반응입니다. 이러한 변화는

[4-1] 수면이 대사와 체중에 미치는 영향

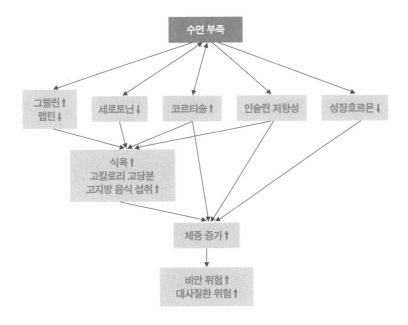

수면 부족은 다양한 호르몬에 영향을 주어 식욕을 자극하고, 체중 증가를 유도하며 비만과 대사질환의 위험을 높인다.*

---

*   Hirotsu C, Tufik S, Andersen ML, *Interactions between sleep, stress, and metabolism: From physiological to pathological conditions*, Sleep Sci, 2015 Nov, 8(3):143-52.
Beccuti G, Pannain S, *Sleep and obesity*, Curr Opin Clin Nutr Metab Care, 2011 Jul, 14(4):402-12.

만성 수면 부족뿐 아니라 단 하루의 수면 부족으로도 일어날 수 있습니다.

수면이 식욕에 중요한 영향을 미치는 기전 중 하나는 세로토닌과도 관련이 깊습니다. 흔히 행복 호르몬이라고 불리는 세로토닌은 만족감 및 안정감과 연관이 있으며, 부족하면 우울감이 생기고 식욕이 증가합니다. 여성들이 생리 전에 달콤한 초콜릿이나 디저트를 찾는 이유 중 하나도 세로토닌 부족으로 인한 기분 변화 때문입니다. 깊은 수면이 부족하면 세로토닌의 생성이 줄어들 수 있습니다. 또한 수면 부족으로 피로가 누적되면 코르티솔과 같은 스트레스 호르몬이 증가하면서 세로토닌의 분비가 억제되기도 합니다.

수면이 부족하면 세로토닌이 감소하고, 세로토닌이 부족하면 수면 부족이 악화되는 등 두 가지는 상호적인 작용을 합니다. 낮 동안 충분히 햇볕을 쬐면 세로토닌 수치가 증가하고, 이는 밤에 멜라토닌으로 전환되어 숙면을 돕습니다. 따라서 낮에 활발한 야외 활동으로 세로토닌을 증가시키는 것이 숙면과 식욕 조절에 도움이 됩니다. 세로토닌은 대부분 장에서 합성되는데, 이 과정에서 트립토판이라는 아미노산이 필요합니다. 트립토판은 체내에서 합성되지 않기 때문에 음식으로 섭취해야 하며, 생선, 달걀, 가금류, 바나나, 브로콜리, 시금치, 견과류, 치즈 및 요거트에 풍부합니다.

셋째, 수면이 부족하면 호르몬 리듬이 깨지고 지방 저장이 늘어납니다. 밤 동안 스트레스 호르몬인 코르티솔은 낮게 유지되다가

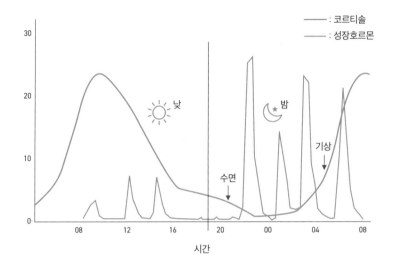

[4-2] 낮과 밤에 따른 코르티솔과 성장호르몬의 변화

—— : 코르티솔
—— : 성장호르몬

아침이 되면 활동 시 다시 높아집니다. 그런데 수면이 부족하면 우리 몸은 그 상황을 스트레스로 여겨 코르티솔 호르몬 분비를 늘립니다. 이런 상황이 반복되면 코르티솔 리듬이 무너져 밤이 되어도 지속적으로 높은 상태가 유지되면서 각성 효과가 이어지고 피곤해도 잠에 들기 어려워집니다. 결국 수면 부족이 악화되는 악순환이 이어지게 됩니다.

수면 중에는 성장호르몬의 분비도 가장 활발합니다. 갑자기 웬 성장호르몬 이야기인가 싶겠지만, 성장호르몬은 성인에게도 중요합니다. 바로 지방을 분해하기 때문입니다. 따라서 성장호르몬이 부족해지면 비만의 위험이 커집니다. 만약 밤을 샜다면? 성장호르몬 분비는 거의 이루어지지 않습니다. 성장호르몬은 잠든 지 한 시간에서 한 시간 30분 사이, 깊은 잠에 빠졌을 때 가장 많이 분비되고, 이는 하루 전체 분비량의 70% 이상을 차지합니다. 초저녁이나 늦은 밤, 심지어 낮잠을 짧게 잘 때도 숙면하면 성장호르몬의 분비가 늘어납니다. 따라서 깊은 수면의 질이 무엇보다 중요합니다. 성장호르몬은 뼈와 근육의 성장과 회복 또한 돕습니다. 그래서 운동 후에 잠을 푹 자야 근육도 회복되고 성장할 수 있겠죠. 안타깝게도 비만이 되면 성장호르몬의 분비가 줄고, 심한 경우 결핍 수준까지 줄어들기도 합니다. 따라서 비만이라면 질 좋은 수면을 더 잘 챙겨야 합니다.

또한 수면 부족은 혈당과 식욕을 조절하고 근육의 성장을 돕는 인슐린 호르몬의 작용을 40%까지 손상시킬 수 있고, 이러한 인슐린 저항성이 생기면 간에서 지방과 혈당 생성이 늘어납니다. 그래서 단순히 살만 찌는 것이 아니라 당뇨병, 고혈압, 고지혈증, 심근경색 같은 만성질환의 위험도 증가합니다.

다이어트가 되는 꿀잠

그렇다면 얼마나 자야 식욕도 안정되고 체중과 건강에 도움이 될까요? 여러 연구를 통합해보면 수면이 일곱 시간 미만일 때부터 체중이 증가하는 경향이 보였습니다. 5~6시간인 경우는 비만 위험이 50% 이상 높아졌습니다. 따라서 최소 일곱 시간은 자는 것이 좋습니다.

평소 수면이 부족했다면, 지금이라도 부족분을 보충해주는 것으로 이러한 위험은 줄어듭니다. 수면이 평균 6.5시간인 과체중의 사람들을 8.5시간가량 충분히 자게 했더니 2주 만에 단맛과 짠맛에 대한 갈망이 62%나 줄어들었고 식욕도 14%나 줄었거든요. 실험 기간이 길어지자 하루 평균 섭취 칼로리가 밥 한 공기 정도 줄어들었습니다. 이들을 6년 동안 추적 관찰했더니 계속해서 6.5시간만 잔 사람들은 체중이 점점 늘었고, 잠을 늘린 사람들은 체중이 감소했습니다. 혹시 아무리 노력해도 식욕이 조절되지 않는다면 수면 시간이 충분한지 먼저 꼭 점검해봅시다.

물론 적정 수면 시간에는 개인차가 있습니다. 극히 일부의 사람들은 남들보다 적게 자도 건강에 큰 문제가 없습니다. 반대로 많이 자면 잘수록 비만이 줄어드는지는 명확하지 않습니다. 따라서 7~8시간을 수면 목표 기준으로 세우되 기상할 때 개운함을 느끼는지, 낮 시간에 졸리지 않고 잘 집중되는지, 기분은 안정적인지, 감정 변화가 들쑥날쑥하지는 않은지 등을 확인해보기 바랍니다. 질 좋은 수면 시간이 충분히 확보될 때 식욕이 안정되고 원활한 대사 상태를 유지할 수 있습니다.

다이어트에서 일어나는 흔한 실수 중 하나는 운동을 한다고 잠을 무리해서 줄이는 것입니다. 하지만 그 어떤 식단이나 운동보다 중요한 것은 몸에게 충분한 휴식과 회복의 시간을 주는 것입니다.

만성 수면 부족 체크리스트

아래는 만성적인 수면 부족 증상입니다. 자신에게 해당하는 것이 있는지 확인해보세요.

- **피로감**
  - ☐ 아침에 일어날 때 피곤한 느낌이 드나요?
  - ☐ 낮 시간 동안 졸리거나 피곤함을 자주 느끼나요?
- **집중력 저하**
  - ☐ 일이나 공부를 하는 중에 집중하기 힘든가요?
  - ☐ 자주 잊어버리거나 실수를 하나요?
- **감정 변화**
  - ☐ 쉽게 짜증이 나거나 감정이 격해지나요?
  - ☐ 우울감이나 불안감을 느끼는 일이 잦은가요?
- **신체 증상**
  - ☐ 두통이나 근육통을 자주 경험하나요?
  - ☐ 감기 등에 자주 걸리나요?
- **일상 활동**
  - ☐ 운동을 할 때 체력이 부족하다고 느끼나요?
  - ☐ 일상적인 작업이 부담스럽게 느껴지나요?
- **식습관 변화**
  - ☐ 과식을 하거나 식욕이 떨어지나요?
  - ☐ 카페인 섭취가 늘어나는 경향이 있나요?

지금부터 갚아나가야 할 수면 빚

저도 진료실에서 환자분들에게 잠은 충분히 잘 주무시는지 자주 질문합니다. 아쉽게도 자신 있게 대답하는 분들이 그리 많지는 않습니다. 과거에 비해 삶의 질에 관한 인식은 높아졌지만, 여전히 수면을 경시하며 잠을 줄여가며 공부하거나 일하는 것을 멋지게 생각하는 풍조가 남아 있습니다. 오죽하면 과거에는 대학 입시에서 사당오락(4시간 자면 붙고 5시간 자면 떨어진다)이라는 격언이 있는 나라였을까요?

저는 여덟 시간 미만으로 자면 다음 날이 꽤 힘듭니다. 그럼에도 할 일이 너무 많고, 학업이나 성과에서 뒤처질 것 같다는 불안감에 억지로 잠을 줄이려고 해본 적도 있죠. 다른 분도 아마 마찬가지일 겁니다. 우리는 야근이나 밤샘이라는 단어가 친숙한 경쟁 사회에서 건강과 생존에 가장 중요한 동력을 잃어버렸는지도 모릅니다. 게다가 도파민 분비를 촉진해 잠을 달아나게 하는 콘텐츠들은 어느새 우리 침대까지 점령해 수면 시간을 조금씩 빼앗고 있습니다.

이렇게 생긴 수면 빚은 매일 누적됩니다. 빚은 쌓일수록 이자도 함께 불어나죠. 체지방이 늘어나는 것뿐 아니라 기억력, 집중력, 정서 조절 능력 저하가 나도 모르는 사이에 점점 심해집니다. 수면 빚은 일시불로 해결하기도 어렵습니다. 만성 수면 부족은 하루 몰아서 푹 잔다고 해결되지 않기 때문에 장기적인 관점에서 규칙적으로 잠들고 일어나며 조금씩 수면 빚을 갚을 수밖에 없습니다. 쉬운 일은 아니지만 우리는 수면을 꼭 정상화해야 합니다. 우리 몸은 건강할 때, 그리고 비상 신호가 꺼진 편안한 상황일 때 비로소 살이 빠지는 걸 허락해주기 때문입니다.

혹시 평소 자기관리라는 포장으로, 또는 스쳐 지나가는 말초적인 즐거움을 위해 늦은 밤까지 내 몸을 혹사하고 있진 않나요? 저도 사실 이 책을 쓰는 동안 잠을 줄인 탓에 자신도 모르게 과자를 뜯고 초콜릿을 사고 있는 저를 발견했습니다. 다시 한번 수면의 위대함을 느낄 수 있었죠. 오늘 밤에는 우리 모두 휴대폰을 일찍 내려놓고 침실로 가보는 건 어떨까요?

수면 장애가 있을 땐
어떻게 할까요?

잠을 자고 싶어도 제대로 못 자는 사람이 점차 늘고 있습니다. 이런 수면 장애의 유형과 원인은 아주 다양합니다. 잠드는 것이 힘든 사람, 쉽게 잠들지만 깊은 수면이 어려운 사람, 너무 일찍 깨는 사람, 야뇨증 때문에 깨는 사람…, 여기에는 수면 무호흡, 낮 시간의 활동량 부족, 멜라토닌 합성 능력의 저하, 과도한 긴장과 각성, 카페인의 잔류 효과 등 수많은 요인이 복합적으로 작용합니다. 따라서 다음의 수면 위생 10계명을 체크하면서 수면을 개선해보고 호전되지 않을 경우에는 수면 클리닉을 찾아가서 진료를 보는 것을 권장합니다.

수면 장애 해결은 꼭 의존성이나 오남용의 위험이 있는 수면제만이 답은 아닙니다. 소변이 자주 마려워서 깬다면 야뇨증을 치료하고, 수면 무호흡이 있는 경우 양압기 치료로 수면의 질을 개선할 수 있습니다. 멜라토닌 합성이 부족해 일찍 깨는 것 같다면 낮 시간에 산책을 하거나 의사에게 멜라토닌 처방을 받을 수도 있습니다. 스트레스나 우울과 같은 다른 정신 건강적인 문제가 있다면 정신과 치료가 필요합니다.

실제로 평소 늦게 잠들고 낮에 햇볕을 보는 시간이 부족했던 환자분이 걷기 운동을 시작한 뒤로 밤에 일찍 숙면을 취하게 되고 야식도 저절로 중단한 사례도 있습니다. 이렇듯 수면 장애는 원인에 따라 해결책이 다양합니다. 자신에게 맞는 수면 솔루션을 찾아 수면 클리닉이나 신경과, 이비인후과, 정신건강의학과를 방문해 도움을 받아보세요.

수면 위생 10계명

① 기상과 취침 시간을 규칙적으로 정한다. 특히 몇 시에 자든 일정한 시간에 일어난다.

② 잠자리를 서늘하게 하고 빛을 차단한다.

③ 낮잠은 피하고, 자더라도 15분 이내로 잔다.

④ 낮 시간에 규칙적인 운동을 하고, 잠들기 두 시간 이전에는 격렬한 운동을 피한다.

⑤ 카페인, 술, 담배는 피한다(특히 오후 시간 이후로).

⑥ 저녁에 과식을 피하고 물은 적당히 마신다.

⑦ 잠자리에서는 잠만 자야 하며 TV, 휴대폰, 책 등을 보지 않는다.

⑧ 스트레스와 긴장을 이완하는 법을 배운다.

⑨ 20분 이내에 잠이 오지 않는다면 다시 일어나 가벼운 독서 등을 하다가 피곤한 느낌이 들 때 다시 잠자리에 든다. 억지로 누워 있을수록 긴장해서 잠들기가 어렵다.

⑩ 수면제는 습관적으로 사용하지 않는다.

꿀잠을 부르는 수면 루틴
- 10~12시간 전: 충분히 움직이면서 햇빛 쬐기
- 4시간 전: 격렬한 운동이나 식사 마무리하기
- 2시간 전: 스크린과 휴대폰 노출 피하기
- 1시간 전: 따뜻한 물로 샤워하고 일기를 쓰는 등 몸과 마음을 이완하기

왜 먹어도 먹어도
자꾸 먹고 싶은 기분일까?

출산 이후 저는 다섯 끼를 먹어도 배가 고팠습니다. 먹고 돌아서면 무언가 또 미친 듯이 먹고 싶었죠. 처음에는 수유를 해서 입맛이 좋은 줄 알았습니다. 아이가 먹고 잠들었을 때마다 저도 무언가를 먹었는데, 신생아 수유 간격이 대략 2~4시간이니 거의 쉬지 않고 먹은 셈입니다. 심지어 아이가 잠든 늦은 밤에 운동하겠다고 나가서 혼자 해장국을 먹고 온 적도 여러 번 있었습니다. 건강하고 영양가가 풍부한 음식을 먹은 것도 아닙니다. 빵, 떡, 쿠키, 과자, 라면, 치킨, 햄버거처럼 기름지거나 달콤한 것이 계속 당겼죠. 그렇게 세 달이 지나자 배는 임신 때보다 더 빵빵해지고 몸무게도 더 늘어 있었습니다. 태어나서 처음 보는 체지방률과 내장지방을 확인하고는 큰 충격을 받았습니다. 당연한 결과인데도 받아들이기가 어려웠습니다.

식욕과 살을 부르는 호르몬

이제는 저의 엄청났던 식욕의 원인을 알고 있습니다. 바로 스트레스 호르몬인 '코르티솔'입니다. 앞서 1장에서 설명한 코르티솔은 생존에 필요한 호르몬입니다. 교감신경을 자극해 에너지를 끌어 올리고 식욕은 줄입니다. 위급한 상황에 먹을 정신이 어디 있나요? 우리 몸은 에너지를 생존에 필요한 부분에만 집중시킵니다. 그리고 위험한 상황이 끝나면 코르티솔은 다시 낮은 농도로 유지됩니다.

이러한 코르티솔이 만성적으로 높아지면 신체에 부정적인 영향을 미칩니다. 끊임없는 스트레스 상황에 대응하기 위해 교감신경이 계속해서 활성화되면서 혈당과 혈압이 높아지고 식욕도 늘어납니다. 특히 남는 에너지는 생존을 위해 지방으로 저장하려는 경향을 보이는 반면 근육량은 줄어듭니다. 또 성호르몬 분비에도 영향을 미쳐 여성들은 생리 불순이나 무월경이 생길 수 있고, 남성들은 발기부전을 겪기도 합니다. 오랜 스트레스 상황에서는 신체가 생식에 에너지를 쓸 여유가 없기 때문입니다. 게다가 각성 상태가 지속되어 깊은 수면을 방해하고, 정서 조절도 어려워져 쉽게 우울해지거나 화가 나기도 합니다.

이러한 코르티솔이 과다해지는 병 가운데 하나가 바로 제가 걸렸던 '쿠싱증후군'입니다. 쿠싱증후군은 체내에서 코르티솔을 너무 많이 생산하거나 외부에서 인위적으로 스테로이드 약물을 오랫동안 주입받았을 때 생길 수 있습니다. 저의 경우는 코르티솔을 뿜어내는 작은 혹이 몸에 생겼죠. 제가 느낀 코르티솔의 힘은 정말 강력했습니다.

혹 제거 수술을 위해 전날 자정부터 금식을 해야 했는데, 밤 11시 55분까지 집에서 싸온 먹태를 어두운 병실에서 혼자 먹었던 기억이 납니다. 수술하러 가는 사람이 병원에서 먹겠다고 먹태를 싸가다니, 지금 생각해보면 참 우습지만 당시에는 그저 먹고 싶다는 생각뿐이었습니다. 입원 전날에도 의국에서 감자튀김을 먹다가 정신 차리라며 선배님께 등짝을 한 대 맞았던 기억도 납니다. 그저 웃으면서 끝까지 먹었죠.

이런 경험 덕분에 저는 이후로 환자분들을 조금 더 이해할 수 있게 되었습니다. 스트레스 호르몬의 위험과 비만이 의지로만 해결할 수 있는 문제가 아니라는 것을 깨달았으니까요. 저처럼 쿠싱증후군이 아니어도 코르티솔은 얼마든지 높을 수 있거든요. 특히 만성 스트레스 상태나 비만일 때, 코르티솔은 정상인보다 훨씬 높아져 다양한 신체적·정서적 영향을 미칠 수 있습니다.

코르티솔의 과다 분비는 체내의 지방량 뿐만 아니라 음식 섭취

자체를 늘리기도 합니다. 특히 고지방·고당분 음식에 대한 갈망이 커지게 됩니다. 이런 음식들을 계속 먹다 보면 당연히 식사의 질이 떨어지고 칼로리 과잉과 비만으로 이어지기 쉽습니다.

코르티솔은 무엇보다 내장지방을 많이 쌓습니다. 내장지방에서 방출되는 염증 물질들은 인슐린 저항성을 유발하고 이로 인해 간에서 지방 합성이 증가되며 비만이 악화됩니다. 게다가 코르티솔은 근육세포를 분해합니다. 근육은 혈당을 사용하는 중요한 기관이기 때문에, 근육량이 줄어들면 혈당 조절도 어려워집니다. 혈당뿐 아니라 콜레스테롤과 혈압도 상승해 당뇨병과 심혈관계질환의 위험 역시 증가합니다. 또 앞서 살펴본 것처럼 높은 코르티솔은 수면 문제에도 영향을 미칩니다.

만성 스트레스는 정신적으로도 무력감을 줍니다. 활동적인 움직임을 줄이고 틈만 나면 눕거나 앉아 쉬고 싶어집니다. 안타깝게도 현대인들은 정신적 피로와 육체적 피로를 자주 혼동합니다. 정신적인 스트레스를 음식으로 푸는 감정적 섭식도 늘어납니다. 스트레스 상황에서 코르티솔 수치가 높아지면 먹게 되는 달고 기름진 음식들은 우리 뇌에서 도파민 분비를 일시적으로 늘립니다. 도파민은 쾌락이나 성취감, 보상감으로 우리를 각성시킬 수 있습니다. 하지만 이러한 기전은 일시적일 뿐, 근본적인 스트레스 해소에는 도움이 되지 않습니다.

게다가 만성 스트레스 상태가 지속되면 뇌의 보상 기전이 무너

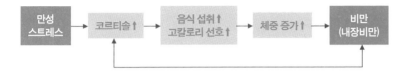

코르티솔은 간접적으로 음식 섭취를 늘려 체중을 증가시키기도 하며, 직접적으로 내장지방세포의 수용체에 결합해 내장지방 축적을 촉진한다. 또 LPL(Lipoprotein Lipase, 리포 단백질 리파아제) 활성을 촉진해 지방 저장을 늘리기도 한다. 내장지방에는 활성형 코르티솔을 만드는 효소가 풍부하며, 염증성 물질들의 분비와 뇌-부신 호르몬 축의 과활성화로 코르티솔 분비를 자극한다.

져 어지간한 자극으로는 만족을 느낄 수 없고, 만족감도 빠르게 떨어집니다. 그래서 배고프지 않아도 음식으로 보상을 얻으려는 행동이 더욱 잦아지면서 점점 더 자극적인 음식을 찾게 됩니다. 감정적인 섭식은 순간적으로 스트레스나 불안을 해소하는 데 도움이 될수도 있지만, 대부분 건강에 해로운 결과를 초래하기 때문에 죄책감이나 후회가 함께 따라옵니다. 이건 또 다시 스트레스로 작용해악순환을 만들어내기도 합니다.

스트레스에 대한 코르티솔 반응은 단기적으로 생존에 도움이 되고, 적절한 수준의 스트레스는 동기 부여의 매개로 오히려 문제 해결 능력을 향상시킵니다. 하지만 장기적으로 과도하게 스트레스가 쌓이면 결국 건강을 해쳐 신체적 건강뿐 아니라 정서적으로도 굉장히 취약한 상태가 되어 불안, 우울, 분노, 좌절과 같은 심리적 문제를 겪기도 합니다.

살면서 스트레스를 받지 않는 사람은 없습니다. 전쟁이나 기아 등 생존 문제에 대한 신체적 스트레스가 많았던 과거와 다르게 현대사회는 관계나 정신적인 스트레스가 큰 비중을 차지합니다.

저는 인턴 수련 기간 중에 스트레스가 극에 달했습니다. 특정 과에 소속되지 않은 채 매달 다른 과를 돌면서 일하다 보니 환경에 적응하는 것도 어렵고 제대로 된 수면이나 식사 시간이 보장되지도 않았죠. 그뿐 아니라 내 손끝에서 환자가 처음 세상을 떠났을 때의 충격, 그 상황을 다 마무리하지도 못한 채 바로 다음 일을 하러 떠나야 하는 과중한 업무, 내 실수가 다른 사람의 생명에 위협이 될 수 있다는 압박감, 환자들과의 관계에서 느끼는 어려움, 의료 환경에 대한 회의감 모두가 버거웠습니다. 도망치고, 그만두고 싶은 순간이 한두 번이 아니었죠. 이렇게 힘든 상황에서 우리가 할 수 있는 선택은 보통 두 가지입니다. 내가 처한 상황을 바꾸거나, 상황을 받아들이고 나를 바꾸거나.

상황을 바꾸는 것은 인턴 수련을 그만두는 방법뿐이었지만, 그럴 수는 없었습니다. 저는 사실 졸업 후 인턴 과정을 곧바로 시작하지 않았습니다. 시간을 가지고 충분히 고민한 끝에 수련을 시작했었죠. 그렇다면 남은 해결책은 이 상황을 받아들이고 어떻게든 적응하는 것뿐이었습니다. 하지만 도무지 방법을 모르겠더라고요. 답답한 마음으로 쉬는 날 방문한 서점에서 이런 문구가 적힌 책을 발견했습니다.

"왜 아무리 쉬어도 피곤이 풀리지 않는 걸까?"*

여태까지 만성적으로 피로하다 느끼며 살아온 저에게 딱 와닿는 말이었습니다. 홀린듯이 책을 사 와 당직실에서 틈나는 대로 읽기 시작했습니다. 그 책은 정신과 의사이자 뇌과학자인 저자가 정신 건강 기법인 '마인드풀니스(mindfulness)', 우리말로는 '마음챙김'에 대해 알려주는 내용이었습니다.

초반에는 마치 동양의 종교적 수행처럼 내용이 너무 생소해서 과학적이지 않다는 의구심과 거부감이 조금 있었습니다. 하지만 읽을수록 뇌과학적으로, 심리학적으로 굉장히 유용한 훈련 방법이라는 사실을 깨달았습니다.

나를 지키는 마음 훈련

마음챙김은 명상과 유사하지만 일상생활에서 좀 더 쉽게 훈련할 수 있는 정신 훈련 기법입니다. 마음챙김의 핵심은 세 가지입니다. 첫째, 지금, 여기, 바로 이 순간의 상황에 집중합니다. 둘째, 나 자신에 대해 인지합니다. 내 생각, 감정, 현재 신체 상태를 그대로 인식

---

* 『최고의 휴식』, 구가야 아키라, RHK, 2017.

합니다. 셋째, 현재의 상황과 나 자신에 대해 긍정도 부정도 아닌, 아무런 판단 없이 있는 그대로를 받아들입니다.

대체 무슨 말이냐고요? 현대인들은 심신이 따로 분리된 채로 지내기가 쉽습니다. 몸은 집에 있지만 생각은 회사에서 끝내지 못한 일로 가득 차 있거나, 몸은 회사에서 일을 하지만 정신은 온통 집안일에 쏠려 있는 것처럼요. 따뜻한 물로 목욕하면 신체적으로는 이완되지만 머릿속이 온통 해야 할 일로 가득 차 있다면 정신은 조금도 이완되지 않을 것입니다. 우리 뇌가 몸과 분리되어 이곳저곳을 오가며 한시도 쉬지 못하는 것이지요.

우리 몸과 마음은 이렇게 서로 다른 시공간으로 분리되어 있습니다. 눈앞에 있는 가족과 함께 행복하게 저녁 식사를 하는 순간에도 내일 출근에 대해 미리 걱정을 한다거나, 반대로 이미 지난 일에 대한 후회와 근심으로 지금의 소중한 순간을 덮어버리는 것입니다. 현대인들의 스트레스에는 이렇게 현재가 아닌 과거와 미래에 대한 걱정, 여기가 아닌 다른 곳에 대한 생각이 큰 비중을 차지합니다.

특히 SNS의 발달로 현대인들의 스트레스는 더욱 심해졌습니다. 현재 내가 있는 공간이 아니라 온라인으로 다른 사람의 시공간을 더 많이 엿보게 되었습니다. 남과 나를 자꾸 비교하며 스트레스가 늘어납니다. 비슷한 친구들끼리 모여 지낼 때는 몰랐는데 인터넷으로 금수저, 은수저들을 보며 나는 어떤 수저인가 생각해보게 됩니다. 내가 모르는 저 너머 바깥세상 사람들은 다 날씬하고 잘난 것 같다는 착각에 빠지기도 쉽습니다. 이렇게 잘 모르는 사람들, 겪지 않은 일에 대한 간접경험이 늘어날수록 우리는 작아집니다.

마음챙김은 이렇게 현실에서 분리된 몸과 마음을 통합합니다. 현재 이 순간에만 집중해 내가 느끼는 감정과 신체의 감각, 환경 등을 관찰하죠. 그리고 그 결과를 있는 그대로 받아들입니다. 혹시 부정적인 감정이 떠올라도 억지로 억누르려고 하지 않습니다. 그조차도 '내가 이런 기분이 드는구나, 그럴 수도 있지' 하며 받아들이는 마음으로 지켜봐줍니다. 부정적인 감정이 휘몰아치면 나에 대한 비판이나 칭찬을 거두고, 최대한 수용적이고 따뜻하고 너그러운 마음으로 바라봐주는 것입니다.

여러분은 보통 샤워할 때 무슨 생각을 하시나요? 저는 주로 자기 전에 샤워하면서 마음챙김을 연습했습니다. 마음챙김을 하기 전에는 오늘 있었던 일과 내일 해야 할 일, 혹은 해소되지 못한 감정이 뒤섞여 마음이 복잡할 때가 많았습니다. 마음챙김을 한 뒤로는 최대한 샤워기에서 나오는 물줄기의 온도, 피부에 닿는 느낌, 그때 달라지는 나의 기분, 비누 냄새, 긴장으로 굳어버린 어깨가 풀어지는 느낌 등에 집중하려고 노력합니다.

그러다 순간적으로 오늘 있었던 사소하지만 기분 나빴던 일이 떠올라 욱하는 기분이 들기도 합니다. 그 일을 생각하니 호흡이 조금 빨라지고 심장이 두근거리는 것도 느낍니다. '다시 생각해도 진짜 짜증나네' 하면서 그 감정에 다시 뒤엉키기보다는 '그 일이 많이 기분 나빴구나' 하고 차분하게 그 감정과 나 자신을 분리해봅니다. 그리고 시간이 흐르며 그 감정이 조금씩 사라지는 것 또한 관찰합니다. 이렇게 짧은 시간이지만 내가 처한 환경과 나 자신에게 집중할수록 우리 몸은 이완되고 뇌 또한 휴식을 취할 수 있습니다.

무사히 쿠싱증후군의 치료를 마치고 수개월 후, 저는 류마티스 관절염, 쇼그렌증후군, 루푸스 같은 난치병들을 한꺼번에 진단받았습니다. 심한 우울감, 좌절감에 빠졌고 아직 어린 제 아이가 몇 살이 될 때까지 내가 건강할 수 있을까 생각해보곤 했습니다. 머릿속에서 저는 이미 병실에만 누워 있는 중환자였죠. 이런 오지도 않은 미래에 대한 걱정에 압도되어 매일이 불안하고 괴로웠습니다. 게다가 척추 골절 후유증과 관절염으로 지속되는 온몸의 통증은 성격을 매우 예민하게 만들었고 평생 이 통증으로 괴로울 바에 죽는 게 낫겠다는 비관적인 생각마저 들었습니다.

언제까지 이렇게 살 수는 없다는 생각이 들 무렵, 인턴 시절을 무사히 마치게 해주었던 마음챙김이 우연히 다시 떠올랐습니다. 그때부터 다시 연습이 시작되었습니다. 생각의 흐름이 오지도 않은 먼 미래까지 흘러가서 온갖 걱정을 불러올 때마다 불안해하는 나 자신을 들여다보고, 지나가는 두려움을 지켜보았습니다. 동시에 지금 눈앞에 있는 가족과 움직일 수 있는 두 다리에 집중했습니다. 나 자신을 잘 들여다보고, 매일의 순간에 집중하다 보면 언젠가 평범한 하루가 나의 미래가 되어 있을 거라는 소망을 품고요. 지금도 불안과 스트레스로 버겁다 느껴질 때, 조금 더 마음챙김에 집중하곤 합니다.

물론 이 개념을 처음 접하는 분들은 추상적이라고 느끼고 잘 와닿지 않을 수도 있습니다. 저도 처음에 그랬으니까요. 하지만 마음챙김은 실제로 다양한 정신과 질환, 학업 성취, 범죄 예방, 식습관 훈련 등의 문제와 접목되고 있습니다. 혈압과 심박수를 낮추며 집중력과 인지기능을 개선시키며, 불안이나 우울감, 만성 통증 등에도 도움될 수 있다는 연구들이 있습니다.

물론 아직 초기 연구들이지만 스트레스에 대항할 수 있는 뚜렷한 약물이나 치료가 마련되지 않은 현 시점에 우리가 해볼 수 있는 최선의 인지 훈련이 아닐까 생각합니다. 무엇보다 이 방법은 스트레스 해소를 위해 따로 시간을 내기 어려운 사람도 가능합니다. 호흡법, 동작 명상, 일기 쓰기와 같은 다양한 마음챙김 기법들이 있으니 관련 도서를 읽거나 수업을 들어보는 것도 추천합니다.

여러분은 어떤 스트레스 해소법을 가지고 있나요? 질문해보면 산책, 음악 듣기, 노래방 가기, 운동하기, 수다 떨기, 잠자기 등 다양한 답변이 나옵니다. 이 방법들의 공통점은 몰입을 통해 현재에 집중하면서 이곳 아닌 다른 곳, 다른 순간에 불필요한 에너지를 소모하지 않게 나에게 진정한 휴식을 주는 것입니다. 마음챙김 외에도 이렇게 나를 지켜줄 수 있는 다양한 무기들을 잘 단련하고 준비해봅시다. 아, 그리고 이렇게 현재에 집중하기 위해서는 SNS를 줄이는 것도 좋은 방법입니다. 물론 저는 온라인을 매개로 많은 분을 만날 수 있어 참 감사하지만, 저의 역할이 필요 없어지는 것이 가장 건강하고 바람직한 세상이니까요.

마음챙김 식사법 연습하기

식사를 할 때에도 마음챙김을 해볼 수 있습니다. 오감을 활용하면서 지금 내가 먹고 있는 음식과 음식을 먹는 나 자신에 집중하며 변화를 잘 관찰해보는 것입니다. 감정식사나 폭식에도 도움이 되는 기본 훈련이니 한번 연습해보세요. 음식에 대해 감사하는 마음과 음식으로 인해 만족하는 나를 발견할 수 있습니다.

1. 음식은 어떤 색과 모양인가요? 음식을 볼 때 어떤 기분이 드나요?

2. 입에 넣기 전 냄새를 맡아보세요. 어떤 냄새가 나나요? 기분이 어떻게 변하나요?

3. 입에 넣고 천천히 씹어보세요. 식감은 어떤가요? 어떤 맛이 나나요? 어떤 기분이 드나요? 어떤 몸의 변화가 느껴지나요?

4. 식사 끝까지 음식과 나만 생각해보세요. 15~20분가량의 느긋한 식사를 권장합니다. 식사를 마친 후 나의 기분과 내가 느끼는 감각, 몸의 변화를 함께 적어보세요.

나를 바라보는
나 바꾸기

비만인에게 가장 큰 스트레스는 바로 다이어트일 겁니다. 저도 그랬습니다. 살찐 내 모습도, 이 모습을 바꾸고 싶다는 욕망도, 그것이 쉽지 않다는 사실도 모두 괴로웠습니다. 나 자신을 있는 그대로 사랑하라는 말도 억지 긍정을 이끌어내는 허울 좋은 말 같았고요. 혹여 내가 나를 너그럽게 생각하더라도 주변에서 가만 놔두지 않는 경우도 많습니다.

다이어트가 스트레스일 때 저는 자신의 상태를 수치로 평가해서 스스로 채찍질하기보다 내 몸의 기능을 생각해볼 것을 권합니다. 살이 쪘다는 사실에만 집중하지 말고 튼튼한 두 다리로 걸을 수 있고, 코로 숨을 쉴 수 있고, 두 눈으로 많은 것을 볼 수 있으며, 양팔과 양손으로 다양한 일을 해낼 수 있다는 것에 집중하는 것입니다.

이렇게 몸의 기능에 대해 생각해보면 훨씬 더 긍정적인 순환이 만들어집니다. 예를 들어, 체중만으로 운동의 효과를 평가한다면 매일 몸무게를 재면서 '어제 안 걸었더니 몸무게가 늘었네' 하며 일희일비하기 쉽습니다. 하지만 몸의 기능으로 운동의 효과를 평가하면 '처음에는 3층 계단만 올라도 숨이 찼는데 이제는 5층도 거뜬하네?'라며 나를 조금 더 긍정적으로 격려할 수 있어요. 실제로도 그렇게 운동 능력이 늘어나면 더 건강해지는 것은 물론이거니와 살도 자연스럽게 빠지기 시작합니다.

제가 이런 인식의 변화를 강조하는 이유는 자신의 몸에 대해 부정적으로 인식하고 불만족스럽게 느낄수록 오히려 비만해질 가능성이 커지기 때문입니다. 반대로 자신의 신체를 긍정적으로 받아들일수록 체중 관리에 더 도움이 됩니다. 이런 심리적인 영향은 특히 여성에게서 두드러집니다. 한 연구에서는 자신의 몸에 불만족도가 컸던 여성들의 체중이 10년 후 가장 많이 증가한 것으로 나타나기도 했습니다. 이것이 제가 다이어트를 잊었을 때 다이어트에 성공할 수 있다고 말하는 이유이기도 합니다.

이러한 생각의 변화는 당사자에게만 필요한 것이 아닙니다. 가족이나 가까운 사람도 포함되어야 합니다. 평소 비만인은 수많은 편견과 싸웁니다. 자기 관리를 못한다거나 게으르다는 편견이 대표적입니다. 이러한 체중 낙인은 비만을 악화시키는 요인 중 하나입니다. 하지만 비만에서 개인의 노력 문제는 일부이며 환경과 사회적인 요소도 중요합니다. 제대로 된 식사 시간도 없이 16시간을 힘들게 일해야 하는 사람에게 건강하게 먹고 운동하라는 조언을 누가 함부로 할 수 있을까요? 그 사람에게는 충분한 수면과 질 좋은 식재료를 골라 요리할 수 있는 시간, 이를 뒷받침해주는 근로 환경, 사회적 제도와 경제적 뒷받침이 필요합니다.

그럼에도 우리 사회에서는 가장 가까운 가족부터 친구, 동료까지도 외모나 살에 대해 너무나 쉽게 이야기하는 경향이 있습니다. 그런 이야기가 부정적인 신체적 이미지를 강화하죠. 이 자리를 빌려 간곡히 부탁합니다. 혹시라도 다른 사람의 몸에 대해 이러쿵저러쿵 말하는 것은 꼭 피해주세요. 아무리 조언이어도 당신이 무심코 한 말이 그들을 더 살찌게 할지도 모릅니다. 잔소리라도 안 하면 살을 안 뺄 것 같다고요? 아니요, 그들은 누구보다도 자기 자신을 잘 알고 있습니다. "먹지 마라", "운동 좀 해라."라는 말 대신 함께 산책하거나 스트레스받는 일은 없는지 물어봐주세요. 그저 같이 영양가 있는 식사를 맛있게 즐겨주세요. 그들이 혹시 무언가를 결심하면 그때 기꺼이 지지하고 도와주세요. 그것이 소중한 사람을 위해 할 수 있는 최선입니다.

많이 먹어도
살찌지 않는 비결

지금까지 수면과 스트레스, 건강한 식습관에 대해 이야기했다면, 이제 마지막으로 많이 먹어도 살찌지 않는 몸으로 변하는 비결에 대해 알려드리겠습니다. 그럼 분명 이렇게 되묻는 분이 있을 거예요.

"아니 선생님, 저는 물만 먹어도 살찐다니까요? 게다가 많이 먹으면 당연히 살이 찌죠."

물만 먹어도 살찌는 사람이 정말로 있을까요? 다르게 한번 질문해봅시다. 똑같이 먹어도 더 살이 찌거나 덜 살이 찌는 사람이 있을까요?

여기 같은 키, 몸무게, 성별을 가진 두 사람을 비교해봅시다. 한

[4-4] 근육질인 사람과 배가 나온 사람

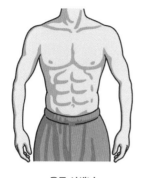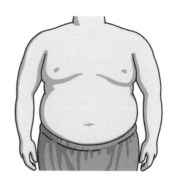

운동 선생님   VS.   나
180cm / 81kg / BMI 25 / 체지방률 10%   180cm / 81kg / BMI 25 / 체지방률 35%

사람은 체지방률 10%의 운동 선생님이고, 주 3~4회 이상 중강도 운동을 합니다. 다른 한 사람은 체지방률 30%의 직장인으로, 운동은 거의 하지 않고 주로 앉아서 지냅니다. 두 사람이 완전히 똑같은 음식을 먹고, 똑같은 운동을 한다고 가정할 때, 두 사람이 소모하는 지방량은 다를 수 있습니다. 바로 대사의 차이 때문입니다.

대사란 우리가 먹은 음식을 소화시켜 필요한 영양소를 흡수하고 남은 것은 배출하며 에너지 소비와 섭취를 조절하는 일련의 과정을 말합니다. 대사는 각종 호르몬, 신경전달물질, 그리고 여러 생리적 과정들이 복합적으로 작용하는 결과입니다. 비만은 이러한 대사 과정이 제대로 기능하지 않을 때 나타나기도 합니다. 하지만 시간이 걸리더라도 대사는 개선할 수 있습니다.

이를 위한 가장 효과적인 방법 중 하나가 바로 운동입니다. 운동은 근육량을 증가시키고, 신진대사를 촉진시켜 체중 조절에 큰 역할을 합니다. 운동으로 체지방이 더 효율적으로 연소될 수 있고, 결국 '살이 잘 찌지 않는 체질'로 바뀌는 데 도움이 됩니다.

진짜로 몸을 바꾸는 운동의 비밀

우리는 숨만 쉬어도 지방이 소모된다는 사실, 알고 있었나요? 휴식 시에 우리 몸은 혈당뿐만 아니라 지방산을 주요 에너지원으로 사용합니다. 혈당은 빠르게 에너지를 공급하는 반면, 지방산은 천천히 지속적으로 에너지를 공급해주는 역할을 합니다. 이 덕분에 우리는 식사를 하지 않는 시간에도 지방산을 통해 에너지를 쓸 수 있습니다.

흥미롭게도 운동을 꾸준히 한 사람은 평소에 지방을 에너지로 더 많이 사용합니다. 쉽게 말해, '에너지 소비형' 몸이 되는 거죠. 이렇게 지방을 효율적으로 사용하는 몸이 되면 가만히 있을 때에도 지방 소모량이 증가합니다. 정말 멋지지 않나요?

또 놀라운 점은 고강도 운동 후에는 회복기에도 지방 소모가 계속된다는 것입니다. 예를 들어, 운동 중에 500kcal를 소비했다면, 회복 기간 동안에도 100~200kcal 정도가 추가로 소모될 수 있습니

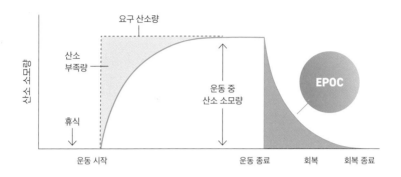

[4-5] 초과 산소 소비량, EPOC 현상

요구 산소량

산소
부족량

산소 소비량

휴식

운동 중
산소 소모량

EPOC

운동 시작   운동 종료   회복   회복 종료

EPOC가 일어나는 동안 지속적으로 산소를 소비하며 지방을 소모하게 된다.

다. 이 효과를 '애프터번(afterburn)'이라고 부르며, 조금 더 전문적인
용어로는 '운동 후 초과 산소 소비량(EPOC, Excess Post-Exercise Oxygen
Consumption)'이라고도 합니다.

고강도 운동 중에는 몸이 필요한 산소를 충분히 공급받지 못하
기 때문에, 운동이 끝난 후 부족한 산소를 보충하며 추가적으로 지
방을 소모하고 대사율을 높입니다. 운동 후에도 계속 숨이 헐떡거
리고 몸이 따뜻하게 느껴지는 것은 바로 이러한 과정으로 대사량이
증가했기 때문입니다. 일부 연구에서는 이 효과가 최대 36시간까지
지속될 수 있다고 합니다. 운동 후에 힘들었던 만큼 보너스를 받는
셈이죠.

또 운동량이 많아지면 혈액 속의 지방산이 소모된 후 지방세포

에 저장된 중성지방이 분해되어 에너지원으로 사용됩니다. 이렇게 지속적인 운동으로 지방을 연소시키면, 지방세포의 크기가 줄어들면서 체중 감량이 발생합니다. 운동을 꾸준히 하고, 운동 능력이 향상될수록, 몸은 지방을 에너지원으로 더욱 잘 활용하게 됩니다.

이렇게 운동은 에너지 소비를 늘리고, 운동 능력이 늘어날수록 지방을 효과적으로 소모해줍니다. 뿐만 아니라 체중 감량 기간 동안 매우 중요한 기초대사량 또한 지켜줍니다. 기초대사량은 체중에 비례하기 때문에 아무리 건강하게 체중을 감량한다 해도 어느 정도는 자연스럽게 감소합니다. 하지만 운동을 꾸준히 하면 지속적으로 근육과 뼈를 자극함으로써 제지방량을 유지해 기초대사량을 보존하는 데 큰 도움이 됩니다. 단순히 식사량만 줄여서 다이어트한 경우 제지방량이 20% 이상 감소한 반면, 식사와 운동을 병행하면 제지방 손실이 절반으로 줄어든다는 연구 결과도 있습니다.

운동은 지방을 분해하는 다양한 호르몬 흐름도 바꿉니다. 그중 하나가 바로 성장호르몬입니다. 앞서 수면에서 설명한 성장호르몬의 분비는 수면뿐만 아니라 운동으로도 강하게 촉진됩니다. 특히 고강도 운동은 성장호르몬 분비를 크게 자극하고 운동 시간이 길어질수록 더 많이 분비되는 경향을 보입니다. 운동은 성장호르몬 분비 능력이 떨어진 비만인이나 노인에게서도 성장호르몬 분비를 크게 증가시킬 수 있습니다.

또 운동은 인슐린 저항성이 있는 사람들에게도 체중 감량과 건강관리에 매우 유용한 방법입니다. 보통 혈당이 세포로 들어가기 위해서는 인슐린의 도움이 필요합니다. 하지만 운동을 하면 근육 세포 내에서 특수한 포도당 수송체가 활성화되어 인슐린의 도움 없이도 세포가 포도당을 흡수할 수 있습니다. 또한 운동은 근육 세포 내의 인슐린 수용체 수와 기능을 향상시켜 인슐린이 더욱 효과적으로 작용할 수 있게 합니다.

뿐만 아니라 운동을 통해 지방세포의 크기가 줄어들면 과도한 지방으로 인해 생겼던 염증 반응도 개선됩니다. 지방세포에서 염증이 감소하면 인슐린 저항성 개선에 큰 도움이 됩니다. 또한 운동 후약 48시간 동안은 인슐린 감수성이 증가하는 운동 효과가 지속됩니다. 꾸준한 운동 덕분에 인슐린 저항성이 좋아지면 간에서의 지방합성은 줄고, 지방을 연료로 사용하는 비율은 늘어납니다. 이처럼운동은 지속적인 선순환 효과를 통해 인슐린 감수성을 높이고, 지방 대사와 체중 관리에도 도움을 줍니다.

이렇듯 운동은 단순히 운동 중에 소모하는 칼로리 그 이상으로 체내의 대사를 변화시키는 데 중요한 역할을 합니다. 그래서 진료실에서도 저는 항상 칼로리 소모를 목적으로 운동하는 것보다 대사를 개선하기 위해 운동을 해야 한다고 강조합니다. 운동선수들이 하루에 5,000kcal를 넘게 먹어도 살찌지 않는 이유는 그들의 훈련량이 엄청나기 때문이기도 하지만, 단순히 운동 중에 소모하는 칼로리만으로는 그들의 칼로리 소비를 다 설명할 수 없습니다. 그들은 우리와 다른 대사 능력, 즉 더 효율적으로 에너지를 더 많이 소비하는 몸을 가지고 있기 때문입니다. 이렇듯 눈에 보이지 않는 변화들을 만들어내는 운동이야말로 우리 몸을 바꿔줄 수 있는 아주 강력한 도구입니다.

운동 없이 식단으로만
다이어트가 가능할까?

SNS에서는 운동 없이 살을 뺄 수 있다는 비법이 종종 보입니다. 정말 운동을 하나도 안 하고 식단만으로도 다이어트가 가능할까요? 물론 어느 정도의 체중 감량은 가능합니다. 하지만 그게 잘 유지되기는 어렵습니다.

실제로 식사 관리만으로 체중을 감량한 그룹과 운동을 병행한 그룹을 비교한 연구에 따르면, 운동을 함께한 경우 체중 감량 폭이 20% 더 크게 나타났고, 1년 후 체중 유지율도 20% 더 높은 것으로 나타났습니다. 운동 없이 살을 뺄 수는 있지만, 운동 없이 체중 유지는 불가능합니다. 30대가 넘어가면 노화가 진행되고 자연스럽게 근육량이 감소하며 체지방은 증가합니다. 이는 비만이든 아니든 모든 사람에게 해당됩니다. 결국, 건강한 식습관과 더불어 근육을 자극하고 대사를 개선하는 운동을 계속해서 병행하는 것만이 우리가 원하는 몸을 만들고 유지할 수 있는 유일한 방법입니다.

그럼 반대로 식이 조절 없이 운동만 했을 때는 어떨까요? 사실 운동만으로는 체중 감량 효과가 크지 않습니다. 연구에 따르면 칼로리 제한 없이 일상적인 식단을 하면서 걷기, 자전거, 에어로빅과 같은 유산소성 운동을 6~12개월 동안 지속하는 경우 약 2~3%의 체중 감량 효과를 보입니다. 요요 없이 몸에 크게 무리를 주지 않는 매우 건강한 다이어트 방법이지만 그 속도가 매우 느려 중간에 포기하고 싶을 수 있습니다.

하지만 반대로 생각하면 운동만 꾸준히 해도 체중 증가를 막을 수 있고 심지어 감량도 가능하다는 뜻입니다. 당장 여러 가지 상황으로 식습관 개선이나 식사 조절이 어렵다면 지금 운동이라도 먼저 시작해보는 것은 큰 도움이 될 수 있습니다.

살 빠지는 최고의 운동은?

"저는 식사도 조절하면서 운동을 열심히 오랫동안 해오고 있는 데도 체중이 자꾸 조금씩 늘어요. 근데 눈바디*는 확실히 좋아진 것 같거든요? 체중이 늘어나는 게 좀 불안한데, 그냥 눈바디를 믿어야 할까요?"

가끔 이런 사연이 도착합니다. 이처럼 겉모습은 날씬해진 것 같은데, 체중계의 숫자가 계속 늘어나면 걱정을 하기 마련입니다. 하지만 체중은 지방뿐 아니라 수분, 근육, 뼈, 무기질 등 다양한 요소가 더해진 결과이기 때문에 크게 걱정할 필요가 없습니다.

이럴 때는 보통 근력운동을 열심히 한 경우가 많습니다. 근육은 같은 무게의 지방보다 부피가 훨씬 작기 때문에, 근육량이 늘어나고 지방이 줄어들면 체중계의 숫자는 오르더라도 몸매는 더 날씬해 보입니다. 실제로 한 연구에서는 근력운동을 6개월간 주 3회 지속한 결과, 체중이 오히려 증가하기도 했습니다. 그렇다면 다이어트에 실패한 걸까요? 아니요, 대신 체지방량, 체지방률, 허리둘레는 모두 감소했습니다. 즉, 체성분이 변화한 것이죠. 이처럼 단순히 체중만으로 우리 몸을 평가해서는 안 됩니다. 근력운동은 근육량을 늘리고 체중 감량 중 일어나는 기초대사량 손실을 최소화하는 데 큰 역

---

* 눈으로 보는 인바디(체성분 분석기)라는 뜻으로 눈으로 체형의 변화를 체크한다는 뜻.

할을 합니다.

근력운동 외에 흔히 말하는 유산소운동*은 지속적인 움직임으로 하루 소비 칼로리를 증가시키고, 지방을 주요 에너지원으로 사용해 체중 감량에 큰 도움이 됩니다. 특히, 유산소운동은 심장과 폐의 기능을 강화해 운동 중 더 많은 산소를 효율적으로 활용할 수 있도록 신체 구조를 개선하고, 에너지 대사를 활성화해 선순환 효과를 만들어냅니다. 특히 내장지방에 대한 효과는 식이요법보다 더 커서 체중 변화 없이도 내장지방을 6%가량 감소시키고, 체중이 5% 정도 줄어들 때 내장지방은 21%까지 감소하기도 했습니다. 따라서 체중 감량에 가장 효과적인 방법은 유산소운동과 근력운동을 병행하는 것입니다. 운동도 식사와 마찬가지로 편식 없이 골고루 하는 게 가장 좋습니다.

이론은 잘 알아도 유산소운동과 근력운동을 모두 챙기는 게 솔직히 쉽지는 않습니다. 그래서 아직 운동과 친하지 않다면 일단 한 가지라도 먼저 시작할 것을 추천합니다. 하다 보면 세상에 존재하

---

* 유산소운동은 근육이 산소를 이용해 지방과 탄수화물을 에너지원으로 사용하는 운동이다. 이 과정은 비교적 느리고 장시간에 걸쳐 에너지를 생산한다. 반면, 무산소 운동은 근육이 빠르고 순간적인 에너지를 필요로 할 때 산소 없이 주로 탄수화물을 이용해 에너지를 생성하는 방식이다. 유산소와 무산소 운동은 주로 운동의 강도와 지속 시간에 따라 구분된다. 예를 들어, 장시간 지속적인 근육 수축과 이완을 반복하는 달리기는 유산소운동에 해당하며, 순간적으로 큰 힘을 요구하는 역도나 단거리 스프린트는 무산소운동에 속한다. 일상적인 운동 중에는 유산소와 무산소 방식이 동시에 혼합될 수 있어 유산소운동과 무산소운동을 정확하게 구분하긴 어렵다. 하지만 이 책에서는 독자의 이해를 돕기 위해 통념상 사용되는 달리기, 사이클과 같은 유산소운동과 중량 부하가 있는 근력운동으로 운동의 종류를 나누어 설명했다.

는 수백 가지 운동 중에 내가 재미를 느끼고 꾸준히 할 수 있는 운동을 하나쯤은 찾게 됩니다. 혼자 고독하게 수행하는 웨이트트레이닝이나 러닝이 아니더라도 탁구, 배드민턴, 테니스와 같은 구기 종목도 있으며, 크로스핏처럼 다 함께 하는 서킷 트레이닝, 숨이 차면서 재미도 있는 에어로빅, 비교적 정적이지만 근력 강화에 도움이 되는 요가와 필라테스 같은 운동도 있습니다. 관절에 부담이 덜한 수영이나 시간과 장소에 덜 구애받는 실내 사이클, 또는 푸시업, 스쿼 같은 맨몸 운동도 좋은 선택입니다. 결국 가장 좋은 운동이란 내가 꾸준히 재미를 붙이고 지속할 수 있는 운동입니다.

또 다이어트를 위한 운동을 시작하면 특정 부위를 뺄 수 있는지 궁금해하는 경우가 있습니다. 아쉽게도 뱃살이나 허벅지살처럼 특정 부위만 빼는 운동은 효과적이지 않습니다. 이런 방식은 '부분 지방 감소'라는 개념에 대한 오해에서 비롯된 주장인데, 실제로는 운동만으로 특정 부위의 지방을 줄일 수는 없습니다. 얼굴이나 뱃살처럼 일부 부위에서 지방이 더 빨리 빠질 수 있지만, 이는 전반적인 체지방 감소의 결과일 뿐 특정 부위의 운동으로 인한 효과로 보긴 어렵습니다. 대신 다양한 부위의 근육을 활성화하는 운동과 전신의 체지방 감소를 병행하면 몸의 균형을 맞추고 탄탄한 체형에 가까워질 수 있습니다.

운동에서 꼭 기억해야 할 두 가지

"저는 매일 만보 걷기를 하거든요? 진짜 꾸준히 하는데 살은 잘 안 빠지네요."

많은 사람이 가장 쉬운 운동으로 걷기를 택합니다. 걷기는 시간 만 있다면 할 수 있을 만큼 쉽고, 비용도 들지 않아 접근성이 매우 좋습니다. 걷기를 꾸준히 하면 혈압, 혈당, 콜레스테롤, 우울 증상 등이 호전되기도 합니다. 앉아 있는 시간이 대다수인 현대인들에게 걷기는 분명 좋은 활동입니다. 하지만 과연 걷기만으로 충분한 운동 효과를 기대할 수 있을까요?

일반적인 만보 걷기는 하루의 기본적인 활동량을 채우는 수준입니다. 평소 활동량이 부족한 사람이라면 이 정도의 활동을 유지하는 것만으로도 체중 조절이나 건강관리 측면에서 매우 바람직합니다. 그러나 한두 시간 슬렁슬렁 걷고 그걸로 운동을 다 했다고 생각하며 나머지 시간은 대부분 앉아 지낸다면, 대사 개선이나 체중 감량의 효과를 기대하기는 어렵습니다.

그렇다면 어떻게 해야 운동 효과를 볼 수 있을까요? 일단 산책처럼 편안하게 만보를 몰아서 걷는 것은 효과가 적습니다. 이 방법은 되레 관절과 근육에 피로만 누적할 수 있습니다. 반면, 가볍게 땀이 나고 몸이 따뜻해지는 느낌이 나면 이때는 저강도 운동에 가까워집니다. 심한 비만이거나 운동 경험이 적다면 이렇게 저강도 걷기부터 시작하는 것이 좋습니다. 이때는 몸에 무리가 가지 않도록 조심하며, 일주일 단위로 걷는 시간을 조금씩 늘려가세요. 처음에는 5분, 10분부터 시작해 나중에는 한 번에 40~50분 정도 지속하는 것이 이상적입니다. 이 정도 걷기가 무리 없이 가능해지면 속도를 조금씩 높여 운동 효과를 극대화할 수 있습니다.

조금 더 빠른 체중 감량과 대사 개선 효과를 원한다면, 기본적으로 항상 '숨이 차게' 움직여야 합니다. 한두 시간 편하게 걷는 것보다는 30~40분 조금 힘들게 걷거나 뛰는 것이 운동 효과가 더 좋습니다. 이 정도로 빠르게 걷거나 뛰면 심장, 폐, 근육에 더 큰 자극을 줄 수 있기 때문입니다. 비단 걷기나 뛰기뿐 아니라 웨이트트레이닝도 반복적으로 시행하면 숨이 차는데, 이것 역시 운동 강도를 높이는 효과가 있습니다.

운동의 강도는 지속 시간, 속도, 중량 등을 비롯해 각 개인의 체력에 따라 주관적으로 결정됩니다. 숨이 차서 적당히 대답할 수 있을 정도면 중강도, 턱끝까지 숨이 차서 대답하기 어려운 정도는 고강도입니다. 운동 초보자는 비교적 낮은 강도의 운동에도 숨이 차기 때문에 중강도 운동 효과를 빠르게 느낄 수 있습니다. 예를 들어, 운동 초심자라면 출근길에 10분 정도 빠르게 걷거나 짧은 계단만 올라도 숨이 찰 수 있습니다. 이러한 운동을 반복하면 할수록 체력은 늘어나고 운동이 쉬워집니다. 이때부터는 강도나 시간을 조절해 또 적절한 운동 자극을 주어야 합니다.

결국 운동 또한 식습관과 마찬가지로 장기전입니다. 그동안 다이어트 기간에만 잠깐 운동을 열심히 하고, 그다음부터는 편하게 지내야겠다고 생각해왔다면 이제는 달라져야 합니다. 운동은 나의 운동 능력을 점점 키워나가는 일입니다.

그럼 숨이 찬 운동을 얼마나 해야 효과가 있을까요? WHO의 권고에 따르면, 건강을 유지하기 위해서는 주 1회 중강도 운동 150분 또는 고강도 운동 75분이 필요합니다. 하지만 체중 감량을 위해서는 훨씬 많은 양의 운동이 필요합니다. 대한비만학회는 체중 감량을 위해 WHO 권고안의 두 배에 해당하는 유산소운동과 매주 두 차례의 근력운동을 병행할 것을 권장했습니다. 중강도 운동 기준으로는 일주일에 300분이며, 사이클을 예로 들면 매일 50분씩 일주일에 여섯 번을 타야 합니다. 고강도 운동의 경우 숨이 턱 끝까지 찰 정도로 30분씩 주 5일을 해야 합니다.

솔직히 저 같은 운동 초보자에게 이 운동량은 상상만 해도 버겁습니다. 기준이 너무 높아 압박감과 좌절감이 느껴지고, 조금 애쓴다고 해도 여전히 기준에 미치지 못한다고 생각할 수 있죠. 그래서 저는 환자분들에게 항상 이렇게 말합니다.

"거창하게 생각하지 말고, 내가 할 수 있는 수준에서부터 시작해보세요."

1분, 5분, 10분이라도 좋으니 자주 움직이자는 거죠. 그렇게 짧은 시간이라도 2~3일 간격으로 자주 운동을 반복하는 것이 좋습니다. 근력운동의 경우, 시간이 없어 단 한 세트만 하더라도 아무것도 하지 않은 것보다 훨씬 효과적입니다. 심지어 단 1~2분의 고강도 운동을 하루에 여러 번 반복하는 것만으로도 근력과 심폐 기능을 향상시킬 수 있습니다. 그러니 시간이 부족하다면 짧게라도 숨차게 자주 움직이는 습관을 만드는 것이 중요합니다. 아주 작은 움직임도 절대 무의미하지 않습니다.

단 1분이라도 꾸준히 운동을 시도하는 나와 아무것도 하지 않고 포기한 나, 10년 후 두 사람에게 어떤 차이가 있을까요? 숨이 차게, 자주 하자. 이 두 가지 원칙을 기억하며, 오늘부터 운동을 마치 간식처럼 자주 챙겨보면 어떨까요?

운동이 처음이라면
어떻게 시작해야 할까?

혹시라도 운동 초심자이거나 평소 몸에 통증이 있다면 다른 운동을 하기 전에 몸을 바르게 쓰는 법부터 배울 것을 권장합니다. 좌식 생활이 늘어나고 운동량이 부족해지면 신체는 균형을 잃게 됩니다. 게다가 몸에 부담을 주는 움직임을 일상에서 자주 반복합니다. 과거에는 노년층에만 있다고 생각한 근골격계질환이 젊은 층에서도 점차 늘어나 일상생활 중에도 목, 어깨, 허리 등에 만성 통증을 호소하는 경우가 점차 늘고 있고요. 비만은 이런 증상을 악화시키기도 합니다.

이런 경우 섣불리 혼자 운동을 시작했다가 족저근막염이 오거나 허리나 무릎, 그 외의 여러 통증으로 운동을 중단하는 경우를 자주 봅니다. 근본적으로 내 몸이 가지고 있는 문제가 해결되지 않으면 이런 증상들은 반복되고, 악화됩니다. 따라서 이렇게 통증이나 불편감이 있다면 다이어트를 위한 운동 이전에 내 몸을 제대로 사용하는 법을 배워야 합니다. 특히 신체의 균형과 정렬을 바로 잡아야 꾸준한 운동이 가능합니다. 가장 추천하는 것은 운동 전문가에게 1대 1 수업을 받는 것입니다. 주 1회 수업이라도 좋으니 최소 3개월에서 1년가량은 투자할 가치가 충분히 있습니다. 몸의 근본적인 문제가 해결되면 다이어트를 위한 운동을 이어서 하는 것은 어렵지 않을 것입니다.

운동보다 중요한 OO

하루는 이민 간 친구에게 연락이 왔습니다. 반년 동안 체중이 무려 10kg이 빠졌다는 것입니다. 다이어트를 해도 이렇게 빠진 적이 거의 없는데, 계속해서 줄어드는 체중에 걱정이 된 모양입니다. 자세히 이야기를 나눠보니 다행히도 건강 문제는 아니었고, 몇 가지 생활 습관이 바뀌었음을 알게 되었습니다.

그중에서 가장 큰 변화는 바로 활동량이었습니다. 3층짜리 집으로 이사 가면서 하루에도 수십 번씩 1층부터 3층을 계단으로 오르내리게 된 것이죠. 별도의 운동 없이 계단만 오르내린다고 체중이 그렇게나 빠진다니 믿기지 않을 수도 있습니다. 하지만 생각보다 이런 일상 활동은 에너지 소비에서 큰 비중을 차지합니다.

인체의 하루 소모 칼로리에서 활동 에너지 소비량은 평균 30%를 차지합니다. 이때 활동 에너지 소비는 다시 두 가지로 나뉩니다. 하나는 운동으로 소모하는 에너지인 운동 대사량이고, 다른 하나는 비운동성 활동 열생성(NEAT, Non-Exercise Activity Thermogenesis)입니다. 흔히 '니트'라고 불리는 비운동성 활동 열생성은 일상적인 활동으로 소모되는 칼로리를 의미합니다. 집안일, 출퇴근, 쇼핑 등이 여기에 포함되며, 개인의 생활 습관에 따라 소모 칼로리는 크게 달라집니다.

예를 들어, 대부분의 시간을 앉아서 일하는 직장인보다 서서 일하는 직업의 사람들은 니트가 더 높아 하루에 밥 한 공기 정도의 칼로리(약 300kcal)를 추가로 더 소모합니다. 이것이 누적되면 일주일에 약 2,100kcal, 1개월에 약 9,000kcal 정도의 차이가 발생합니다. 이렇게 활동량을 꾸준히 늘리기만 해도 우리 몸의 변화를 만들기에 충분한 에너지 소모가 발생할 수 있습니다.

현대인들은 대체로 너무 바쁘고, 운동할 시간이 부족합니다. 이런 분들에게 가장 필요한 것은 생활 속의 움직임, 즉 신체 활동을 늘리는 것입니다. 특히 대부분의 시간을 앉아서 일하는 분들은 의식적으로 활동량을 늘려야 합니다. 저 또한 하루 종일 앉아서 진료를 하다 보니, 의식적으로 움직이지 않으면 하루에 고작 2,000~3,000보도 채우지 못할 때가 많습니다. 이렇게 평소에 움직임이 적다면 매일 헬스장에서 한 시간씩 러닝머신을 뛰어도 에너지 소모가 충분하지 않고, 체중 감량 효과가 매우 더딜 수 있습니다. 즉, 일상적인 활동으로 충분히 에너지를 소모하면서 그 위에 운동이라는 '부스터'를 더해야 합니다. 무엇보다 계속해서 움직이려는 상태를 유지하는 습관이 중요합니다.

실제로 체중과 건강을 모두 자연스럽게 개선한 환자분들은 이러한 활동량의 변화가 기본이 되었습니다. 일상생활에서 최대한 자주 움직이며 최소 6,000~7,000보 이상을 유지하는 것이죠. 사소해 보이지만 이런 것이 누적되면 결국 큰 차이를 만들어냅니다. 반대로, 항상 활동적이던 사람이 앉아서 일하는 시간이 늘어나면서 체중이

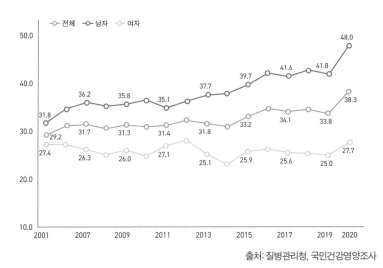

[4-6] 2001~2020년까지 남녀 비만율 추이*

─○─ 전체 ─●─ 남자 ─○─ 여자

출처: 질병관리청, 국민건강영양조사

주: 1) 2005년 추계인구를 기준으로 연령표준화한 수치임.
   2) 비만율은 BMI가 25 이상인 사람의 비율임.

늘고 대사 지표가 나빠지는 경우도 많습니다. 우리 모두 이런 활동량의 차이를 피부에 와닿게 느꼈던 사건이 하나 있었죠. 바로 몇 년 전의 코로나19 팬데믹입니다. 2020년, 사회적 거리 두기와 외출 제한으로 대부분의 사람들이 집에서만 활동하는 동안 우리나라의 비만율은 급증했습니다.

그래서 저는 항상 운동보다 먼저 기억할 것이 바로 '활동'이라고

* 김은아, 심수진, 「국민 삶의 질 지표로 살펴본 코로나19 팬데믹으로 인한 일상 변화」, KOSATA 통계플러스, 통계프리즘 1, 2020 가을호.

말합니다. 생활의 움직임을 늘리는 것은 작은 습관부터 시작할 수 있습니다. 한두 시간에 한 번은 자리에서 일어나 물을 마시거나 화장실을 다녀오는 것부터 시작해보세요. 출퇴근길에는 가능한 걸어가거나 대중교통을 이용하고, 빈자리에 재빨리 앉으려고 애쓰기보다는 되도록 서서 가는 것도 좋은 방법입니다. 에스컬레이터 대신 계단을 택하는 습관을 들여보세요. 저층은 엘리베이터를 기다리는 시간보다 계단을 오르는 것이 더 빠르기도 합니다. 식사 후에는 앉아서 후식을 먹기보다는 가볍게 산책하는 것이 좋습니다. 특히 점심 식사 후 산책은 햇볕을 충분히 쬘 수 있어 비타민D 합성을 촉진하고 밤에 멜라토닌 분비를 도와 숙면에도 좋습니다. 주차장에서는 조금 멀리 떨어진 자리에 주차하고 조금이라도 더 걷는 것이 우리 몸에 도움이 됩니다. 온라인 쇼핑 대신 직접 발품을 팔며 장을 보는 것도 좋습니다. 퇴근 후에는 소파에 누워 있지 말고 가족과 함께 산책하거나 아이와 함께 뛰어 놀아주세요.

이렇게 생활 속에서 마주치는 귀찮음을 반가워합시다. 내 몸이 가벼워질 수 있는 작고 소중한 기회들입니다. 매일 조금씩 활동을 늘려가면서 몸의 변화를 경험해보세요.

우리 몸은 사실, 아직도 과거에 머물러 있습니다. 수백 년 전만 해도 인류는 생계를 유지하기 위해 온몸을 써서 농사를 지었고, 옆 동네에 한 번 가는 데도 꼬박 하루가 걸렸습니다. 기계의 도움 없이 매일같이 빨래와 가사 노동을 해냈고, 더 먼 과거에는 생존을 위해 끊임없이 식량을 찾아 움직였습니다. 움직이지 않으면 살아남기 어려운 시절이었죠. 그런데 갑자기 풍요가 밀려왔습니다. 하지만 우리의 몸은 여전히 식량이 부족하고 에너지를 아껴야 했던 시절의 방식대로 설계되어 있습니다. 준비되지 않은 몸에 쏟아지는 풍요는 재앙이나 다름없습니다. 미처 다 처리되지 못하고 남은 에너지는 결국 비만으로 이어집니다.

당장 거창하게 운동을 시작하지 못해도 괜찮습니다. 특히 비만이 심하고 신체 운동 능력이 떨어져 있을 경우에는, 생활 속에서 활동량을 조금씩 늘리는 것만으로도 긍정적인 효과를 충분히 기대할 수 있습니다. 가만히 앉아 있는 것은 체중에도 건강에도 우리의 생존에도 가장 해롭습니다. 자는 시간 외에는 최대한 움직이고, 숨이 찬 시간을 자주 가집시다. 끊임없이 움직여 결국 살아남은 우리들의 조상들처럼 말입니다.

머리로는 알아도 실천이 어려운 당신에게 당부하는 다섯 가지

지금까지 참 많은 이야기를 나누었네요. 식습관과 영양소, 약물이나 보조제, 수면과 스트레스, 그리고 운동까지 우리 몸을 건강하게 바꾸기 위해 꼭 확인해봐야 할 것을 모두 함께 살펴봤습니다. 하지만 이렇게 지식을 조금 더 얻는다고 내가 바로 바뀌던가요? 머리로 아는 것과 내 행동과 마음이 바뀌는 것은 별개의 일이죠. 나 자신을 바꾸는 것이야말로 가장 어려운 일 중 하나입니다. 머리로는 알지만 실천이 어려운 당신에게, 몇 가지 이야기를 남기며 이 책을 마무리하려고 합니다.

하나, 체중 목표가 아닌 행동 목표를 정합시다

몇 달 동안 몇 kg을 빼겠다는 목표는 아주 단순하게 정하기 쉽지만 그만큼 우리를 실패의 구렁텅이로 빠뜨리기 쉽습니다. 마음이 조급해지며 몸을 해치는 방법만을 찾게 되니까요. 대신 건강과 체중을 회복하는 행동의 습관화를 목표로 잡아봅시다.

예를 들어, '퇴근길에 3층까지는 계단으로 올라오기', '일요일 저녁 식사 후에는 일주일치 채소를 씻고 손질하기', '자기 전 30분부터 휴대폰을 충전기에 꽂아 멀리 두기'처럼 아주 구체적으로 정하되 꽤 쉬워 보이고 사소해 보이는 것부터 시작합시다. 아무리 사소해 보여도 의외로 지키기 어렵거든요.

그리고 앞으로 원하는 내 모습을 그려봅시다. 그 모습은 '44사이즈가 될 거야!', '날씬이가 될 거야!' 같은 외형적인 그림이 아니라 '나는 앞으로 꾸준히 운동하는 사람이 될 거야', '집밥을 즐겨 먹는 사람이 될 거야'처럼 어떤 행동을 하는 사람이 될지를 꿈꿔보면 좋겠습니다. 며칠 열심히 다이어트를 하다 이후에 다시 옛날처럼 돌아가는 패턴을 반복하면 안 됩니다. 비록 느리게 변하더라도 결국 우리는 평생 나를 위한 습관을 가지는 사람이 되어야 합니다. 그런 결심과 꾸준한 도전이 필요합니다.

둘, 한 번에 한 가지만 공략합니다

식사, 운동, 수면 등 여러 가지 영역에서 변화를 모두 만들어낸다면 너무 좋겠지만 솔직히 이는 너무 어려운 일입니다. 결국에 자꾸 실패하다 지쳐 포기하는 이유가 되기도 합니다.

이럴 땐 우선순위를 정해서 한 번에 한 가지만 공략합시다. 만약 수면이 부족하다면 가장 먼저 적당한 수면 시간을 확보하세요. 다음으로 스트레스, 운동, 식사 중에서 부족한 부분을 공략합니다. 만약 아침 식사를 챙겨 먹겠다고 결심했으면, 적응이 될 때까지 우선순위에 두고 노력해보세요. 그리고 어느 정도 몸에 익어 그다지 버겁지 않을 때 다음 과제를 스스로에게 부여해봅시다. 결국 습관도 하나하나 쌓아나가야 하는 것입니다.

결심을 구체적으로 세워도 무조건 실패할 겁니다. 당연합니다. 보통 우리 환경은 결심대로 실행하기 쉽지 않게 조성되어 있고, 우리 몸도 익숙하지 않으니까요. 그럴 때 의지박약이라고 자책하면서 포기하지 맙시다. 의지만으로 가능한 일은 생각보다 많지 않습니다. 대신 여러 환경적인 요소들 중 방해 요인, 실패 요인을 찾아 해결해야 합니다.

예를 들어, 11시부터 무조건 잠자리에 들기로 했는데 휴대폰을 보느라 자꾸 실패한다면 휴대폰에 사용 시간제한을 걸어놓습니다. 자기 전에 할 일이 자꾸만 떠오른다면 아침이나 저녁 식사 후에 할 일을 미리 한 번 더 점검합니다. 혹시라도 잦은 스트레스로 폭식의 고리를 벗어나기 힘들다면 내가 어떤 상황과 스트레스에 취약한지 알아보고 근본 원인을 해결하는 것도 필요합니다. 이렇게 방해와 실패 요인을 먼저 찾고 나를 지지할 수 있는 환경으로 바꾸는 것이 중요합니다. 나와 내 삶에 대해 가장 잘 아는 나 자신만이 할 수 있는 일입니다.

셋, 성공은 크게, 실패는 작게 생각합니다

'내가 그럼 그렇지 뭐. 나는 진짜 의지박약인가 봐.'

이런 생각이 무의식중에 나를 패배자로 만듭니다. 완벽한 사람은 없습니다. 그리고 원래 계획이란 실패하려고 세우는 겁니다. 실패가 있어야 성공도 가능한 법이죠. 중요한 것은 시도 자체에 초점을 맞추는 일입니다. 하루이틀 하고 계획이 실패했다고 자신을 나무라기보다는 그래도 시도하고 있음을 격려해주세요.

나 자신을 걸음마를 이제 막 시작하는 어린아이처럼 생각해주세요. 넘어져도 계속 걸으려고 도전하는 아이를 나무라는 어른은 아무도 없습니다. 단 하루만 성공했어도 스스로를 크게 칭찬해줍시다. 저는 1분이라도 운동을 한 날에는 달력에 굵고 빨간 색연필로 큰 동그라미를 칩니다. 그렇게 작은 뿌듯함을 시각적으로 극대화합니다.

이렇게 아주 작아 보이는 성취감이 쌓이면 결국 행동 변화가 일어납니다. 억지로 해야 할 일이 아니라, 하면 기분이 좋아지고 행복해서 하는 행동이 되죠. 무엇보다 '나는 완벽하지 않아도 꾸준한 사람'이라는 자기 인식이 생깁니다. 내가 나를 긍정적으로 생각하는 것만큼 강력한 응원은 없습니다.

넷, 일희일비하지 않고, 평정심을 유지합니다

혹시라도 중간중간 뜻대로 되지 않는 날이 이어지더라도, 아무 일 없던 것처럼 또 새로운 하루를 보냅니다. 어제 운동 못했다고 오늘 두 배로 할 필요도 없고, 스스로를 의지박약이라고 생각하며 포기할 필요도 없습니다. 어제 좀 많이 먹었다고 오늘 억지로 굶을 필요도 없고, 에라 모르겠다며 아무거나 그냥 많이 먹을 필요도 없습니다. 어차피 하루이틀만 먹고사는 우리가 아닙니다. 우리에게는 여전히 많은 날과 많은 끼니가 남아 있습니다.

긴 시간의 흐름에서 생각합시다. 한 끼의 식사, 하루의 운동이나 수면이 단 하나의 점처럼 우리 몸을 결정하지 않습니다. 건강이란 여러 개의 점이 모여 이뤄진 선과 같습니다. 한두 개가 빗겨나도 큰 그림이 달라지진 않겠죠. 그저 내 몸과 마음을 아끼고 돌보며 즐겁고 건강하게 살겠다는 다짐만 잊지 않으면 됩니다. 일희일비하지 말고 주어진 매일에 집중하며 살아가세요. 어느 순간 예전과는 다른 방향으로 걸어왔음을 느끼고, 변한 나의 모습을 발견하게 될 것입니다.

다섯, 무엇보다 나를 잘 돌보아줍시다

지금까지는 다이어트에 실패했거나, 운동을 하지 못했거나, 계획한 대로 먹지 못했을 때마다 나 자신을 나무라거나 비하하고, 포기했을 겁니다. 하지만 이제 그런 마음을 버립시다. 아이가 운다고 부모가 무턱대고 혼내지는 않습니다. 대신 배가 고픈지, 기저귀가 젖었는지, 잠이 오는지, 주변이 시끄러워 불편한지 등을 먼저 점검합니다.

이처럼 우리도 스스로를 돌보아야 합니다. 갑자기 솟구치는 식욕이 주체되지 않는다면 자신의 입만 탓하며 참기보다 잠은 잘 잤는지, 참아왔던 스트레스가 터진 것은 아닌지, 평소 영양가 떨어지는 식사만 해왔던 것은 아닌지, 낮에 햇볕은 충분히 봤는지, 갑자기 운동을 너무 힘들게 한 것은 아닌지 등을 점검해보는 것이죠.

다이어트를 위해 내가 지금 당장 해야 할 일이 수면 관리인지, 스트레스 관리인지, 식습관을 바꾸는 것인지, 운동 능력은 얼마나 되는지 등 나의 상태를 면밀하게 관찰하는 연습이 필요합니다. 물론 전문가의 도움을 받을 수도 있겠지만 누구에게나 적용되는 천편일률적인 공식은 없으며 모든 것은 나의 상태에 따라 결정되어야 합니다. 그러기 위해서는 나 자신에 대해 아주 잘 알아야 하겠죠.

그리고 아무리 많은 지식이 있고, 열정과 의지가 넘친다 하더라도 스스로에게 불친절한 상태에서 시도하는 모든 것은 결국 실패할 가능성이 높습니다. 그러니 나 자신에게 친절합시다. 스스로를 항상 격려하고 응원합시다. 그러면 다이어트가 더 이상 힘든 일이 아니라 나를 성장시키는 과정이 될 것입니다. 천천히, 하지만 꾸준하게. 그렇게 앞으로 당신이 걸어갈 길을 응원합니다.

To. 닥터스윗비 선생님

선생님께서 알려주시는 진정성 있는 정보들이 제 몸과 마음의 건강을 지켜줬어요. 선생님 메시지의 핵심은 '잘 자고, 잘 먹고, 잘 움직이고, 내 몸을 잘 돌봐주자'잖아요. 쉬워 보이지만 참 어렵고, 시끄러운 정보 속에서 다양한 유혹도 많은데, 선생님께서 들려주시는 이야기들이 그 중심을 지키는 데 많은 도움이 되었습니다. 선생님께서 하나하나 조목조목 짚어주시니 어느 정도 가려서 보는 안목이 저도 조금은 생긴 것 같아요. 식사와 운동 같은 생활 습관만 바꾸어도 삶의 질이 훨씬 좋아진다는 것도 점점 깨닫고 있어 행복합니다. 항상 감사드리고 앞으로도 함께할게요.

(ID: ***aj**님)

닥터스윗비가 제안하는
차근차근 몸 바꾸기 플랜

지금까지 이야기한 내용들을 최종 정리해보았습니다. 이 계획을 따라 천천히 대사를 회복하고 건강의 밑바탕을 다지는 것이 필요합니다. 단순히 몸을 바꾸는 것을 떠나 나의 습관과 삶 전반을 바꿔나가야 하기 때문에 단계별로 수개월 이상 소요될 수 있습니다. 각 단계에서 필요하다면 의사, 영양사, 운동 지도자, 심리 상담가 등 전문가의 도움을 받는 것을 권장합니다.

1단계: 24시간 나의 신체 상태를 결정하는 수면과 스트레스를 먼저 점검합니다.

① 무너진 수면 사이클을 회복합니다.
- 7~8시간의 충분하고 질 좋은 수면을 확보합니다.
- 기상 시간에 따른 알맞은 취침 시간을 정해 수면 시간을 최우선 순위로 삼습니다.
- 최소 2주간 수면 루틴을 지킵니다.

② 반복되는 스트레스 요인을 해결합니다.
- 내가 통제할 수 없는 것과 있는 것을 구분해 가능한 것을 해결합니다.
- 명상이나 마음챙김처럼 개인 차원의 다양한 대처법도 함께 연습해봅니다.

2단계: 식습관 중에서 개선이 필요한 부분을 찾아 수정합니다. 나 자신
이 가장 취약한 부분은 무엇인가요? 한 번에 하나씩 개선해봅
니다.

① 식사의 규칙성: 일정한 시간과 간격으로 일정한 양을 먹습니다.

② 충분한 저작 작용: 15~20분가량을 투자해 천천히 씹어 먹으며 포만감
을 느끼는 연습을 합니다.

③ 집밥 습관: 외식, 배달, 레토르트에만 의존하지 않고 집밥을 시도합니다.

④ 감정 식사 점검: 배고픔과 무관하게 먹는 일이 자주 있다면 원인을 파악
하고 전환합니다.

⑤ 만족하는 식사: 매 식사를 계산하거나 억지로 절제하며 다이어트를 위
한 식사 강박이 있는지, 식사에서 만족감과 즐거움을 느
끼고 있는지 점검해봅시다.

3단계: 나의 현재 식생활을 점검하여 균형과 적정을 찾습니다.

① 평소 식사 중 채소, 버섯, 해조류의 비중이 충분한지 확인합니다.
　권장 범위: 끼니당 1~2 주먹, 전체 식사의 1/3~1/2

② 밥, 빵, 면, 서류의 섭취가 적정한지, 복합 탄수화물 위주로 식사하는지
확인합니다.
　권장 범위: 전체 식사의 1/4~1/3

③ 과일 섭취가 적정한지 확인합니다.
　권장 범위: 하루 1~2 주먹 이내

④ 고기, 생선, 달걀, 콩류의 섭취가 적정한지, 식물성과 동물성 식재료를
골고루 먹는지 확인합니다.
　권장 범위: 전체 식사의 1/4~1/3

⑤ 평소 튀김류나 기름의 섭취가 많지 않은지, 올리브유, 들기름, 참기름 위주로 먹는지 확인합니다.

권장 범위: 끼니당 1~2큰술

⑥ 음주는 가능한 절제하고, 하게 된다면 적정 음주를 합니다.

4단계: 내 생활과 신체 능력 수준에 맞는 활동을 시작하고 습관을 만듭니다.

① 평소 신체 활동량을 가능한 늘립니다. 목표는 하루 최소 6,000~8,000보입니다.

② 숨이 차게 운동하는 시간을 늘립니다. 하루 10분, 주 2~3회부터 시작해 점차 시간과 강도를 늘립니다.

적절한 생활 습관 변화를 꾸준히 실천한다면 6~12개월 동안 체중이 5~10% 정도는 자연스럽게 감량됩니다. 혹시라도 중간에 정체기로 접어들었다고 해서 너무 실망하거나 낙담하지 마세요. 오히려 새로운 유지 체중을 가지게 된 것을 축하해주세요. 지속적인 체중 감량이 필요하다면 한 번 더 생활 습관을 점검하고, 기존의 방식에서 식사 구성이나 운동 종류나 강도 등에 조금씩 변형을 주는 것이 필요합니다. 이 과정에서 어려움이 있다면 언제든 전문가의 도움을 받는 것을 권장합니다.

Part1. 다이어트에 대한 생각 바꾸기

1. Matthias Blüher, *Metabolically Healthy Obesity*, Endocrine Reviews, Volume 41, Issue 3, June 2020, bnaa004, Fig. 1.

2. 「한국 여성의 체형 양극화: 비만 혹은 저체중」, 『성인지통계시스템 분석리포트 23-01』, 2023. 05. 02.

3. 김도연·김윤정·김혜진·오경원, 「우리나라 성인의 체질량지수 분류에 따른 체중감소 시도율 및 관련 요인, 2013-2021년」, 『주간 건강과 질병』, Vol 17, No 1, 2024.

4. NCD Risk Factor Collaboration (NCD-RisC), *Worldwide trends in underweight and obesity from 1990 to 2022: a pooled analysis of 3663 population-representative studies with 222 million children, adolescents, and adults*, Lancet, Mar 2024, 16;403(10431):1027-1050.

5. *Global Weight Loss and Weight Management Market Analysis & Forecast to 2023-2033: Market by Product Type, by Distribution Channel, and by Region*, Erevna Healthcare, Jul 2023.

6. 『비만병 팩트시트 2024』, 대한비만학회.

7. Lana P. Franco·Carla C. Morais, Cristiane Cominetti, *Normal-weight obesity syndrome: diagnosis, prevalence, and clinical implications*, Nutrition Reviews, Volume 74, Issue 9, Sep 2016, pp. 558-570.

8. Kim MK·Han K·Kwon HS·Song KH·Yim HW·Lee WC·Park YM, *Normal weight obesity in Korean adults.* Clin Endocrinol(Oxf), Feb 2014;80(2):214-20.

9. 국민영양통계(https://www.khidi.or.kr/) - 영양소섭취량, 2021.

10. Grattan BJ Jr, Connolly-Schoonen J, *Addressing weight loss recidivism: a clinical focus on metabolic rate and the psychological aspects of obesity*, ISRN Obes, 2012 Oct 15, 2012:567530.

11. Jebb SA, Goldberg GR, Coward WA, Murgatroyd PR, Prentice AM, *Effects of weight cycling caused by intermittent dieting on metabolic rate and body composition in obese women*, Int J Obes, 1991 May;15(5):367-74.

12. Leibel RL, Rosenbaum M, Hirsch J, *Changes in energy expenditure resulting from altered body weight*, N Engl J Med, 1995 Mar, 9;332(10):621-8.

13. Wing RR, Hill JO, *Successful weight loss maintenance*, Annu Rev Nutr, 2001, 21:

323-41.

14. 『의사가 당신에게 알려주지 않는 다이어트 비밀 43가지』, 이준숙, 모아북스, 2009.

15. Zheng W, McLerran DF, Rolland B, et al, *Association between body-mass index and risk of death in more than 1 million Asians*, N Engl J Med, 2011 Feb 24, 364(8):719-29.

16. Kim, Youl-Ri, *Medical complications and management of eating disorders*, Journal of the Korean Medical Association 2018, 61(3):191-197.

17. Arcelus J, Mitchell AJ, Wales J, Nielsen S, *Mortality Rates in Patients With Anorexia Nervosa and Other Eating Disorders: A Meta-analysis of 36 Studies*, Arch Gen Psychiatry, 2011, 68(7):724-731.

18. David Scott, Chapter2 - *Reduced Skeletal Muscle Mass and Lifestyle, Nutrition and Skeletal Muscle*, Academic Press, 2019, 17-33.

19. 『골다공증 진료 지침』, 대한골대사학회, 2022.

20. Dahlgren G, Whitehead M, *European strategies for tackling social inequities in health: levelling up part 2.* Copenhagen, WHO Regional Office Europe, 2007.

21 Montani JP, Schutz Y, Dulloo AG, *Dieting and weight cycling as risk factors for cardiometabolic diseases: who is really at risk?*, Obes Rev, 2015 Feb, 16 Suppl 1:7-18.

22. Korkeila M, Rissanen A, Kaprio J, Sorensen TI, Koskenvuo M, *Weight-loss attempts and risk of major weight gain: aprospective study in Finnish adults*, Am J Clin Nutr 1999, 70:965-975.

23. Neumark-Sztainer D, Wall M, Haines J, Story M, Eisenberg ME, *Why does dieting predict weight gain in adolescents? Findings from project EAT-II: a 5-year longitudinal study*, J Am Diet Assoc, 2007 Mar, 107(3):448-55.

24. Pietiläinen KH, Saarni SE, Kaprio J, Rissanen A, *Does dieting make you fat? A twin study*, Int J Obes (Lond), 2012 Mar, 36(3):456-64.

25. Leibel RL, Rosenbaum M, Hirsch J, *Changes in energy expenditure resulting from altered body weight*, N Engl J Med, 1995 Mar 9, 332(10):621-8, Erratum in: N Engl J Med, 1995 Aug 10, 333(6):399.

27. 『비만병학 제1판』, 대한비만학회, 군자출판사, 2024.

1. Eom H, Lee D, Cho Y, Moon J, *The association between meal regularity and weight loss among women in commercial weight loss programs*, Nutr Res Pract, 2022 Apr, 16(2):205-216.

2. Paoli A, Tinsley G, Bianco A, Moro T, *The Influence of Meal Frequency and Timing on Health in Humans: The Role of Fasting*, Nutrients, 2019 Mar 28, 11(4):719.

3. Park H, Shin D, Lee KW, *Association of main meal frequency and skipping with metabolic syndrome in Korean adults: a cross-sectional study*, Nutr J, 2023 May 11, 22(1):24.

4. Alhussain MH, Macdonald IA, Taylor MA, *Irregular meal-pattern effects on energy expenditure, metabolism, and appetite regulation: a randomized controlled trial in healthy normal-weight women*, Am J Clin Nutr, 2016 Jul, 104(1):21-32.

5. 윤성하, 오경원, 「우리 국민의 식생활 현황」, 『주간 건강과 질병』 제15권 제23호, 2022.6.9.

6. Choi JH, Cho YJ, Kim HJ, et al. *Effect of Carbohydrate-Restricted Diets and Intermittent Fasting on Obesity, Type 2 Diabetes Mellitus, and Hypertension Management: Consensus Statement of the Korean Society for the Study of Obesity, Korean Diabetes Association, and Korean Society of Hypertension*, Diabetes Metab J, 2022, 46(3):355-376.

7. Patikorn C, Roubal K, Veettil SK, et al, *Intermittent Fasting and Obesity-Related Health Outcomes: An Umbrella Review of Meta-analyses of Randomized Clinical Trials*, JAMA Netw Open, 2021 Dec 1, 4(12):e2139558.

8. Miquel-Kergoat S, Azais-Braesco V, Burton-Freeman B, Hetherington MM, *Effects of chewing on appetite, food intake and gut hormones: A systematic review and meta-analysis*, Physiol Behav, 2015 Nov 1, 151:88-96.

9. Krop EM, Hetherington MM, Nekitsing C, Miquel S, Postelnicu L, Sarkar A, *Influence of oral processing on appetite and food intake - A systematic review and meta-analysis*, Appetite, 2018 Jun 1, 125:253-269.

10. 김윤정, 「저작횟수에 따른 식사 속도, 식품섭취량 및 포만도의 변화에 관한 연구」, 국내 석사학위 논문 동덕여자대학교 비만과학대학원, 2009, 서울.

11. Moradi S, Entezari MH, Mohammadi H, Jayedi A, Lazaridi AV, Kermani MAH, Miraghajani M, *Ultra-processed food consumption and adult obesity risk: a systematic review and dose-response meta-analysis*, Crit Rev Food Sci Nutr, 2023, 63(2):249-260.

12. Pagliai G, Dinu M, Madarena MP, Bonaccio M, Iacoviello L, Sofi F, *Consumption of ultra-processed foods and health status: a systematic review and meta-analysis,* Br J Nutr, 2021 Feb 14, 125(3):308-318.

13. Tristan Asensi M, Napoletano A, Sofi F, Dinu M, *Low-Grade Inflammation and Ultra-Processed Foods Consumption: A Review,* Nutrients, 2023, 15(6):1546.

14. Fiolet T, Srour B, Sellem L, Kesse-Guyot E, Allès B, Méjean C, Deschasaux M, Fassier P, Latino-Martel P, Beslay M, Hercberg S, Lavalette C, Monteiro CA, Julia C, Touvier M, *Consumption of ultra-processed foods and cancer risk: results from NutriNet-Santé prospective cohort,* BMJ, 2018 Feb 14, 360:k322.

15. Wang L, Du M, Wang K, Khandpur N, Rossato SL, Drouin-Chartier JP, Steele EM, Giovannucci E, Song M, Zhang FF, *Association of ultra-processed food consumption with colorectal cancer risk among men and women: results from three prospective US cohort studies,* BMJ, 2022 Aug 31, 378:e068921.

16. Monteiro CA, Cannon G, Levy RB et al, *NOVA. The star shines bright, Food classification. Public health,* World Nutrition, Jan-Mar 2016, 7, 1-3, 28-38.

17. 윤성하, 오경원, 「우리 국민의 식생활 현황」, 『주간 건강과 질병』 제15권 제23호, 2022.6.9.

18. Konttinen H, van Strien T, Männistö S, Jousilahti P, Haukkala A, *Depression, emotional eating and long-term weight changes: a population-based prospective study,* Int J Behav Nutr Phys Act, 2019 Mar 20, 16(1):28.

19. Camilleri GM, Méjean C, Kesse-Guyot E, Andreeva VA, Bellisle F, Hercberg S, Péneau S, *The associations between emotional eating and consumption of energy-dense snack foods are modified by sex and depressive symptomatology,* J Nutr, 2014 Aug, 144(8):1264-73.

20. Dakanalis A, Mentzelou M, Papadopoulou SK, Papandreou D, Spanoudaki M, Vasios GK, Pavlidou E, Mantzorou M, Giaginis C, *The Association of Emotional Eating with Overweight/Obesity, Depression, Anxiety/Stress, and Dietary Patterns: A Review of the Current Clinical Evidence,* Nutrients, 2023 Feb 26, 15(5):1173.

21. aubenheimer D, Lee KP, Simpson SJ, *Does Bertrand's rule apply to macronutrients?,* Proc Biol Sci, 2005 Nov 22, 272(1579):2429-34.

22. Kim DK, Park WH, *Accuracy of Four Resting Metabolic Rate Predictive Equations in Obese Women,* Korean J Sports Med, 2015, 33(1):29-33.

23. Ravussin E, Lillioja S, Knowler WC, Christin L, Freymond D, Abbott WG, Boyce V,

Howard BV, Bogardus C, *Reduced rate of energy expenditure as a risk factor for body-weight gain*, N Engl J Med, 1988 Feb 25, 318(8):467-72.

24. Chang UJ, Lee KR, *Correlation between measured resting energy expenditure and predicted basal energy expenditure in female college students*, J Korean Soc Food Sci Nutr, 2005, 34:196-201

25. Bernstein RS, Thornton JC, Yang MU, et al., *Prediction of the resting metabolic rate in obese patients*, Am J Clin Nutr, 1983, 37:595-602.

26. Speakman JR, Selman C, *Physical activity and resting metabolic rate*, Proc Nutr Soc, 2003, 62:621-34.

27. Hasson RE, Howe CA, Jones BL, Freedson PS, *Accuracy of four resting metabolic rate prediction equations: effects of sex, body mass index, age, and race/ethnicity*, J Sci Med Sport, 2011, 14:344-51.

28. Mozaffarian D, *Dietary and Policy Priorities for Cardiovascular Disease, Diabetes, and Obesity: A Comprehensive Review*, Circulation, 2016 Jan 12, 133(2):187-225.

29. 『임상영양관리지침서』, 대한영양사협회.

30. Mancini JG, Filion KB, Atallah R, Eisenberg MJ, *Systematic Review of the Mediterranean Diet for Long-Term Weight Loss*, Am J Med, 2016 Apr, 129(4):407-415.

31. Lotfi K, Saneei P, Hajhashemy Z, Esmaillzadeh A, *Adherence to the Mediterranean Diet, Five-Year Weight Change, and Risk of Overweight and Obesity: A Systematic Review and Dose-Response Meta-Analysis of Prospective Cohort Studies*, Adv Nutr, 2022 Feb 1, 13(1):152-166.

32. Estruch R, Ros E, *The role of the Mediterranean diet on weight loss and obesity-related diseases*, Rev Endocr Metab Disord, 2020 Sep, 21(3):315-327.

33. Ge L, Sadeghirad B, Ball GDC, et al, *Comparison of dietary macronutrient patterns of 14 popular named dietary programmes for weight and cardiovascular risk factor reduction in adults: systematic review and network meta-analysis of randomised trials*, BMJ, 2020 Apr 1, 369.

34. Dreher ML, Ford NA, *A Comprehensive Critical Assessment of Increased Fruit and Vegetable Intake on Weight Loss in Women*, Nutrients, 2020 Jun 29, 12(7):1919.

35. Raynor HA, Van Walleghen EL, Bachman JL, Looney SM, Phelan S, Wing RR, *Dietary energy density and successful weight loss maintenance*, Eat Behav, 2011

Apr, 12(2):119-25.

36. Rolls BJ, *Dietary energy density: Applying behavioural science to weight management,* Nutr Bull, 2017 Sep, 42(3):246-253.

37. Meslier V, Laiola M, Roager HM, De Filippis F, Roume H, Quinquis B, Giacco R, Mennella I, Ferracane R, Pons N, Pasolli E, Rivellese A, Dragsted LO, Vitaglione P, Ehrlich SD, Ercolini D, *Mediterranean diet intervention in overweight and obese subjects lowers plasma cholesterol and causes changes in the gut microbiome and metabolome independently of energy intake,* Gut, 2020 Jul, 69(7):1258-1268.

38. "국민건강영양조사 - 2022 국민건강통계 국민건강영양조사 제9기 1차 년도", 2022.

39. 질병관리청 만성질환관리국 건강영양조사분석과, "하루 과일 및 채소 500g 이상 섭취자 분율 추이", 2012-2021.

40. 『주간 건강과 질병』, 2023, 16(4):109-110.

41. 『식습관의 인문학』, 비 윌슨 저, 이충호 역, 문학동네, 2017.

42. *Advanced Nutrition and Human Metabolism,* 5/e , Gropper, Sareen S., Cengage Learning.

43. Choi JH, Cho YJ, Kim HJ, et al, *Effect of Carbohydrate-Restricted Diets and Intermittent Fasting on Obesity, Type 2 Diabetes Mellitus, and Hypertension Management: Consensus Statement of the Korean Society for the Study of Obesity, Korean Diabetes Association, and Korean Society of Hypertension,* J Obes Metab, Syndr, 2022, 31(2):100-122.

44. Brouns F, *Overweight and diabetes prevention: is a low-carbohydrate-high-fat diet recommendable?,* Eur J Nutr, 2018 Jun, 57(4):1301-1312.

45. Fung TT, van Dam RM, Hankinson SE, Stampfer M, Willett WC, Hu FB, *Low-carbohydrate diets and all-cause and causespecific mortality: two cohort studies,* Ann Intern Med 2010, 153:289-298.

46. Halton TL, Willett WC, Liu S, Manson JE, Albert CM, Rexrode K, Hu FB, *Low-carbohydrate-diet score and the risk of coronary heart disease in women,* N Engl J Med 2006, 355:1991-2002. 12.

47. Seidelmann SB, Claggett B, Cheng S, Henglin M, Shah A, Steffen LM, Folsom AR, Rimm EB, Willett WC, Solomon SD, *Dietary carbohydrate intake and mortality: a prospective cohort study and meta-analysis,* Lancet Public Health 2018, 3:e419-e428.

48. Oh SW, Wood AC, Hwang SS, Allison M, *Racial and ethnic differences in the*

association of low-carbohydrate diet with mortality in the multi-ethnic study of atherosclerosis, JAMA Netw Open, 2022, 5:e2237552.

49. Akter S, Mizoue T, Nanri A, Goto A, Noda M, Sawada N, Yamaji T, Iwasaki M, Inoue M, Tsugane S, Japan Public Health Center-based Prospective Study Group, *Low carbohydrate diet and all cause and cause-specific mortality*, Clin Nutr, 2021, 40:2016-2024.

50. 『체중 조절을 위한 건강한 저탄수화물 식이요법 실행 안내서』, 대한비만학회, 2023.

51. 『당뇨병 식사 계획을 위한 식품교환표 활용 지침』, 대한당뇨병학회, 2023.

52. *Sugars Factsheet*, World Health Organization Regional Office for Europe, 2022.

53. *Guideline: sugars intake for adults and children*, WHO, 2015.

54. *Guideline: Use of non-sugar sweeteners*, WHO, 2023.

55. 『당뇨병 진료지침 제8판』, 대한당뇨병학회, 2023.

56. Carmen Sayon-Orea, Maira Bes-Rastrollo, Jorge M. Nuñez-Cordoba, Francisco J. Basterra-Gortari, Juan J. Beunza, Miguel A. Martinez-Gonzalez, *Type of alcoholic beverage and incidence of overweight/obesity in a Mediterranean cohort: The SUN project*, Nutrition, Volume27, Issues7-8, 2011, 802-808.

57. Hall H, Perelman D, Breschi A, Limcaoco P, Kellogg R, McLaughlin T, Snyder M, *Glucotypes reveal new patterns of glucose dysregulation*, PLoS Biol, 2018 Jul 24, 16(7):e2005143.

58. 『2020 한국인 영양 섭취 기준』, 보건복지부.

59. Astrup A, Raben A, Geiker N, *The role of higher protein diets in weight control and obesity-related comorbidities*, Int J Obes(Lond), 2015 May, 39(5):721-6.

60. Westerterp-Plantenga MS, Lemmens SG, Westerterp KR, *Dietary protein-its role in satiety, energetics, weight loss and health*, Br J Nutr, 2012 Aug, 108 Suppl 2:S105-12.

61. Crovetti R, Porrini M, Santangelo A, Testolin G, *The influence of thermic effect of food on satiety*, Eur J Clin Nutr, 1998 Jul, 52(7):482-8.

62. Belza A, Ritz C, Sørensen MQ, Holst JJ, Rehfeld JF, Astrup A, *Contribution of gastroenteropancreatic appetite hormones to protein-induced satiety*, Am J Clin Nutr, 2013 May, 97(5):980-9.

63. Hector AJ, Phillips SM, *Protein Recommendations for Weight Loss in Elite Athletes: A Focus on Body Composition and Performance*, Int J Sport Nutr Exerc Metab, 2018 Mar 1, 28(2):170-177.

64. Kim S, Ha K, *Association between dietary protein intake and overweight and obesity among Korean children and adolescents: data from the 2014-2019 Korea National Health and Nutrition Examination Survey,* J Nutr Health, 2023 Feb, 56(1):54-69.

65. Eichelmann F, Schwingshackl L, Fedirko V, Aleksandrova K, *Effect of plant-based diets on obesity-related inflammatory profiles: a systematic review and meta-analysis of intervention trials,* Obes Rev, 2016 Nov, 17(11):1067-1079.

66. Naghshi S, Sadeghi O, Willett WC, Esmaillzadeh A, *Dietary intake of total, animal, and plant proteins and risk of all cause, cardiovascular, and cancer mortality: systematic review and dose-response meta-analysis of prospective cohort studies,* BMJ, 2020 Jul 22, 370:m2412.

67. Levine ME, Suarez JA, Brandhorst S, et al, *Low protein intake is associated with a major reduction in IGF-1, cancer, and overall mortality in the 65 and younger but not older population,* Cell Metab, 2014 Mar 4, 19(3):407-17.

68. Virani, S, Newby, L. et al., *2023 AHA/ACC/ACCP/ASPC/NLA/PCNA Guideline for the Management of Patients With Chronic Coronary Disease: A Report of the American Heart Association/American College of Cardiology Joint Committee on Clinical Practice Guidelines,* JACC, 2023 Aug, 82(9)833-955.

69. Cao Y, Mauger DT, Pelkman CL, Zhao G, Townsend SM and Kris-Etherton PM, *Effects of moderate(MF) versus lower fat(LF) diets on lipids and lipoproteins: a meta-analysis of clinical trials in subjects with and without diabetes,* J Clin Lipidol, 2009, 3(1):19-32.

70. Miller M, Stone NJ, Ballantyne C, Bittner V, Criqui MH, Ginsberg HN, Goldberg AC, Howard WJ, Jacobson MS, Kris-Etherton PM, et al., *Triglycerides and cardiovascular disease: a scientific statement from the American Heart Association,* Circulation, 2011, 123(20):2292-333.

71. Griffin BA, Mensink RP, Lovegrove JA, *Does variation in serum LDL-cholesterol response to dietary fatty acids help explain the controversy over fat quality and cardiovascular disease risk?,* Atherosclerosis, 2021 Jul, 328:108-113.

72. Sacks FM, Lichtenstein AH, Wu JHY, Appel LJ, Creager MA, Kris-Etherton PM, Miller M, Rimm EB, Rudel LL, Robinson JG, Stone NJ, Van Horn LV, American Heart Association, *Dietary Fats and Cardiovascular Disease: A Presidential Advisory From the American Heart Association,* Circulation, 2017 Jul 18, 136(3):e1-e23.

73. Ruuth M, Lahelma M, Luukkonen PK, Lorey MB, Qadri S, Sädevirta S,

Hyötyläinen T, Kovanen PT, Hodson L, Yki-Järvinen H, Öörni K, *Overfeeding Saturated Fat Increases LDL (Low-Density Lipoprotein) Aggregation Susceptibility While Overfeeding Unsaturated Fat Decreases Proteoglycan-Binding of Lipoproteins,* Arterioscler Thromb Vasc Biol, 2021 Nov, 41(11):2823-2836.

74. Hooper L, Martin N, Jimoh OF, Kirk C, Foster E, Abdelhamid AS, *Reduction in saturated fat intake for cardiovascular disease,* Cochrane Database Syst Rev, 2020 Aug 21, 8(8):CD011737.

75. Connor SL, Gustafson JR, Artaud-Wild SM, Flavell DP, Classick-Kohn CJ, Hatcher LF, Connor WE, *The cholesterol/saturated-fat index: an indication of the hypercholesterolaemic and atherogenic potential of food,* Lancet, 1986 May 31, 1(8492):1229-32.

76. Lucía Redondo-Cuevas, Gloria Castellano, Francisco Torrens, Vassilios Raikos, *Revealing the relationship between vegetable oil composition and oxidative stability: A multifactorial approach,* Journal of Food Composition and Analysis, Volume66, 2018, 221-229.

77. Estruch R, Martínez-González MA, Corella D, et al, *Effect of a high-fat Mediterranean diet on bodyweight and waist circumference: a prespecified secondary outcomes analysis of the PREDIMED randomised controlled trial,* Lancet Diabetes Endocrinol, 2019 May, 7(5):e6-e17.

78. Casas-Agustench P, López-Uriarte P, Bulló M, Ros E, Gómez-Flores A, Salas-Salvadó J, *Acute effects of three high-fat meals with different fat saturations on energy expenditure, substrate oxidation and satiety,* Clin Nutr, 2009 Feb, 28(1):39-45.

79. Piers LS, Walker KZ, Stoney RM, Soares MJ, O'Dea K, *The influence of the type of dietary fat on postprandial fat oxidation rates: monounsaturated(olive oil) vs saturated fat(cream),* Int J Obes Relat Metab Disord, 2002 Jun, 26(6):814-21.

Part3. 아무도 모르는 다이어트 식품과 약의 진실

1. Gambon DL, Brand HS, Veerman EC, *Ongezond afslanken. Erosie door appelazijn [Unhealthy weight loss. Erosion by apple cider vinegar],* Ned Tijdschr Tandheelkd, 2012 Dec, 119(12):589-91. Dutch.

2. Abou-Khalil R, Andary J, El-Hayek E, *Apple cider vinegar for weight management in Lebanese adolescents and young adults with overweight and obesity: a*

randomised, double-blind, placebo-controlled study, BMJ Nutr Prev Health, 2024 Mar 12, 7(1):61-67.

3. Hadi A, Pourmasoumi M, Najafgholizadeh A, Clark CCT, Esmaillzadeh A, *The effect of apple cider vinegar on lipid profiles and glycemic parameters: a systematic review and meta-analysis of randomized clinical trials,* BMC Complement Med Ther, 2021 Jun 29, 21(1):179.

4. Kondo T, Kishi M, Fushimi T, Ugajin S, Kaga T, *Vinegar intake reduces body weight, body fat mass, and serum triglyceride levels in obese Japanese subjects,* Biosci Biotechnol Biochem, 2009 Aug, 73(8):1837-43.

5. Petsiou EI, Mitrou PI, Raptis SA, Dimitriadis GD, *Effect and mechanisms of action of vinegar on glucose metabolism, lipid profile, and body weight,* Nutr Rev, 2014 Oct, 72(10):651-61.

6. Launholt TL, Kristiansen CB, Hjorth P, *Safety and side effects of apple vinegar intake and its effect on metabolic parameters and body weight: a systematic review,* Eur J Nutr, 2020 Sep, 59(6):2273-2289.

7. Feng Y, Zhao Y, Liu J, Huang Z, Yang X, Qin P, Chen C, Luo X, Li Y, Wu Y, Li X, Huang H, Hu F, Hu D, Liu Y, Zhang M, *Consumption of Dairy Products and the Risk of Overweight or Obesity, Hypertension, and Type 2 Diabetes Mellitus: A Dose-Response Meta-Analysis and Systematic Review of Cohort Studies,* Adv Nutr, 2022 Dec 22, 13(6):2165-2179.

8. Lee M, Lee H, Kim J, *Dairy food consumption is associated with a lower risk of the metabolic syndrome and its components: a systematic review and meta-analysis,* Br J Nutr, 2018 Aug, 120(4):373-384.

9. Smith JD, Hou T, Ludwig DS, Rimm EB, Willett W, Hu FB, Mozaffarian D, *Changes in intake of protein foods, carbohydrate amount and quality, and long-term weight change: results from 3 prospective cohorts,* Am J Clin Nutr, 2015, 101:1216-1224.

10. Brayner B, Kaur G, Keske MA, Perez-Cornago A, Piernas C, Livingstone KM, *Dietary Patterns Characterized by Fat Type in Association with Obesity and Type 2 Diabetes: A Longitudinal Study of UK Biobank Participants,* J Nutr, 2021 Nov 2, 151(11):3570-3578.

11. Moreno JP, Johnston CA, El-Mubasher AA, Papaioannou MA, Tyler C, Gee M, Foreyt JP, *Peanut consumption in adolescents is associated with improved weight status,* Nutr Res. 2013 Jul, 33(7):552-6.

12. Smith JD, Hou T, Ludwig DS, Rimm EB, Willett W, Hu FB, Mozaffarian D,

Changes in intake of protein foods, carbohydrate amount and quality, and long-term weight change: results from 3 prospective cohorts, Am J Clin Nutr, 2015, 101:1216-1224.

13. Estruch R, Martínez-González MA, Corella D, et al, *Effect of a high-fat Mediterranean diet on bodyweight and waist circumference: a prespecified secondary outcomes analysis of the PREDIMED randomised controlled trial,* Lancet Diabetes Endocrinol, 2019 May, 7(5):e6-e17.

14. Casas-Agustench P, López-Uriarte P, Bulló M, Ros E, Gómez-Flores A, Salas-Salvadó J, *Acute effects of three high-fat meals with different fat saturations on energy expenditure, substrate oxidation and satiety,* Clin Nutr, 2009 Feb, 28(1):39-45.

15. Piers LS, Walker KZ, Stoney RM, Soares MJ, O'Dea K, *The influence of the type of dietary fat on postprandial fat oxidation rates: monounsaturated(olive oil) vs saturated fat(cream),* Int J Obes Relat Metab Disord, 2002 Jun, 26(6):814-21.

16. Nishi SK, Viguiliouk E, Blanco Mejia S, Kendall CWC, Bazinet RP, Hanley AJ, Comelli EM, Salas Salvadó J, Jenkins DJA, Sievenpiper JL, *Are fatty nuts a weighty concern? A systematic review and meta-analysis and dose-response meta-regression of prospective cohorts and randomized controlled trials,* Obes Rev, 2021 Nov, 22(11):e13330.

17. Johnston CS, Corte C, Swan PD, *Marginal vitamin C status is associated with reduced fat oxidation during submaximal exercise in young adults,* Nutr Metab(Lond), 2006 Aug 31, 3:35.

18. Fukuchi Y, Hiramitsu M, Okada M, Hayashi S, Nabeno Y, Osawa T, Naito M, *Lemon Polyphenols Suppress Diet-induced Obesity by Up-Regulation of mRNA Levels of the Enzymes Involved in beta-Oxidation in Mouse White Adipose Tissue,* J Clin Biochem Nutr, 2008 Nov, 43(3):201-9.

19. Dennis EA, Dengo AL, Comber DL, Flack KD, Savla J, Davy KP, Davy BM, *Water consumption increases weight loss during a hypocaloric diet intervention in middle-aged and older adults,* Obesity(Silver Spring), 2010 Feb, 18(2):300-7.

20. Muckelbauer R, Sarganas G, Grüneis A, Müller-Nordhorn J, *Association between water consumption and body weight outcomes: a systematic review,* Am J Clin Nutr, 2013 Aug, 98(2):282-99.

21. Lee JH, Kim SH, 2020 *Dietary Reference Intakes of water for Koreans: establishment and future tasks,* J Nutr Health, 2022 Aug, 55(4):419-429.

22. Woo PY, *Efficacy and Safety of Phentermine for Obese Patients: A Preliminary*

Open-Label Study, JOMES, 2005, 14:1-8.

23. Kadowaki T, Isendahl J, Khalid U, et al, *STEP 6 investigators. Semaglutide once a week in adults with overweight or obesity, with or without type 2 diabetes in an east Asian population(STEP 6): a randomised, double-blind, double-dummy, placebo-controlled, phase 3a trial,* Lancet Diabetes Endocrinol, 2022 Mar, 10(3):193-206.

24. Mu Y, Bao X, Eliaschewitz FG, et al, *STEP 7 Study Group. Efficacy and safety of once weekly semaglutide 2·4mg for weight management in a predominantly east Asian population with overweight or obesity (STEP 7): a double-blind, multicentre, randomised controlled trial,* Lancet Diabetes Endocrinol, 2024 Mar, 12(3):184-195.

part4. 식사만큼 중요한 세 가지

1. Patel SR, Hu FB, *Short sleep duration and weight gain: a systematic review.* Obesity (Silver Spring), 2008 Mar, 16(3):643-53.

2. Taheri S, Lin L, Austin D, Young T, Mignot E, *Short sleep duration is associated with reduced leptin, elevated ghrelin, and increased body mass index,* PLoS Med, 2004 Dec, 1(3):e62.

3. Cappuccio, Francesco P., et al., *Meta-analysis of short sleep duration and obesity in children and adults,* Sleep 31.5, 2008, 619-626.

4. Beccuti G, Pannain S, *Sleep and obesity,* Curr Opin Clin Nutr Metab Care, 2011 Jul, 14(4):402-12.

5. Tasali E, Wroblewski K, Kahn E, Kilkus J, Schoeller DA, *Effect of Sleep Extension on Objectively Assessed Energy Intake Among Adults With Overweight in Real-life Settings: A Randomized Clinical Trial,* JAMA Intern Med, 2022 Apr 1, 182(4):365-374.

6. 서윤석, 이은경, 정영진, 「한국 성인의 야식의 에너지 수준에 따른 영양상태 비교: 2005년 국민건강영양조사 자료 이용」, 『한국영양학회지(Korean J Nutr)』, 2012, 45(5):479-488.

7. Koski M, Naukkarinen H, *The Relationship between Stress and Severe Obesity: A Case-Control Study,* Biomed Hub, 2017 Mar 3, 2(1):1-13.

8. Creswell JD, Lindsay EK, Villalba DK, Chin B, *Mindfulness Training and Physical Health: Mechanisms and Outcomes,* Psychosom Med, 2019 Apr, 81(3):224-232.

9. Loth KA, Watts AW, van den Berg P, Neumark-Sztainer D, *Does Body Satisfaction*

Help or Harm Overweight Teens? A 10-Year Longitudinal Study of the Relationship Between Body Satisfaction and Body Mass Index, J Adolesc Health, 2015 Nov, 57(5):559-61.

10. Feng X, Wilson A, Does dissatisfaction with, or accurate perception of overweight status help people reduce weight? Longitudinal study of Australian adults, BMC Public Health, 2019 May 22, 19(1):619.

11. 『최고의 휴식』 구가야 아키라 저, 홍성민 역, RHK, 2017.

12. Schuenke, Mark, Mikat, Richard, McBride, Jeffrey, Effect of an acute period of resistance exercise on excess post-exercise oxygen consumption: Implications for body mass management, European Journal of Applied Physiology, 2002, 86(5):411-7.

13. Curioni, C., Lourenço, P, Long-term weight loss after diet and exercise: a systematic review, Int J Obes 29, 2005, 1168-1174.

14. Sylow, L., Kleinert, M., Richter, E. et al., Exercise-stimulated glucose uptake-regulation and implications for glycaemic control, Nat Rev Endocrinol 13, 2017, 133-148.

15. Iaccarino, G., Franco, D., Sorriento, D. et al., Modulation of Insulin Sensitivity by Exercise Training: Implications for Cardiovascular Prevention. J of Cardiovasc Trans Res 14, 2021, 256-270.

16. Thomas GA, Kraemer WJ, Comstock BA, Dunn-Lewis C, Maresh CM, Volek JS, Obesity, growth hormone and exercise, Sports Med, 2013 Sep, 43(9):839-49.

17. Børsheim E, Bahr R, Effect of exercise intensity, duration and mode on post-exercise oxygen consumption, Sports Med, 2003, 33(14):1037-60.

18. Melzer, Katarina, Carbohydrate and fat utilization during rest and physical activity, European e-Journal of Clinical Nutrition and Metabolism, Volume6, Issue2, e45-e52.

19. Curioni, C., Lourenço, P, Long-term weight loss after diet and exercise: a systematic review, Int J Obes 29, 2005, 1168-1174.

20. Hanson S, Jones A, Is there evidence that walking groups have health benefits? A systematic review and meta-analysis, Br J Sports Med, 2015 Jun, 49(11):710-5.

21. Nuzzo JL, Pinto MD, Kirk BJC, Nosaka K, Resistance Exercise Minimal Dose Strategies for Increasing Muscle Strength in the General Population: an Overview, Sports Med, 2024 May, 54(5):1139-1162.

습관 하나로
평생 가벼워졌다

펴낸날 초판 1쇄 2025년 1월 31일

지은이 닥터스윗비(이단비)

펴낸이 임호준
출판 팀장 정영주
책임 편집 조유진 ｜ **편집** 김은정 김경애 박인애
디자인 김지혜 ｜ **마케팅** 길보민 정서진
경영지원 박석호 유태호 신혜지 최단비 김현빈

인쇄 도담프린팅

펴낸곳 비타북스 ｜ **발행처** (주)헬스조선 ｜ **출판등록** 제2-4324호 2006년 1월 12일
주소 서울특별시 중구 세종대로 21길 30 ｜ **전화** (02) 724-7648 ｜ **팩스** (02) 722-9339
인스타그램 @vitabooks_official ｜ **포스트** post.naver.com/vita_books ｜ **블로그** blog.naver.com/vita_books

ISBN 979-11-5846-434-9 03510

비타북스는 독자 여러분의 책에 대한 아이디어와 원고 투고를 기다리고 있습니다.
책 출간을 원하시는 분은 이메일 vbook@chosun.com으로 간단한 개요와 취지, 연락처 등을 보내주세요.

비타북스 는 건강한 몸과 아름다운 삶을 생각하는 (주)헬스조선의 출판 브랜드입니다.